AF466221

J.-L. FAURE

PROFESSEUR AGRÉGÉ A LA FACULTÉ DE MÉDECINE DE PARIS
CHIRURGIEN DES HÔPITAUX

LEÇONS DE CLINIQUE ET DE TECHNIQUE CHIRURGICALES

(CHARITÉ - HÔTEL-DIEU)

1899-1904

PARIS
MASSON ET Cie, ÉDITEURS
LIBRAIRES DE L'ACADÉMIE DE MÉDECINE
120, BOULEVARD SAINT-GERMAIN

1905

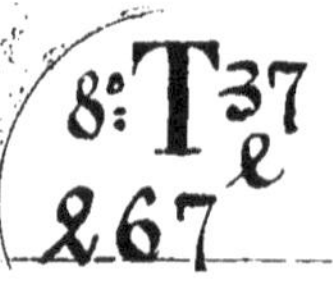

LEÇONS

DE

CLINIQUE ET DE TECHNIQUE CHIRURGICALES

J.-L. FAURE

PROFESSEUR AGRÉGÉ A LA FACULTÉ DE MÉDECINE DE PARIS
CHIRURGIEN DES HÔPITAUX

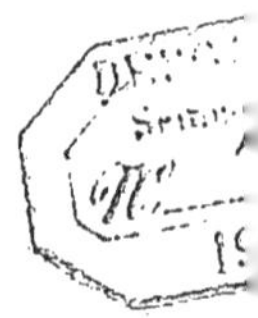

LEÇONS DE CLINIQUE ET DE TECHNIQUE CHIRURGICALES

(CHARITÉ - HÔTEL-DIEU)

1899-1904

PARIS
MASSON ET Cie, ÉDITEURS
LIBRAIRES DE L'ACADÉMIE DE MÉDECINE
120, BOULEVARD SAINT-GERMAIN

1905

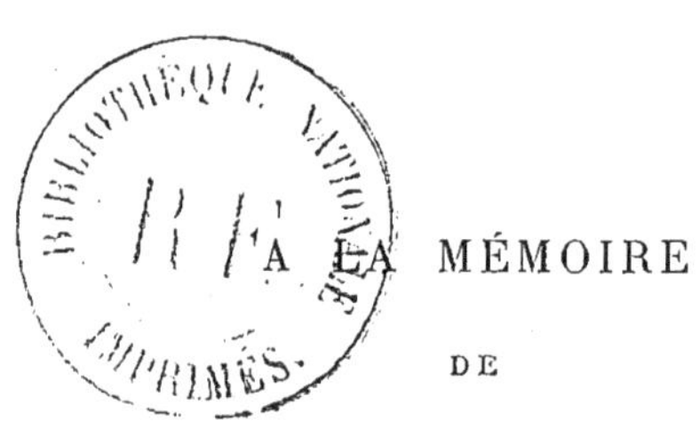

A LA MÉMOIRE

DE

VERNEUIL ET DE TILLAUX

dont j'associe les noms

dans ma reconnaissance.

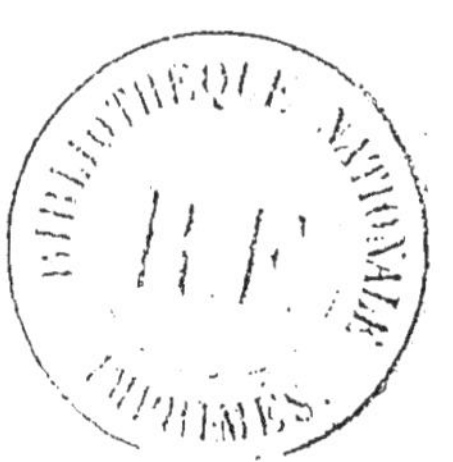

Ces leçons ont été faites de 1899 à 1904 dans les services de clinique chirurgicale de la Charité et de l'Hôtel-Dieu, où j'ai eu, à diverses reprises, l'honneur de remplacer les Professeurs Tillaux et Duplay.

J'en ai fait beaucoup, mais j'ai pensé que quelques-unes seulement méritaient d'être conservées. Je ne donne donc ici que celles qui m'ont paru offrir quelque intérêt, et surtout celles qui sont consacrées à des points particuliers de technique opératoire, à des opérations nouvelles ou à des procédés originaux.

J.-L. F.

LEÇONS

DE

CLINIQUE ET DE TECHNIQUE CHIRURGICALES

PREMIÈRE PARTIE

TECHNIQUE CHIRURGICALE GÉNÉRALE

PRINCIPES DE CHIRURGIE [1]

Messieurs,

Appelé à l'honneur de suppléer le professeur Duplay, je crois qu'il est bon de vous dire, au moment de commencer ces leçons, comment j'entends m'acquitter de la tâche qui m'est confiée.

Vous venez chercher dans un service de chirurgie un double enseignement. Vous venez d'abord examiner des malades, apprendre à reconnaître les affections chirurgicales, vous familiariser avec leurs aspects multiples, vous exercer aux méthodes d'exploration, vous instruire en un mot dans les infinis détails que présente la clinique. C'est ce que nous tâchons de faire ensemble chaque jour au lit des malades, suivant le hasard des entrées. C'est ce que j'ai l'intention de faire d'une façon plus utile encore

1. Leçon d'ouverture : Clinique de l'Hôtel-Dieu

et plus profitable à tous, en consacrant deux matinées par semaine à l'interrogatoire et à l'examen d'un ou de plusieurs malades dans cet amphithéâtre même. Rien n'est plus instructif que cet examen public fait par l'un des élèves du service ou par ceux d'entre vous qui voudront bien assister à ces exercices cliniques.

Vous connaissez tous, Messieurs, l'importance de cet examen des malades. C'est auprès d'eux et non pas dans les livres que nous apprenons tous le meilleur de ce que nous savons, et celui d'entre vous qui, le matin, à l'hôpital, a sérieusement examiné un malade ou bien pris une observation peut se dire avec satisfaction qu'il n'a pas perdu sa journée.

Mais vous venez chercher ici un autre enseignement, celui qui constitue, en somme, le but suprême de vos longues études. Vous venez pour apprendre à soigner les malades et les blessés. Or la thérapeutique chirurgicale ne consiste pas seulement, Messieurs, dans l'art de faire des pansements ou de poser des appareils, elle demande des notions plus hautes, et exige de celui qui veut l'exercer la connaissance parfaite de toutes les règles de la médecine opératoire et de l'intervention sanglante.

L'art d'opérer ne s'apprend pas en un jour. J'entends l'art de bien opérer et d'entreprendre cette tâche sacrée qui met entre nos mains la vie et la mort d'un malade, avec cette tranquillité d'âme que peut seul donner le sentiment qu'on est à la hauteur de ce grand devoir et qu'on a le droit de le remplir.

Il faut, avant tout, pour profiter d'une séance opératoire, bien comprendre les opérations auxquelles on assiste. C'est pourquoi j'ai l'intention de consacrer la plupart de ces leçons cliniques à l'explication technique des détails opératoires, et à faire passer sous vos yeux, avant de les exécuter devant vous, les divers temps de chaque opération. Je m'efforcerai de varier autant que possible les séances opératoires, de façon à vous exposer, pendant le cours de ces leçons, la plupart des opérations courantes, et j'espère que ceux d'entre vous qui me feront l'honneur de les suivre en retireront quelque profit.

Je ne puis cependant avoir la prétention de vous enseigner toutes les opérations que les hasards de la clinique nous forcent chaque jour à exécuter. Il faut pour y parvenir une longue expérience, mais il est en revanche quelques règles générales que l'on peut appliquer à toutes les interventions et dont je m'efforcerai de vous démontrer l'importance en même temps que la simplicité, car ces règles sont simples, au moins pour celui qui veut bien ne pas prendre la peine de les compliquer à plaisir.

C'est de ces quelques règles, je dirais volontiers de ces quelques principes, que je désire surtout vous entretenir aujourd'hui, en vous montrant comment je comprends leur application et quelles sont les qualités que nous avons aujourd'hui le droit de demander à la chirurgie moderne.

La première de toutes ces qualités, c'est l'observation des règles de l'asepsie. C'est là une vérité devenue tellement banale que je ne me pardonnerais pas d'insister sur elle. Tout au plus vous dirai-je quelques mots sur une des principales conditions de sa réalisation, parce que l'accord est encore loin d'être fait parmi les chirurgiens sur ce point que je considère cependant comme très important. Je veux parler de l'usage des gants.

La question me semble cependant bien facile à résoudre, aussi bien en théorie qu'en pratique.

Il est de toute évidence que nous ne possédons qu'un seul moyen de détruire avec certitude tous les germes et tous les microbes. Ce moyen, c'est la chaleur. Toute stérilisation qui repose sur un autre principe que la destruction des agents microbiens par la chaleur est illusoire ou insuffisante. C'est un fait universellement admis pour les objets de pansement, les soies, les catguts, les compresses et jusqu'à l'eau qui sert à nous laver les mains.

Or c'est précisément le seul moyen qu'il soit interdit d'employer pour la stérilisation de nos mains. Le savonnage le plus consciencieux, le brossage le plus énergique, l'alcool, le sublimé donnent évidemment, en pratique, des résultats satisfaisants, mais ne parviennent jamais à stériliser complètement les téguments et à les débarrasser de germes que le feu seul peut anéantir.

Dans l'impossibilité où nous sommes de désinfecter parfaitement nos mains, le mieux est donc de les infecter le moins possible, et de fuir en conséquence toutes les contaminations, les opérations septiques, les touchers impurs, les contacts douteux. Voilà pourquoi, Messieurs, vous me voyez mettre des gants pour pratiquer toutes les opérations qui portent sur des foyers suppurants et infectés, pour faire tous les pansements et aussi pour faire la simple visite du matin pendant laquelle se multiplient, au cours de l'examen des nouveaux malades, des explorations vaginales, des investigations de toute nature auxquelles nous sommes contraints de nous livrer, les occasions de contacts répugnants et de contaminations septiques.

De cette façon nous avons le plus de chances possibles pour garder nos mains, sinon complètement aseptiques, au moins suffisamment pures pour que le lavage, le brossage et les autres moyens de désinfection puissent ensuite les stériliser d'une façon à peu près parfaite.

Et si quelque circonstance fortuite vient à les contaminer, comme il arrive par exemple au cours de certaines laparotomies dirigées contre des annexites suppurées, si nous avons quelques doutes sur l'efficacité de leur désinfection, au moment de pratiquer une autre opération peu de temps après la première, les gants nous restent encore. Mais alors ils servent à protéger les malades contre nous, et non, comme dans les autres cas, à nous protéger contre les malades.

En somme, Messieurs, je crois que la façon d'agir la plus simple et la plus pratique dans cette question, où on a eu le tort, au cours de discussions récentes, de vouloir apporter des arguments d'ordre absolu, consiste à se servir de gants pour toutes les opérations septiques, toutes les explorations douteuses, et à ne conserver les mains nues que pour les opérations aseptiques ou d'un caractère particulièremant délicat. Je n'ai d'ailleurs aucune objection à faire à l'usage des gants pour toutes les opérations, y compris les opérations aseptiques, et j'ai une tendance de plus en plus grande à en généraliser l'emploi.

Mais il faut que les gants soient pratiques, faciles à mettre, ne gênant pas, ne serrant pas, laissant aux doigts toute la facilité de leurs mouvements, et qu'ils soient suffisamment solides pour ne pas se déchirer au moindre effort. Nous possédons de nombreux modèles, mais il en est un qui, à mon avis, les dépasse tous et de beaucoup. Ce sont les gants en caoutchouc, à doigts larges et courts, construits par Galante sur les indications de mon collègue et ami Chaput.

Depuis que je les connais, je n'en souffre pas d'autres, et l'habitude de ces gants se prend si vite que j'éprouve actuellement une invincible répugnance et comme une gêne morale à me livrer à quelques-unes des opérations ou des explorations dont je vous parlais tout à l'heure sans m'être muni de ces gants admirables qui nous protègent contre nos malades, et qui, au besoin, protègent nos malades contre nous.

Mais, Messieurs, si l'asepsie est la première des qualités que l'on est en droit de demander au chirurgien, elle n'est pas la seule.

Le chirurgien ne choisit pas les cas qui se présentent à lui dans un service d'hôpital, et lorsque le hasard lui conduit des malades qui ne peuvent être guéris qu'au prix d'opérations difficiles, périlleuses, émouvantes, il faut qu'il élève ses actes à la hauteur de ces émotions, de ces périls et de ces difficultés et qu'il livre jusqu'au bout le bon combat contre la maladie et contre la mort. Au cours de ces opérations exceptionnelles qui se rencontrent parfois dans les affections des viscères abdominaux, mais dont les exemples sont surtout communs dans l'extirpation des grosses tumeurs de la face et du cou, le chirurgien doit faire preuve de qualités de calme, d'assurance et de tranquillité qui sont indispensables à leur bonne exécution. Il faut, pour garder la pleine possession de soi-même dans ces opérations redoutables et parfois tragiques, que le chirurgien ait le sentiment qu'une complication subite, comme une hémorragie soudaine ou quelque asphyxie menaçante, le trouvera prêt à la combattre et à la vaincre. Or ce sentiment de sécurité ne peut naître que de la connaissance exacte de l'anatomie de la région sur laquelle on opère, et aussi de la perfection de l'outillage instrumental que l'on a sous la main.

Il faut que le chirurgien ait sans cesse la notion précise du lieu où il se trouve et de la situation exacte des organes dangereux qu'il est exposé à rencontrer. A cette seule condition il évitera les hésitations, les pertes de temps et cette inquiétude vague qui opprime et paralyse l'esprit au moment où il a le plus besoin d'être lucide.

Quant aux instruments, ils doivent être parfaits. C'est là une notion évidente, mais qui malheureusement n'est pas toujours réalisée, au moins dans les conditions où nous nous trouvons d'ordinaire dans la pratique hospitalière, où les meilleures bonnes volontés ne sont pas toujours secondées comme elles mériteraient de l'être. Avec un bon outillage et de bons instruments, les opérations les plus compliquées peuvent paraître simples et faciles. Avec un outillage défectueux, le chirurgien le plus adroit peut rencontrer au cours d'une opération simple d'insurmontables difficultés.

Sachez donc votre anatomie et soyez outillés d'une façon irréprochable : voilà les conditions premières qui vous permettront d'aborder avec tranquillité les opérations les plus délicates.

Telles sont, Messieurs, les conditions principales qui donnent au chirurgien la confiance indispensable dans ses propres moyens.

Avec cette confiance en lui-même, avec du calme, avec de la patience, il pourra, sans crainte comme sans témérité, entreprendre des opérations redoutables. C'est en n'ayant pas peur du sang qu'il se rendra maître d'une hémorragie, c'est en allant droit sur les gros vaisseaux qu'il évitera de les blesser, et cette conduite, qui paraît imprudente, est au contraire la plus sage, les gros vaisseaux ne courant quelque danger que lorsqu'on ne les a pas sous les yeux.

Ces quelques notions constituent à mes yeux des vérités évidentes, et je ne pense pas d'ailleurs qu'il y ait sur ce point entre les chirurgiens aucune divergence sérieuse.

Il n'en est peut-être pas de même, je le crains, pour certains autres principes opératoires loués par les uns, blâmés par les autres, et au sujet desquels, en tout cas, l'accord entre les chirurgiens est loin d'être parfait. Je tiens à les discuter devant vous parce qu'ils méritent d'être discutés.

Je veux parler de la rapidité plus ou moins grande avec laquelle doit être conduite une opération.

Autrefois, Messieurs, avant le miracle de l'anesthésie, avant les merveilles de l'hémostase, le meilleur chirurgien était celui qui épargnait à son malade le plus de souffrance et le plus de sang. La rapidité était la première des qualités chirurgicales, et nos pères étaient souvent des opérateurs merveilleux et d'une admirable élégance.

Le chloroforme, les pinces, la révolution de Pasteur et Lister sont venus modifier de fond en comble la pratique de la chirurgie. Le malade ne souffre plus; le sang ne coule plus.... pourquoi se presser? Les opérations les plus délicates, les plus longues sont devenues possibles... pourquoi ne pas prendre son temps, tout son temps? Il était naturel, il était fatal qu'une réaction se fît et que les chirurgiens, tout à l'enthousiasme que suscitaient en eux les résultats admirables de la chirurgie moderne, aient fait bon marché des qualités d'élégance et de virtuosité qui constituaient la part la plus noble de l'art chirurgical de leurs prédécesseurs immédiats. Aux opérations rapides et brillantes ont succédé les opérations longues et minutieuses, et les résultats donnés par ces dernières n'étaient guère de nature, il faut le reconnaître, à faire regretter les autres.

On a été trop loin dans cette voie, et une réaction nouvelle, depuis un certain nombre d'années, me paraît se dessiner nettement. Un certain nombre de chirurgiens pensent qu'il est souvent plus nuisible qu'utile de prolonger indéfiniment certaines opérations qui gagneraient à être faites un peu plus vite, et ils s'appliquent, au cours de leurs interventions, à perdre le moins de temps possible. Je suis de ceux-là, et c'est parce que ce n'est pas seulement par tempérament ou par nature d'esprit, mais bien pour des raisons qui me paraissent bonnes, que je tiens aujourd'hui à les discuter devant vous.

Et d'abord, il est de toute évidence que la durée de l'anesthésie n'est pas indifférente. Un malade qui dort est un malade qui souffre. Le chloroforme, l'éther sont des poisons. On peut, en les donnant bien, réduire à leur minimum les inconvénients de leur absorption. Mais ces inconvénients existent. Je mets de côté les accidents subits qui peuvent se produire. Mais il me paraît certain qu'un homme sain et robuste qu'on maintiendrait pendant dix, douze, quatorze heures, ou peut-être beaucoup moins, sous l'action d'un anesthésique, finirait par mourir. Il est donc bien clair qu'il est mauvais pour un malade de rester de longues heures sous l'anesthésie. Sans doute, sous ce rapport, quelques minutes de plus ou de moins sont sans importance aucune, mais il me paraît impossible de nier qu'en se plaçant au point de vue des troubles biologiques que peut produire la seule anesthésie, un malade qui ne dort que pendant une heure souffre moins qu'un malade chez lequel le sommeil se prolonge pendant deux heures ou même davantage.

Il n'est pas moins évident que, toutes choses égales d'ailleurs, et quelque parfaite que soit l'asepsie de l'opérateur, les chances ou plutôt les occasions d'infection sont directement proportionnelles à la durée de l'opération. En d'autres termes, un malade a deux fois plus de chances d'être infecté au cours d'une opération qui dure deux heures que pendant une intervention qui en dure seulement une.

Enfin, bien qu'il soit impossible de donner à ce sujet des chiffres précis, je suis convaincu qu'au cours d'une opération longue, le suintement sanguin et, somme toute, la perte finale de sang, est également plus considérable que dans une opération courte. Mais il est évident que, sous ce rapport, les opérations ne sont pas comparables entre elles et que cela dépend beaucoup de la façon d'agir du chirurgien. Il est clair que si celui-ci, pour gagner quelques instants, laisse ouverts un certain nombre de vaisseaux de calibre appréciable, il perdra plus de sang que s'il a consacré quelques secondes à les pincer. Je ne puis donc parler ici que d'une façon tout à fait générale, et je crois, je le répète, en gardant les mêmes chiffres, qu'une opération de deux heures fera perdre à un malade sensiblement plus de sang que la même opération qui n'en durera qu'une.

La dépression causée par l'anesthésie, l'épuisement dû à l'hémorragie, le choc enfin, pour employer un terme dont on a beaucoup abusé, mais qui n'en est pas moins parfait pour peindre d'un mot bref la dépression post-opératoire, le choc qui succède à une opération longue est plus profond que celui qu'on observe après une opération courte, et le malade en sort avec moins d'énergie vitale et de puissance réparatrice.

Je ne crois donc pas, Messieurs, qu'il soit possible de contester qu'il y ait avantage à ce qu'une opération dure le moins longtemps possible. Mais il est certain que cela n'est vrai qu'autant que le temps que l'on économise n'est pas gagné aux dépens de la sécurité et de la perfection finale de l'opération. Et la rapidité opératoire n'est autorisée qu'autant qu'elle permet de ne négliger aucune des conditions qui sont indispensables au succès de l'opération.

Car, s'il est vrai de dire qu'une opération courte vaut mieux qu'une opération longue, il est encore plus vrai qu'une opération trop prolongée vaut mieux qu'une opération trop rapide. Il est, en effet, certain que les inconvénients qui sont liés à une opération trop prolongée — inconvénients que je vous énumérais il y a un instant — sont moins considérables que ceux qui découlent d'une opération trop rapide.

Ceux-ci sont plus que des inconvénients, ce sont des accidents, et la blessure ou la section d'un uretère, l'ouverture d'un intestin, la rupture d'une poche suppurée qui aurait pu être énucléée sans être ouverte sont, quand elles sont dues à des manœuvres précipitées, des fautes qui rendent inexcusable cette précipitation. Il est des cas où le meilleur moyen de ne pas perdre de temps est, au contraire, d'aller avec beaucoup de précaution et même beaucoup de lenteur, si cette lenteur peut permettre d'éviter une faute souvent fort longue à réparer.

Le désir de gagner du temps ne doit donc pas faire opérer trop vite. Et j'entends par opérer trop vite employer des manœuvres incertaines ou précipitées.

Mais si les manœuvres incertaines ou précipitées sont nuisibles, quelquefois funestes et doivent toujours être évitées, il est toute une série de manœuvres dont il faut aussi savoir se passer, car c'est précisément ainsi que l'on gagne beaucoup de temps : ce sont les manœuvres inutiles. Gagner du temps en opérant, c'est *éviter de se livrer à des manœuvres inutiles*; c'est aussi, c'est surtout peut-être, *employer les manœuvres les meilleures et les procédés les plus simples.*

Un exemple entre cent. Pourquoi, dans toute laparotomie médiane, mettre d'innombrables pinces sur des capillaires qui ne saignent pas, ou des lèvres péritonéales qui ne demandent qu'à rester en place. Ces pinces ne servent qu'à encombrer le champ opératoire, quelquefois même à glisser et à se perdre dans le ventre. Une fois sur dix, peut-être, il est utile de pincer une artériole vers l'angle inférieur de l'incision, près du pubis, et c'est tout. Je n'en mets pour ainsi dire jamais et ne me suis jamais aperçu qu'il y ait quelque inconvénient à n'en pas mettre. Voilà une simplification opératoire bien élémentaire et qui suffit, au cours d'une opération, à faire gagner trois ou quatre minutes ou même davantage, car il n'en faut pas moins pour prendre ses pinces, les mettre en place, les enlever à la fin de l'opération, les mettre en ordre au cours de celle-ci, jeter parfois sur l'une d'elles une ligature parfaitement inutile, mais souvent bien tentante, lorsque la pince est là, toute prête à la recevoir.

Pourquoi s'acharner, quelquefois pendant des minutes, à découvrir et à lier un vaisseau, lorsqu'il suffit de le couper et de mettre le doigt dessus pour arrêter le sang; pourquoi s'épuiser, sans y parvenir, à pincer des veines qui donnent du sang quand il suffit d'un tampon de gaze qu'on enlève plus tard pour tarir toute hémorragie; pourquoi tamponner, essuyer et tamponner sans cesse des surfaces qui ne saignent pas; pourquoi, dans bien des cas, mettre une inutile bande d'Esmarch, qui, en fin de compte, fait perdre de longues minutes et de grandes cuillerées de sang; pourquoi, dans des plaies qui peuvent ou doivent rester ouvertes, comme il arrive quelquefois au niveau des mâchoires et du cou, passer un quart d'heure ou vingt minutes à mettre des ligatures qui souvent tiennent mal, à la place de pinces qui tiennent bien et ne demandent qu'à rester où elles sont; pourquoi enfin toutes ces manœuvres inutiles qui ne servent qu'à faire perdre du temps, beaucoup de temps, et qui vont quelquefois jusqu'à doubler la durée d'une opération?

Ce sont là, Messieurs, des habitudes dont tout chirurgien ne peut que gagner à se défaire, et dont il est vraiment bien facile de se corriger.

Je n'insiste pas davantage sur ce point, qui me semble criant d'évidence.

Mais ce n'est pas le seul. Il en est un autre qui me paraît avoir dans la question qui nous occupe une grosse importance. C'est le choix des manœuvres ou des procédés opératoires.

Il m'est impossible d'entrer dans beaucoup de détails. Cela m'entraînerait trop loin, et il me faudrait passer ici en revue toute la technique chirurgicale. Mais il est bien des opérations, et je n'en veux pour preuve que les hystérectomies, pour lesquelles il existe des procédés très différents les uns des autres, comme conception et comme exécution. C'est ainsi que, dans l'hystérectomie abdominale, par exemple, il est incomparablement plus rapide et plus facile d'enlever l'utérus en l'attaquant de bas en haut qu'en l'attaquant de haut en bas. Il faut, bien entendu, pour l'attaquer de bas en haut, que l'accès vers le bas soit possible. Mais, quand cette condition est remplie, l'extirpation de l'utérus peut devenir d'une rapidité incroyable.

Sans doute la différence entre la durée et l'extirpation de l'utérus par ces procédés rapides et celle de l'extirpation par des procédés plus lents n'est pas en elle-même très considérable et peut n'abréger que de quelques minutes une opération assez longue, ce qui est de peu d'importance. Aussi les procédés rapides me semblent-ils devoir être recommandés pour une autre raison que leur rapidité. C'est qu'un procédé ne peut être rapide qu'à condition d'être simple et facile. S'il n'était ni simple, ni facile, il ne pourrait pas être rapide. Or, c'est précisément parce qu'il est simple et facile qu'un procédé est bon. La rapidité est une qualité de plus; ce n'est pas la principale, mais c'est celle qui permet de montrer d'une façon frappante, et pour ainsi dire brutale, la réalité des autres.

Choisissez donc, Messieurs, les procédés rapides, non pas tant parce qu'ils vous feront gagner quelques minutes qu'il vous serait facile d'économiser par ailleurs, mais parce qu'ils vous permettront de faire simplement et facilement, avec moins de risques d'accidents que dans les autres procédés, des opérations pour lesquelles il est vraiment bien inutile de choisir les procédés lents qui, au léger inconvénient de faire perdre un peu de temps, ajoutent le désavantage plus sérieux d'une facilité moins grande.

Il est bien entendu, Messieurs, que je ne parle qu'en termes très généraux. Il est des cas, et ils sont nombreux, dans lesquels les procédés rapides ne sont pas applicables. Il est bien évident que ce n'est pas dans ceux-là que je vous conseillerai de les appliquer. C'est alors que vous vous trouverez bien des autres procédés ou des combinaisons d'autres procédés. Mais lorsque vous pourrez mettre en œuvre les procédés rapides et faciles, je vous conseille de le faire, et je suis convaincu que vous n'aurez pas à le regretter.

Et puis, Messieurs, je ne puis m'empêcher de trouver que les procédés rapides ont une autre supériorité.

C'est leur application opportune qui contribue surtout à donner à la chirurgie ce cachet d'élégance, de grâce et de hardiesse qui fait d'une opération brillante et sûre un spectacle profondément artistique et souvent même empreint d'une véritable beauté.

L'art et la beauté sont des puissances souveraines qui transfigurent tout ce qu'elles touchent. Et s'il est en notre pouvoir de faire passer dans la chirurgie un peu de cette flamme éternelle qui illumine les belles œuvres et les grandes actions, nous n'avons pas le droit de priver cette noble science de ce surcroît de splendeur. Nous n'avons pas le droit de laisser s'éteindre l'étincelle sacrée qui seule peut faire d'une opération sanglante un acte vraiment grand et qui s'élève bien haut au-dessus de l'œuvre commune.

Travaillons donc à conserver ces nobles traditions qui ont fait la gloire de nos pères.

Débarrassons-nous des manœuvres inutiles, réfléchissons, pénétrons-nous des notions anatomiques qui permettent la conception claire des procédés rapides, et nous pourrons pratiquer avec élégance et facilité certaines opérations qui passent pour difficiles, en réduisant singulièrement le temps que demande ordinairement leur exécution.

J'ai vu un de nos maîtres broyer une pierre en sept ou huit minutes. Cela ne vaut-il pas mieux cent fois que de la morceler péniblement en une heure en contusionnant la vessie?

Pourquoi donc mettre cinq minutes à couper une cuisse lorsqu'on peut le faire aussi bien, en perdant moins de sang, en trente ou quarante secondes; pourquoi perdre une heure et quelquefois plus à enlever la langue et la région sous-maxillaire s'il est possible, pour peu que le cas soit favorable, de l'enlever en vingt minutes; pourquoi, lorsqu'on veut se donner du jour vers un néoplasme du pharynx, passer un quart d'heure à enlever le tiers du maxillaire, alors qu'on peut, sans se presser, le faire sauter en moins d'une minute; pourquoi, lorsqu'un utérus se laisse facilement abaisser, mettre plus de vingt minutes à l'extraire, lorsqu'il est possible, avec un peu de bonheur, de le faire quelquefois en deux; pourquoi, enfin, si vous avez le choix pour enlever par l'abdomen quelque gros fibrome utérin, ne pas choisir un procédé qui vous permet, comme cela m'est arrivé, dans un cas facile il est vrai, de déposer votre tumeur dans le bassin qu'on vous présente cinquante-cinq secondes après avoir plongé le tranchant de votre bistouri dans la peau de la ligne blanche?

Messieurs, la chirurgie est un art admirable, et par les facultés qu'elle met en œuvre, et par les résultats qu'elle permet d'obtenir. L'ambition de tous ceux qui ont l'honneur de la servir, de nous tous qui avons au cœur l'amour et la passion de cette science magnifique, doit être de l'élever toujours plus haut dans le respect et l'admiration des hommes. Il nous est difficile de la rendre plus grande et plus puissante que ne l'ont faite nos prédécesseurs et nos maîtres. Efforçons-nous donc de la rendre plus belle et cultivons en elle, avec les qualités fondamentales qui font sa force et sa sécurité, celles qui font sa grâce, son élégance et sa beauté.

Telle est, Messieurs, la noble tâche à laquelle je consacrerai mes efforts, convaincu que c'est en nous conformant aux quelques principes dont je viens de vous entretenir que nous nous approcherons un peu de cet idéal rêvé auquel nul d'entre nous ne pourra jamais parvenir.

SUR L'IMPORTANCE D'UNE BONNE TECHNIQUE OPÉRATOIRE[1]

Messieurs,

Ma première parole doit être une parole de gratitude pour le maître qui m'a fait l'honneur de me confier son service pendant le cours de ces vacances. J'ai été d'autant plus touché de cette marque de confiance que, si j'ai bien souvent pu venir me mêler aux auditeurs de ses belles et solides leçons, si j'ai pu puiser dans ses livres des notions claires et des idées justes, je n'ai jamais eu l'honneur d'être son élève direct. Mais chez le professeur Tillaux l'esprit est aussi large que le caractère est droit, et lorsque je lui ai demandé la faveur de le remplacer dans son service, il me l'a accordée en des termes d'une simplicité et d'une bienveillance que savent seuls trouver les hommes dont le cœur est bon. Je veux aussi remercier, et de tout mon cœur, mon très bon et très sincère ami Walther, qui, pendant ces dernières années, m'a précédé dans ces leçons de vacances. C'est à lui que je dois d'avoir été choisi pour prendre ce service où je ne saurais le remplacer. Je lui en suis profondément reconnaissant. Mais qu'il me permette de lui dire que tout en étant très heureux de le remplacer aujourd'hui je ne laisse pas que d'en être un peu effrayé, car il a ce rare mérite que son excessive modestie n'empêche pas que nous ne connaissions tous ses admirables qualités de chirurgien.

Voilà pourquoi, Messieurs, vous me voyez aujourd'hui tout ému, je dirai presque tout confus de la tâche que j'ai à remplir.

1. Leçon d'ouverture : Clinique de la Charité.

Je ne me fais aucune illusion sur ses difficultés. Peut-être dépassera-t-elle mes forces, et si je reste au-dessous d'elle, au moins m'efforcerai-je de ne pas mériter le reproche de m'en être mal rendu compte, et je travaillerai, sachant que le meilleur moyen de ne pas me montrer trop indigne de ceux que je dois remplacer, c'est de les prendre pour modèles.

Avant de commencer ces leçons cliniques, je crois utile de vous faire connaître l'esprit dans lequel je compte les faire.

Je voudrais avant tout que ces leçons fussent pratiques, et mon ambition est que ceux qui me feront l'honneur de les suivre ne regrettent pas de les avoir suivies.

Mais parmi les notions pratiques que je désire vous enseigner il en est sur lesquelles je voudrais surtout insister, parce qu'il me semble qu'on a généralement coutume de les négliger un peu trop. Je veux parler des notions de technique opératoire proprement dite, c'est-à-dire de cet ensemble de règles, de manœuvres, de procédés et quelquefois même d'artifices, auquel il faut avoir recours pour conduire à bien une opération. C'est là un point de la plus haute importance et qui, je le répète, me paraît généralement sacrifié.

Ces observations ne s'appliquent guère, je me hâte de le dire, qu'à la chirurgie viscérale, et les travaux de Farabeuf nous ont depuis longtemps fait connaître leur importance en chirurgie générale. Ses descriptions opératoires sont des modèles de précision et d'exactitude. Mais, d'une manière générale, on ne rencontre pas cette rigoureuse précision dans les descriptions de chirurgie viscérale.

C'est contre cette coutume que je veux réagir, et j'estime que je n'aurai point perdu mon temps, ni vous le vôtre, si je parviens à vous persuader de l'importance qu'il y a, pour chaque opération, à posséder une bonne technique.

Loin de moi la pensée de méconnaître l'importance du diagnostic. C'est la question à laquelle il faut avant tout s'attacher. C'est celle qui prime tout — et c'est celle qu'il faut résoudre — lorsqu'elle est soluble. J'aurai donc à vous en parler, comme aussi des indications opératoires qu'il est, dans tous les cas qui se présentent, indispensable de discuter à fond.

Mais c'est précisément parce que les questions de diagnostic sont étudiées partout et traitées dans la plupart des leçons cliniques avec une autorité que je ne saurais y apporter, que je préfère insister sur la technique opératoire qui me paraît plus généralement négligée.

Et pourtant son importance est capitale et le succès de bien des opérations dépend souvent de la façon dont elles sont conduites. Il vaut donc bien la peine d'étudier dans tous ses détails la façon dont il faut les conduire, puisque la vie des malades en peut dépendre.

Il peut y avoir plusieurs manières de bien faire une opération. Il y en a toujours une qui vaut mieux que les autres. Il faut la connaître. Mais il faut aussi se rendre compte des raisons de sa supériorité. Il faut la comprendre. Et je voudrais ici non seulement vous indiquer quels sont, suivant les cas en face desquels on se trouve, les procédés opératoires les meilleurs, mais encore vous faire comprendre pourquoi ils sont les meilleurs.

C'est la seule façon de les bien retenir et de les bien exécuter.

A chaque instant on voit deux chirurgiens d'égale valeur et d'égale expérience différer complètement d'avis au sujet d'une opération. L'un d'eux la déclare très difficile, alors que l'autre la proclame très simple. Lorsqu'une telle divergence de vues s'applique à des cas identiques, il n'y a qu'une façon de l'expliquer, et celui qui, de très bonne foi, déclare difficile une opération qu'un autre exécute avec facilité, démontre tout simplement qu'il ne sait pas la faire.

Si cette ignorance d'une bonne technique n'avait d'autre importance que d'augmenter la fatigue et les soucis du chirurgien, celui-ci aurait déjà grand avantage à se perfectionner, mais les malades peuvent avoir à souffrir de ces difficultés opératoires, soit du fait de la plus longue durée de l'opération, soit pour toute autre cause, et vous comprenez, dans ces conditions, le grand intérêt qu'il y a pour les malades à ce qu'un chirurgien connaisse dans tous leurs détails les procédés opératoires les plus parfaits.

Aussi bien, Messieurs, il est inutile d'insister plus longtemps sur ce point qui est l'évidence même.

Je ne puis aujourd'hui entrer dans les détails d'aucun procédé opératoire. J'aurai l'occasion d'en étudier un certain nombre, pendant le cours de ces leçons, suivant le hasard des interventions.

Mais il est des règles générales qui s'appliquent à toutes les opérations, quelles qu'elles soient, règles d'une simplicité extrême dont quelques-unes même vous sembleront peut-être d'une grande banalité, mais que je tiens à vous exposer rapidement parce que, malgré leur simplicité et leur banalité apparentes, elles sont trop souvent méconnues.

Une opération est une bataille. On peut la perdre ou la gagner suivant la façon dont on la conduit. Et certaines fautes en apparence légères peuvent en entraîner d'autres plus graves et qui, en fin de compte, compromettent le résultat final. Un chirurgien doit avoir en tête son plan opératoire, comme un général a son plan de bataille. Sans doute des difficultés ou des accidents imprévus peuvent se présenter qui forcent l'opérateur à modifier ses dispositions premières, et c'est dans ces circonstances que le coup d'œil et la présence d'esprit peuvent rendre d'inappréciables services. Il ne saurait être ici question de tracer des règles d'avance et, dans ces conjonctures, le chirurgien n'a d'autre guide que son expérience ou son inspiration.

Mais il y a, je vous le répète, dans toutes les opérations, des règles générales, trop souvent négligées ou méconnues et dont l'application a cependant la plus grande importance. Elles sont pour la plupart d'une grande simplicité, et c'est peut-être leur simplicité même qui leur enlève aux yeux de beaucoup de chirurgiens l'importance qu'elles devraient avoir. C'est cependant leur application qui transforme beaucoup d'opérations réputées laborieuses ou difficiles en opérations simples et faciles. Le salut de bien des malades est donc soumis à leur observation, et c'est parce que je suis personnellement convaincu qu'elles ont la plus grande influence sur la marche régulière d'une opération que je tiens à vous en parler aujourd'hui.

Il est d'ailleurs bien probable que je ne vous apprendrai rien, car ces règles capitales vous les connaissez certainement toutes, et si je tiens à vous les rappeler, c'est pour m'efforcer de vous convaincre des grands avantages que vous trouverez à les appliquer méthodiquement.

La première condition nécessaire pour faire bien et facilement une opération quelconque, c'est d'y bien voir. Du jour et de la lumière, voilà les premiers auxiliaires du chirurgien. Je ne vous dirai rien sur la disposition de la salle d'opération, sur l'éclairage qu'elle doit recevoir par une large baie latérale et par un vitrage supérieur. Ce sont là des conditions qui malheureusement ne sont pasr éalisées dans cet hôpital et dont il faudra nous passer.

Mais il est pour l'éclairage du champ opératoire d'autres facteurs qui sont, eux, toujours et partout à la disposition du chirurgien.

Le premier c'est la position à donner au malade. C'est là un point capital. Il n'est pas seulement important dans certaines opérations, et la position déclive de Trendelenburg, pour les interventions par la voie haute sur les organes du petit bassin, la position dorso-sacrée pour les opérations vaginales, n'ont pas besoin d'être défendues. Ce sont des positions presque obligatoires. Il en est beaucoup d'autres qui peuvent paraître indifférentes, mais qui, pour les interventions sur les membres, le thorax, le cou, n'en sont pas moins très importantes. Je ne puis entrer dans tous les détails, et pour prendre un seul exemple, n'est-il pas évident que dans une opération sur le côté du cou, par exemple, celui-ci doit être parfaitement exposé, en pleine lumière, le haut du corps légèrement incliné, les épaules portant sur un coussin un peu élevé, la tête retombant légèrement en arrière et la face tournée du côté opposé à celui sur lequel on opère? Il faut, si l'on n'a pas d'éclairage venant par en haut, que le chirurgien se place de façon à ce que ni lui, ni ses aides, ne puissent intercepter le jour — et c'est ainsi que, suivant les cas, la tête du malade doit être parfois tournée vers la lumière — parfois du côté opposé, et vous me verrez souvent, sans doute, faire placer obliquement cette table d'opérations.

Ces détails sont trop souvent méconnus, ou regardés comme insignifiants. Ils sont au contraire de la plus haute importance, et l'on peut dire qu'autant il est facile de bien conduire une opération sur un malade mis et maintenu en bonne position et en bonne lumière, autant il est, au contraire, difficile de la mener à bien avec un mauvais jour, et surtout sur un malade mal placé ou qu'on a laissé, au cours de l'opération, perdre sa position première.

Il est une autre condition dont le chirurgien est, cette fois, absolument maître et qui, elle aussi, est capitale. Il faut faire de grandes incisions. Il ne suffit pas d'avoir de la lumière, il faut lui ouvrir une large voie dans la profondeur des tissus. Sans doute il est des cas dans lesquels il faut réduire ses incisions au minimum indispensable, et les opérations sur la face, surtout chez les femmes, celles qui doivent laisser des cicatrices apparentes, certaines opérations autoplastiques dans lesquelles la longueur des incisions est mesurée par la forme des lambeaux à tailler, font évidemment exception à cette règle. Mais je n'en vois pas d'autres et je ne saurais me ranger à l'avis de ceux qui préconisent les petites incisions dans la chirurgie abdominale sous le prétexte d'éviter les éventrations ultérieures, comme si l'importance qu'il y a à pratiquer facilement et correctement une opération dans le ventre ne dépassait pas de beaucoup pour la malade celle qu'il peut y avoir à porter une cicatrice plus ou moins solide, si tant est que la fréquence des éventrations soit en raison directe de la longueur des incisions, ce qui est loin d'être prouvé, car nous voyons à chaque instant de grosses hernies venir effondrer des cicatrices courtes, alors que de longues incisions allant du pubis au-dessus de l'ombilic demeurent solides et fermes.

Il faut donc faire de grandes incisions, il faut découvrir largement les parties sur lesquelles on opère. Non seulement on y voit mieux, mais on est ainsi beaucoup plus à l'aise. L'opération en est rendue plus facile et plus courte, plus sûre et plus complète, s'il s'agit de l'extirpation de quelque tumeur, et la guérison n'en est pas plus longue, car il ne faut pas plus longtemps pour cicatriser une incision de vingt centimètres qu'une incision de cinq!

J'arrive, Messieurs, à une question bien simple et dont il pourrait sembler superflu de parler tant elle paraît évidente. Elle est cependant, elle aussi, méconnue, et j'ai le regret d'avoir à constater qu'elle semble étrangère aux préoccupations de l'Administration qui nous dirige. Pour faire de bonne chirurgie il faut avoir de bons instruments. L'outillage moderne s'enrichit tous les jours, et si parmi les innombrables instruments qui voient le jour il en est beaucoup pour lesquels l'oubli sera vite venu, il en est d'autres, au contraire, qui sont des instruments précieux, indispensables et dont l'emploi permet d'entreprendre des opérations qui sans eux seraient impraticables. Cela est évident pour la chirurgie du larynx, des yeux, de la vessie, de l'urètre. Cela est vrai pour celle de tous les organes. Pour faire de bonne chirurgie, je le répète, il faut de bons instruments, et j'entends par là non seulement des instruments remplissant le but pour lesquels ils sont faits, des bistouris qui coupent, des scies qui scient et des ciseaux qui tranchent, mais des instrument choisis et adaptés à certaines opérations.

Rien n'est plus faux que cette parole qu'on entend trop souvent répéter : « Il n'est pas de mauvais outils pour un bon ouvrier », ou encore, « les meilleurs instruments sont ceux auxquels on est habitué ». C'est une erreur grossière et dangereuse. Les mauvais outils sont mauvais pour tout le monde, même pour les bons ouvriers, et si ceux-ci parviennent avec de mauvais outils à faire de bonne besogne, ils la feraient meilleure encore avec des outils sans défaut. Avec de bons instruments, et bien appropriés à l'opération qu'il veut faire, un chirurgien fera facilement une opération réputée difficile. Avec des instruments mauvais, le même chirurgien n'exécutera qu'avec difficultés une opération facile.

De la lumière, de bons instruments, c'est beaucoup, mais ce n'est pas tout. Il faut aussi de bons aides, et il en faut le moins possible. Moins il y a de mains autour d'une plaie, mieux cela vaut. Les fautes contre l'asepsie en seront moins nombreuses et les pertes de temps moins multipliées. Il ne faut pas trop d'aides qui se gênent mutuellement et qui sont d'ailleurs inutiles. En dehors de celui qui est chargé de l'anesthésie, un seul aide doit en général pouvoir suffire. Le chirurgien doit faire par lui-même la plus grande partie de la besogne. Il doit avoir ses instruments sous la main, disposés de façon à ce qu'il puisse facilement les reconnaître, les choisir et les prendre lui-même. Chacun doit à cet égard se créer des habitudes personnelles. J'ai coutume d'avoir au moins trois plateaux. Un pour les instruments ordinaires : bistouris et ciseaux, sonde cannelée, écarteurs; un pour les instruments spéciaux : gouges, scies, daviers, lorsqu'il s'agit d'un os, par exemple; le dernier pour les pinces hémostatiques. On sait ainsi où prendre ses instruments, et on les trouve mieux et plus vite que le meilleur des aides. J'ai également toujours à ma portée, de façon à pouvoir les prendre moi-même, des compresses de gaze stérilisée dont je me sers exclusivement pour étancher le sang.

L'aide devrait être toujours le même. Il n'en peut malheureusement être ainsi dans un service hospitalier où les élèves se renouvellent sans cesse et quittent un chirurgien précisément au moment où ils commencent à connaître ses habitudes. Heureusement la qualité de ces élèves nomades conpense leur instabilité et nous nous trouvons encore heureux de les avoir. Il n'en est pas moins vrai qu'un aide est d'autant meilleur qu'il connaît mieux celui qu'il sert.

Il est également très utile d'avoir un aide de réserve, car les cas sont nombreux dans lesquels on peut en avoir besoin. Il est souvent des manœuvres qui ne peuvent être faites sans provoquer fatalement la contamination de celui qui les exécute. L'aide qui doit rester aseptique ne peut donc s'y employer, et elle peut être trop délicate pour être confiée au premier venu. Un aide, qui le plus souvent n'aura rien à faire, doit donc se tenir en réserve et prêt à agir en cas de besoin.

Et voilà, Messieurs, le secret d'une bonne opération. Placez bien votre malade, faites-vous du jour, incisez largement, ayez des instruments irréprochables et bien appropriés à l'intervention que vous voulez faire. Réduisez vos aides au minimum, et vous ferez de bonne chirurgie.

Ne commencez que lorsque tout est prêt, mais veillez à ce que tout soit prêt au moment où le malade entre en résolution. Un malade qui dort est un malade qui souffre, et s'il est mauvais de perdre son temps quand l'opération est commencée, il n'est pas meilleur de le perdre avant qu'elle ne commence.

Ne vous hâtez jamais. Mais ne perdez pas votre temps en manœuvres inutiles. C'est le meilleur moyen d'aller vite. Ne vous créez pas vous-mêmes des difficultés qui n'existent pas; il y en a quelquefois d'assez sérieuses pour qu'on évite d'en faire naître de nouvelles. N'ayez pas peur du sang. Avec du sang-froid et de la présence d'esprit, on vient à bout des hémorragies les plus redoutables. Dans les moments difficiles, ne vous irritez pas et ne vous emportez jamais. Soyez d'autant plus calmes que les circonstances sont plus périlleuses et plus tragiques. Vous communiquerez votre tranquillité à ceux qui vous entourent et vous éviterez ainsi des malheurs qu'une parole trop vive n'aurait fait que précipiter.

Telles sont, Messieurs, les quelques règles générales dont j'ai cru bon de vous entretenir. Elles sont, vous le voyez, d'une extrême simplicité. Il est bien facile de les comprendre, il est non moins facile de les appliquer, et si quelques-uns d'entre vous sortent d'ici avec la résolution de les mettre en pratique, j'aurai la satisfaction de me dire que cette leçon n'aura pas été inutile.

L'EMPLOI DES GANTS IMPERMÉABLES DANS LA PRATIQUE JOURNALIÈRE

Messieurs,

Les discussions presque passionnées soulevées au cours de ces dernières années par la question de l'emploi des gants imperméables dans la pratique de la chirurgie, se font de moins en moins ardentes, et il semble bien que la bataille soit aujourd'hui gagnée. Je ne pense pas qu'il se trouve, à l'heure actuelle, un seul chirurgien qui fasse à l'usage des gants une opposition irréductible, et le silence qui s'est fait sur cette question n'est point une marque d'indifférence, mais bien plutôt le signe de l'apaisement qui succède à la victoire définitive. Et le seul sentiment qui me paraisse subsister aujourd'hui est un certain étonnement qu'on ait pu discuter avec autant d'ardeur sur une question aussi simple et dont la solution nous paraît aussi évidente. Tant il est vrai que l'habitude est souvent plus forte que la raison et que nous ne pouvons accepter sans une résistance instinctive les vérités les plus éclatantes, si elles vont à l'encontre de nos habitudes anciennes et font quelque violence à notre inertie naturelle.

Si les chirurgiens, à peu d'exceptions près, ont cessé leur opposition des premiers jours, les médecins, en revanche, semblent avoir complètement négligé cette question, évidemment moins intéressante pour eux, bien qu'elle soit fort importante pour tous ceux que leurs fonctions appellent dans les services hospitaliers.

Mais elle est urgente, elle est capitale pour tous nos confrères de la ville et de la campagne qui, par la multiplicité des devoirs qu'ils ont à remplir et des interventions qu'ils ont à faire, sont à la fois des chirurgiens, des médecins et des accoucheurs. C'est pourquoi je pense faire œuvre utile en m'adressant à eux et en attirant leur attention sur cette question si simple et qu'il suffit d'exposer en quelques mots pour en entrevoir l'évidente solution.

Et d'abord, mettant de côté toute considération d'ordre scientifique, l'usage des gants devrait nous être imposé par le sentiment élémentaire de la propreté. Dans notre profession les contacts répugnants et parfois immondes sont de tous les instants. L'eau et le savon ne suffisent pas toujours à en faire disparaître les traces, même grossières, et il est vraiment étrange que nous nous contentions si aisément d'un nettoyage aussi sommaire. Lorsque les gants n'existaient pas, il était tout naturel que la nécessité ait fait longtemps accepter avec philosophie une situation que rien ne pouvait modifier. Mais nous n'en sommes plus là. Les gants existent. Ceux qui en ont pris l'habitude ne peuvent plus s'en passer, et ils sentent bien vite se développer en eux un impérieux besoin de propreté, au point d'éprouver une répugnance presque invincible et de ressentir une véritable gêne morale, lorsque la nécessité les oblige à se livrer sans le secours des gants à quelque exploration douteuse, ou quelque manœuvre répugnante.

C'est là, Messieurs, un point de vue qui a sa valeur. Mais il est pour nous, médecins, des considérations plus hautes. Avec des mains d'une asepsie imparfaite, nous pouvons apporter la maladie et la mort à ceux qui viennent nous demander la santé et la vie.

Seule la chaleur est capable de détruire les germes infectieux et de tuer les microbes pathogènes. L'ébullition, les autoclaves, les stérilisateurs divers nous donnent pour les instruments de chirurgie et les objets de pansement une sécurité presque absolue. Mais rien ne peut rendre stériles les mains du chirurgien. Sans doute, en pratique, les lavages prolongés et énergiques, tels que ceux qui précèdent les opérations, constituent des moyens de stérilisation très efficaces, et nombre de chirurgiens qui ne font pas usage de gants ont des résultats excellents. Mais il n'en est pas moins certain que la stérilisation parfaite des mains par les moyens chimiques et mécaniques est pratiquement impossible. Et ce qui est impossible dans une salle d'opérations, où existent les procédés de lavage les plus commodes et les plus perfectionnés, l'est à plus forte raison dans les conditions ordinaires d'exercice de la médecine, aussi bien à la ville qu'à la campagne, où les moyens de nettoyage sont bien souvent d'une excessive simplicité.

La désinfection parfaite des mains étant impraticable, il faut donc faire en sorte de les infecter le moins possible, et si cette infection n'a pu être évitée, il faut prendre ses précautions pour que les mains ne puissent pas, à leur tour, devenir les agents d'une infection meurtrière et impardonnable.

Or ces précautions sont très simples. Il suffit d'employer des gants.

Les exemples abondent qui montrent que, dans la pratique journalière de la médecine, les gants peuvent rendre d'inappréciables services. Tout médecin est exposé à être appelé auprès d'une femme en travail, immédiatement après avoir ouvert et drainé un phlegmon diffus. Le même médecin peut être forcé de pratiquer une opération d'urgence, comme une hernie étranglée, ou de panser une fracture ouverte, en venant d'examiner une femme en proie à l'infection puerpérale. Il peut avoir à explorer la gorge d'un enfant malade quelques minutes après avoir fait un tubage, pratiqué une trachéotomie ou simplement examiné avec soin la gorge d'un autre enfant atteint de diphtérie. Et je pourrais multiplier ces exemples à l'infini.

Il est évident que, dans ces conditions, et malgré les lavages les plus consciencieux, d'ailleurs vainement tentés quelquefois dans des milieux où tout lavage est presque impossible, les chances d'infection s'accumulent et se multiplient. Et ce n'est ni la conscience du médecin, ni sa bonne volonté, ni toutes les précautions qu'il pourra prendre qui empêcheront ses mains d'être des agents d'infection redoutables et parfois mortels.

Seul l'usage de gants imperméables qui doivent toujours, chaque fois qu'ils ont servi, être stérilisés par l'ébullition, peut supprimer ces graves inconvénients.

Ils doivent donc être employés toutes les fois que le médecin se trouve en présence d'un foyer d'infection quelconque, dans toutes les explorations douteuses, examen de lésions syphilitiques, toucher rectal ou vaginal, dans toutes les opérations septiques, ouvertures d'abcès, de phlegmons, d'anthrax, opérations dans la région ano-périnéale, etc. Dans ces cas les gants serviront à préserver les mains du médecin, qui sortiront ainsi pures et inoffensives de ces besognes malpropres, septiques et infectieuses.

Ils serviront encore lorsqu'ayant quelques doutes sur l'asepsie de ses mains par suite de contacts fortuits et involontaires avec des foyers septiques ou douteux, le médecin sera obligé de pratiquer quelque intervention ou quelque exploration dans les circonstances qui demandent une asepsie parfaite. Dans ces conditions, les gants serviront non plus à protéger les mains du médecin contre le malade, mais bien le malade contre les mains du médecin.

D'ailleurs, pour certaines explorations, comme le toucher rectal ou le toucher vaginal, les gants, parfois un peu encombrants, peuvent être remplacés par des doigtiers en caoutchouc pouvant protéger efficacement un, deux et même trois doigts, comme ceux que j'ai fait fabriquer par Galante et qui, en dehors de l'hôpital, sont d'un usage plus commode.

Enfin, il va sans dire que, lorsqu'un médecin pratique une autopsie, source de toutes les infections et de toutes les putridités, son premier soin, je dirai presque son premier devoir, doit être de se munir de gants imperméables de façon non seulement à éviter toute inoculation dangereuse, mais encore à sortir avec des mains irréprochables de cette besogne empoisonnée, répugnante et nauséabonde.

C'est pour moi un sujet d'étonnement que de voir combien les médecins que leurs fonctions appellent à faire des autopsies presque quotidiennes sont réfractaires à cette pratique nouvelle, et alors que dans les amphithéâtres de dissection, où cependant les injections conservatrices rendent les corps à peu près inoffensifs, l'usage des gants est presque universel parmi les prosecteurs et leurs aides, je crois que, dans les hôpitaux, les médecins qui se refusent à pratiquer sans gants n'importe quelle autopsie sont encore l'infinie minorité.

J'ai la conviction que, d'ici quelques années, la proportion sera renversée, et que le médecin qui entrera à l'amphithéâtre sans se couvrir d'une blouse propre et sans se munir de gants imperméables sera un sujet d'étonnement pour ses collègues et pour le plus humble de ses élèves. Et les avantages des gants sont ici d'une si criante évidence, qu'une telle révolution ne devrait pas mettre plus de six mois à s'accomplir!

Mais pour que les gants soient acceptés de tous, et acceptés sans discussion et sans délai, il faut qu'ils soient pratiques. Il faut qu'ils soient faciles à mettre, faciles à enlever, faciles à conserver sans fatigue. Il faut qu'ils laissent à la main et aux doigts toute la liberté et toute la précision de leurs mouvements. Il faut encore qu'ils soient solides, qu'ils ne se déchirent pas au moindre effort, et qu'ils puissent faire un long usage, malgré les séances d'ébullition constantes et répétées rendues nécessaires par d'incessantes stérilisations.

Or ces gants existent. Après en avoir essayé tous les modèles, je n'hésite pas à recommander comme supérieurs à tous les autres les gants fabriqués par Galante sur les indications de mon collègue et ami Chaput.

Ce sont des gants admirables, solides, avec un bon crispin qui protège les deux tiers de l'avant-bras.

Leur originalité, qui fait leur supériorité, tient à leurs doigts larges et courts, informes et ridicules au premier coup d'œil, mais dont la brièveté permet le contact constant de la pulpe du doigt et de l'extrémité du gant — ce qui est capital — et dont la largeur laisse au doigt autant de liberté et de mobilité que s'il était nu. Avec un peu d'habitude, ils ne nuisent en rien à la netteté des impressions dans les explorations, et à la dextérité dans les opérations. J'ai fait un peu de tout avec eux, jusqu'à une anastomose urétérale, et je puis affirmer qu'ils n'empêchent pas de faire de bonne chirurgie. D'ailleurs, pour les opérations délicates, qui sont presque toujours des opérations aseptiques, il est à la rigueur possible de s'en passer, et ces interventions peuvent se faire avec les mains nues parce que l'usage constant des gants dans les explorations et les interventions septiques permet, en préservant les mains, de les conserver à peu près aseptiques et inoffensives. Je dois dire cependant que j'ai une tendance à m'en servir de plus en plus et à les employer, à de rares exceptions près, pour toutes les opérations.

Il est une autre considération qui a bien sa valeur. Ces gants sont peu coûteux. Bouillis tous les jours, ils peuvent servir pendant des mois. Le nécessaire du premier bicycliste venu suffit à les réparer. Cinq ou six paires conviennent aux nécessités de la pratique. Il faut qu'il y en ait deux en très bon état et relativement neuves pour les opérations délicates, car il est alors indispensable d'avoir des gants dont les doigts ne se soient pas trop allongés sous l'influence d'un long usage. La longueur excessive des doigts gêne beaucoup pour les opérations un peu difficiles. Mais les gants fatigués sont très suffisants pour les pansements.

J'ai fini, Messieurs. Je ne veux pas m'étendre plus longuement sur les avantages des gants imperméables, et en particulier des gants de Chaput, dans la pratique de la grande chirurgie. Je dis seulement et j'affirme que leur adoption par les médecins dans la pratique journalière devient un devoir de conscience, et je serais heureux d'avoir fait cette leçon, si elle avait la vertu de persuader à quelques-uns de mes confrères que cette réforme si simple peut suffire à éviter des catastrophes et à sauver des vies humaines.

DEUXIÈME PARTIE

CHIRURGIE DE LA TÊTE ET DU COU

TRAITEMENT CHIRURGICAL DE LA PARALYSIE FACIALE

Messieurs,

Dans les premiers jours de l'année 1898, mon ami le Dr F. Furet vint me demander si je ne pensais pas qu'on pût remédier aux accidents de paralysie consécutifs à la section ou à la destruction de la portion intra-rocheuse du facial, en anastomosant le bout périphérique de ce nerf avec un nerf voisin, et en particulier avec l'hypoglosse. Je lui répondis immédiatement que cette idée me paraissait séduisante, que le rétablissement des fonctions d'un nerf après sa section et sa suture était un fait bien connu, qu'il n'y avait aucune raison pour que l'opération proposée ne fût pas suivie d'un bon résultat et que le plus simple était d'essayer. J'ajoutai qu'à première vue, et pour des raisons anatomiques, le tronc nerveux le plus favorable à l'anastomose me semblait être le spinal. Quelques recherches cadavériques vinrent vite me démontrer que cette opération, bien que délicate, était assez simple et même presque facile pour tout chirurgien qui a quelque habitude de la chirurgie du cou. Il ne restait plus qu'à exécuter chez l'homme cette opération que la physiologie permettait de considérer comme rationnelle et à en attendre les résultats.

J'eus vite fait de trouver un malade. Mais, pour cette première tentative, il me fallait un sujet tel que sa situation ne pût en aucun cas être aggravée par l'opération. Je ne voulais pas, en effet, encourir le reproche d'avoir défiguré un malade dont la paralysie eût peut-être pu guérir spontanément. Je trouvai donc un homme qui, dix-huit mois auparavant, s'était tiré un coup de revolver dans l'oreille. La balle s'était logée dans le rocher et n'avait pu être extraite, malgré un évidement très étendu de cet os. Depuis ce temps, notre homme avait une paralysie complète du côté droit de la face, avec flaccidité absolue, et un ectropion paralytique de la paupière inférieure. L'examen électrique du bout périphérique du facial montrait la réaction de dégénérescence. Bref, nous nous trouvions en présence d'une paralysie irrémédiable, et si je n'avais que peu d'espoir de guérir mon malade et de lui restituer les mouvements de la face, j'étais en tout cas convaincu qu'il me serait impossible d'aggraver sa situation.

L'opération eut lieu le 23 janvier 1898. Elle se passa très simplement, en suivant exactement le manuel opératoire que j'avais étudié et que je me dispense de vous rappeler ici. Ce sont là des détails que vous trouverez, avec tous les développements qu'ils comportent, dans la thèse de mon élève Bréavoine[1]. Je comptais, je l'avoue, sur un résultat négatif, et les apparences semblaient justifier mes craintes, car, près de trois ans après, la motilité volontaire des muscles de la face n'avait pas reparu et l'asymétrie persistait entière. Mais un examen plus attentif et plus scientifique nous montra que l'échec n'avait pas été complet et que la restauration nerveuse s'était en partie effectuée. L'ectropion paralytique de la paupière inférieure avait en effet disparu, la parole était plus facile, et surtout un examen électrique approfondi démontra que l'excitabilité faradique et galvanique, autrefois abolie, avait reparu. Enfin, l'élévation du moignon de l'épaule du côté paralysé produisait un léger mouvement de contraction qui attirait en dehors la commissure des lèvres, fait capital et qui montrait avec évidence que la soudure entre le bout central du spinal et le bout périphérique du facial s'était anatomiquement et physiologiquement établie.

1. Bréavoine, *Traitement chirurgical de la paralysie faciale d'origine traumatique par l'anastomose spino-faciale*, Th. Paris, 1901.

Depuis cette époque déjà lointaine je n'ai pratiqué cette opération qu'une seule fois, le 28 janvier 1902, sur un malade que m'avait confié M. Lucas Championnière et qui avait eu un an auparavant une section du facial au cours d'un évidement petro-mastoïdien. C'était même un cas défavorable, puisque j'avais affaire à un facial dégénéré, et cependant le résultat, sans être complet, a été sensible. L'asymétrie faciale a diminué, et l'élévation du moignon de l'épaule provoque une contraction vigoureuse de tous les muscles de la face du côté paralysé. Il n'y a pas coordination entre les mouvements des deux côtés de la face, mais il n'y a plus paralysie complète et les muscles jouissent d'un certain degré de tonicité.

Je n'ai pas eu l'occasion de faire d'autre opération. Cela peut paraître étrange, car les cas où on pourrait les faire sont très communs. Mais personne ne m'a jamais fait l'honneur de m'en envoyer, et le principe une fois posé et l'opération réglée et exécutée, j'ai, moi, autre chose à faire que de courir après les malades.

D'ailleurs, cette opération a suscité un grand nombre de travaux. Il y a eu des expériences sur les chiens, expériences qui ont confirmé la réalité de la soudure des nerfs et vérifié tout ce que j'avais dit avec Furet, dans l'article où nous avons pour la première fois décrit cette opération[1]. Il y a eu aussi, surtout à l'étranger, un certain nombre d'opérations. Il y en a eu enfin quelques-unes en France : Morestin, Villar, Cunéo, Pierre Duval en ont exécuté, et il probable qu'avant bien longtemps elles se feront plus nombreuses.

C'est qu'en effet les résultats obtenus jusqu'ici sont très encourageants, et beaucoup plus favorables, en réalité, que je ne l'espérais lors de ma première tentative. Dans une communication à la Société de Chirurgie[2], à laquelle je renvoie ceux d'entre vous qui seraient curieux d'avoir plus de détails, j'ai énuméré tous les cas connus jusqu'alors et j'ai montré qu'il n'y avait peut-être pas un seul échec complet. Il y a des succès admirables, mais, même chez les malades qui n'ont pas vu se rétablir sensiblement la symétrie de

1. *Gazette des Hôpitaux*, 8 mars 1898, et Thèse Bréavoine (*loc. cit.*).
2. *Bulletin de la Soc. de Chir.*, juillet 1903, p. 830.

la face, il n'y a aucun échec absolu et tous les opérés présentent des signes évidents de la soudure entre les deux nerfs, signes dont le plus caractéristique est la contraction de la face et la traction en dehors de la commissure des lèvres, lors de l'élévation du moignon de l'épaule du côté correspondant.

Les recherches que j'ai faites lors de la communication à la Société de Chirurgie dont je viens de parler, m'ont donc procuré l'agréable surprise de voir que les opérations faites jusqu'ici, et qui sont au nombre d'une quinzaine, avaient donné des succès complets ou des demi-succès presque constants. Mais elles me réservaient aussi une autre surprise. L'idée de traiter la paralysie faciale par l'anastomose avec le spinal avait déjà été émise avant que Furet ne vînt m'en parler, et l'opération avait été exécutée avant que je ne l'eusse faite moi-même. Ch.-A. Ballance avait pratiqué dès 1895 une anastomose spino-faciale. Mais l'observation n'avait point été publiée, elle était inconnue de tous, et ce n'est qu'après les divers travaux suscités par ma première intervention que Ballance reprit lui-même cette opération et en exécuta un certain nombre, avec des résultats généralement très satisfaisants. Il était cependant resté une trace indiscutable de la première opération de Ballance en 1895, puisqu'on peut voir dans la statistique des opérations de Saint-Thomas Hospital de cette même année, la mention d'une anastomose spino-faciale. Il est donc incontestable que Ballance a conçu et exécuté cette opération avant Furet et moi-même. Mais il est non moins incontestable qu'elle était restée ignorée de tous, ignorée de nous, abandonnée même, dirait-on, de son auteur, et que c'est uniquement de notre première publication que datent les travaux nombreux qui ont été faits sur cette intéressante question, y compris les travaux de Ballance lui-même, qui semble n'avoir pris confiance dans cette opération qu'après avoir lu les publications auxquelles elle avait donné lieu et les résultats qu'elle avait permis d'obtenir.

Il n'y a d'ailleurs, dans l'histoire de cette opération, qu'un point qui puisse nous étonner, c'est qu'elle n'ait pas été conçue et exécutée plus tôt. La paralysie faciale est si fréquente et elle constitue une difformité si pénible qu'il est étrange que les tentatives faites pour la guérir n'aient pas été plus précoces et plus multipliées.

Quoi qu'il en soit, le principe en est bien simple. Lorsque le facial périphérique est séparé de son centre par quelque traumatisme intra-rocheux, — et le plus commun de tous est celui qui accompagne parfois les évidements pétro-mastoïdiens, — on peut le remettre en communication non plus avec son centre fonctionnel, mais avec un autre centre, source nouvelle d'énergie motrice, par l'intermédiaire d'un autre cordon nerveux.

Quelle que soit la nature de l'énergie nerveuse, il est évident qu'elle présente beaucoup d'analogie avec l'énergie électrique, et que l'on peut raisonner avec les conducteurs ou les centres nerveux comme avec les appareils producteurs d'électricité et les fils destinés à la conduire.

Si donc on anastomose avec le bout périphérique du facial sectionné le bout central d'un autre nerf, lorsque la soudure anatomique sera constituée, le bout central du nerf choisi, excité par son centre cérébral, apportera au bout périphérique du facial l'énergie nerveuse qui lui permettra d'animer les muscles qu'il commande.

Il est vrai que, dans ces conditions, l'excitation nerveuse qui parvient aux extrémités du facial ne lui viendra plus de son centre propre, mais bien du centre cérébral du nerf choisi pour l'anastomoser. Les mouvements de la face seront donc sous la dépendance d'un centre normalement chargé de diriger les mouvements d'un autre groupe de muscles, et la synergie musculaire, l'association fonctionnelle entre les muscles des deux côtés de la face n'existera plus. Or il n'est aucune région où cette synergie fonctionnelle soit aussi frappante, puisque c'est elle qui préside sans cesse à l'expression des émotions, qui se traduisent régulièrement par des contractions symétriques des muscles de la face. L'anastomose du facial avec un autre nerf ne saurait donc, au moins dans les premiers temps, rétablir la symétrie de la face que lorsque celle-ci est au repos. Mais elle doit suffire, dans ces conditions, à lui rendre son aspect normal en restituant aux muscles paralysés leur tonicité perdue.

La symétrie faciale reconquise à l'état de repos, ainsi qu'en témoignent de très belles photographies, en particulier celles de

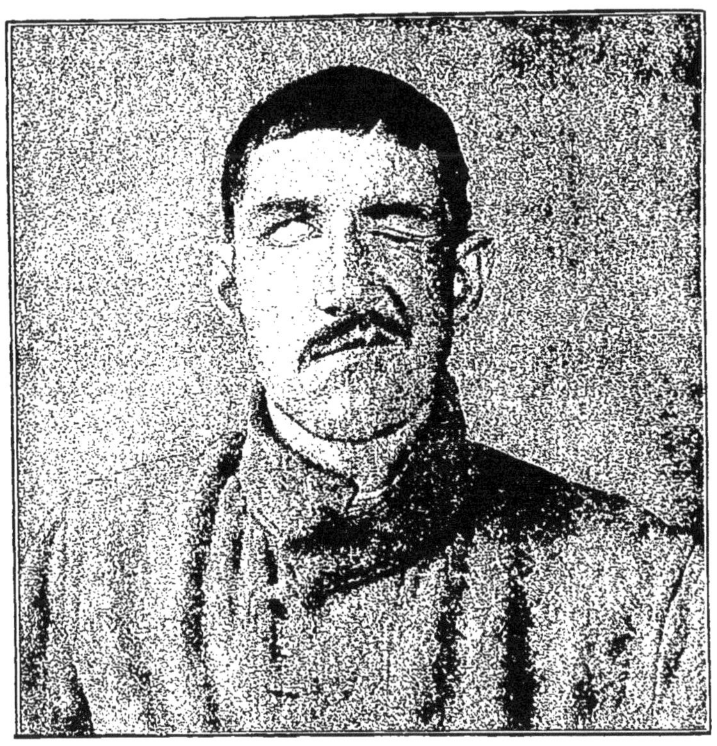

Fig. 1.

Kennedy, qui sont reproduites dans la thèse de Bréavoine, et celles de Cushing, reproduites dans le *Bulletin de la Société de Chirurgie* et que je reproduis ici, n'existe donc plus lorsque les muscles sont en activité. C'est qu'en effet, dans ces conditions, la contraction des muscles de la face ne peut plus s'exercer normalement. D'une part ils ne peuvent obéir à l'excitation nerveuse partie des centres cérébraux qui président aux mouvements de la face, puisque, du côté malade, la voie est coupée. De sorte que, au moment où le cerveau envoie aux muscles de la face une excitation bilatérale, comme dans le rire par exemple, la moitié de la face dont le nerf est intact se contracte normalement, tandis que la moitié dont le nerf a été coupé reste immobile, l'excitation

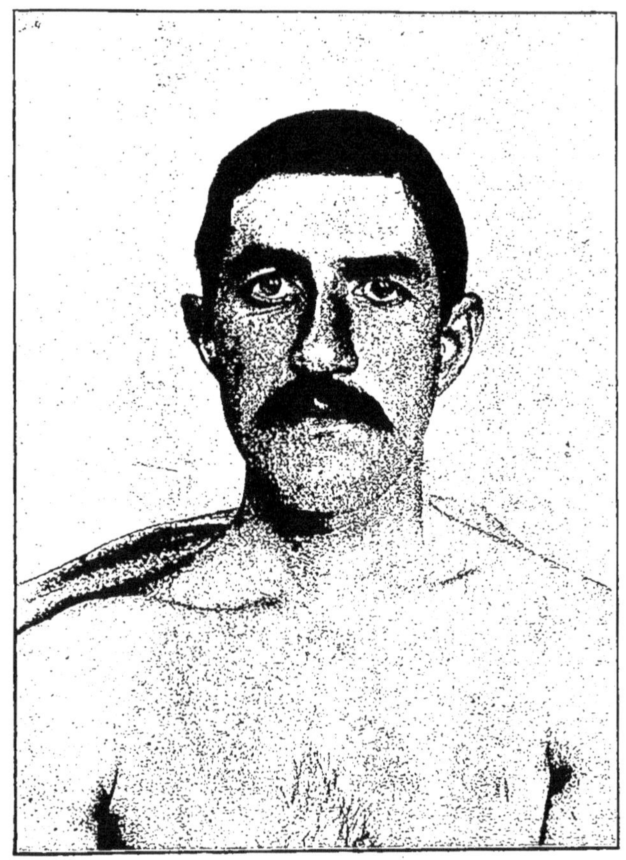

Fig. 2.

nerveuse partie du centre correspondant ne pouvant être transmise aux extrémités des nerfs. D'autre part, lorsque le centre qui envoie l'énergie nerveuse dans le nerf qui a servi à l'anastomose, le spinal par exemple, entre en action, cette énergie nerveuse, conduite par le spinal, vient exciter le bout périphérique du facial anastomosé avec lui, et provoque la contraction de la moitié de la face correspondante. Ainsi donc, alors que celle-ci ne peut s'animer en même temps que le côté sain, elle se contracte au contraire isolément, et pendant que le côté sain reste au repos sous l'influence de l'excitation du spinal. Cette contraction intempestive est facile

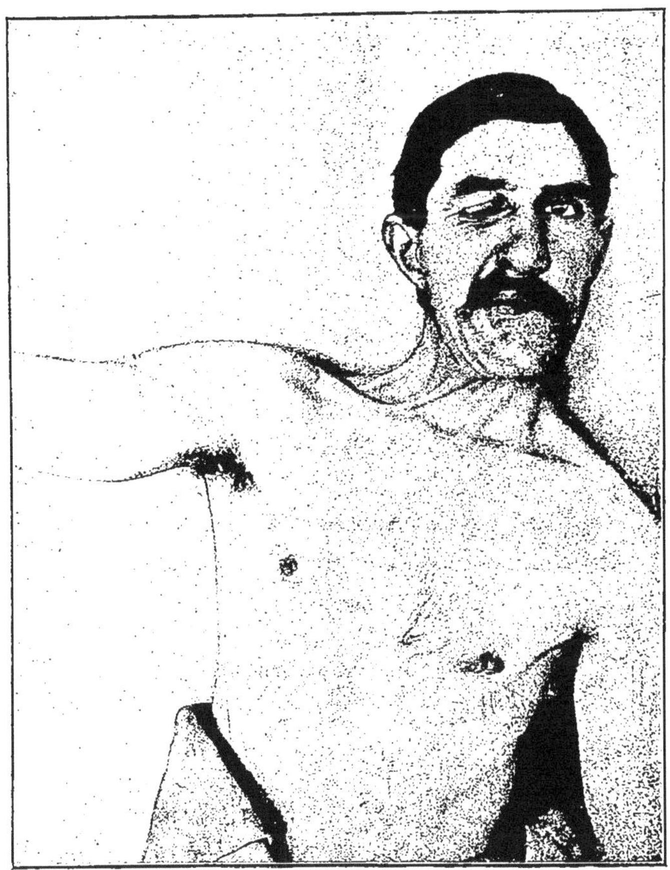

Fig. 3.

à mettre en évidence en faisant exécuter par le malade le mouvement d'élévation de l'épaule (fig. 3).

C'est là un des écueils de cette opération. Mais c'est déjà beaucoup, à mon avis, que d'obtenir la symétrie de la face à l'état de repos, ce qui est en somme la situation la plus commune, sans parler des avantages qui résultent de la récupération de la tonicité musculaire et du fonctionnement normal de l'orbiculaire des paupières et des lèvres dans l'occlusion de l'œil ou la mastication.

D'ailleurs il n'est pas défendu de penser, et c'est une idée que nous avons émise dès notre première publication, il n'est pas défendu de penser, dis-je, qu'au bout d'un certain temps, et par une éducation progressive, instinctive ou raisonnée, le malade pourra, dans une certaine mesure, corriger ces inconvénients et adapter à sa nouvelle fonction le centre nerveux chargé de commander aux muscles de la face, après avoir, jusque-là, présidé aux mouvements d'un autre groupe musculaire.

Il est même certain qu'il peut en être ainsi, et l'expérience a déjà répondu. Plusieurs malades, en particulier ceux de Kennedy, de Morestin, de Cushing, ont vu apparaître peu à peu certains mouvements volontaires associés, comme ceux du clignement des paupières. Par conséquent, et il y a eu, chez eux, une adaptation évidente du centre cérébral à ses nouvelles fonctions. De même, chez certains malades, l'inconvénient qui résultait de l'association des mouvements de la face et des mouvements de l'épaule, et qui se traduisait par une grimace plus ou moins accentuée à chaque mouvement de l'épaule et du bras, a diminué en grande partie, soit par suite d'une adaptation fonctionnelle, soit parce que le malade s'est habitué à régler les mouvements volontaires de son épaule sur ceux qu'il doit faire exécuter à sa face.

Tous ces détails de physiologie nerveuse expérimentale sont vraiment bien curieux, et l'étude de certains opérés qui ont été parfaitement suivis, comme celui de Cushing[1], par exemple, présente sous ce rapport tout l'intérêt d'un travail de laboratoire.

Cette question de l'adaptation des centres cérébraux à de nouvelles fonctions a conduit certains opérateurs, comme Korte, Ballance, et tout récemment Pierre Duval à penser que l'hypoglosse serait peut-être préférable au spinal pour pratiquer l'anastomose. Le centre cortical de l'hypoglosse étant plus voisin que celui du spinal du centre cortical de la face, il est vraisemblable que les

1. Harvey Cushing, The surgical treatement of facial paralysis by nerve anastomosis, *Annales of surgery*, mai 1903, n° 5, p. 641.

échanges et les communications entre les deux centres sont plus faciles et qu'en conséquence l'adaptation sera plus aisée. C'est là une hypothèse, — mais une hypothèse plausible. Je ne vois donc, pour ma part, aucune objection de principe au choix de l'hypoglosse de préférence au spinal que j'ai moi-même choisi, non sans avoir, autrefois, étudié cette question et dit pourquoi je préférais le spinal à l'hypoglosse. Ce sont des raisons anatomiques sur lesquelles je ne veux pas insister ici, — renvoyant ceux d'entre vous que cela pourrait intéresser aux travaux dont je vous ai déjà parlé et dans lesquels la question de technique opératoire est complètement étudiée. Ce sont aussi des raisons plus importantes, car il m'a semblé que, si on voulait faire une anastomose bout à bout entre le nerf choisi et le facial sectionné, il valait beaucoup mieux choisir le spinal, ou plutôt sa branche trapézienne, et ne paralyser que le trapèze, que choisir l'hypoglosse et paralyser, de ce fait, la moitié de la langue, ce qui constitue une infirmité désastreuse et infiniment plus grave que celle qui résulte de la paralysie du trapèze, qui est insignifiante. Cette objection tombe, il est vrai, si dans l'anastomose avec l'hypoglosse on laisse ce nerf intact, et si on l'avive seulement sur sa partie latérale pour y implanter directement le tronc du facial sectionné. Mais, dans ces conditions, l'anastomose me paraît sensiblement plus difficile que celle qu'on exécute avec le spinal. C'est là, d'ailleurs, un argument secondaire, et c'est au chirurgien à n'entreprendre qu'une opération qu'il croit pouvoir mener à bonne fin.

Quoiqu'il en soit, qu'on pratique l'anastomose du facial avec l'hypoglosse ou avec le spinal, c'est là une opération rationnelle, bénigne, et qui a fait ses preuves.

Il y a plus, et en dehors de la paralysie faciale, il est une autre indication de cette opération, qui, elle aussi, a fait ses preuves et à laquelle, je l'avoue, je n'avais pas pensé lors de la première communication que j'ai faite avec mon ami F. Furet. C'est le spasme facial. Kennedy en 1899 et Cuneo tout récemment ont l'un et l'autre pratiqué cette intervention. Dans des circonstances où les muscles de la face d'un côté étaient sans cesse agités de contractions spasmodiques, ils ont sectionné le tronc du facial et, dans la même séance, l'ont anastomosé avec le spinal de façon à remédier immédiatement à la paralysie qu'ils venaient de créer. Les conditions de l'opération étaient des plus favorables à un bon résultat, puisque le bout périphérique du facial n'avait encore subi, au moment de l'anastomose, aucune dégénérescence. Le résultat obtenu par Kennedy a été admirable; celui de Cuneo promet de ne pas être moins beau, mais il est encore trop récent pour qu'on puisse se prononcer sur lui d'une façon aussi ferme.

Évidemment cette indication se présente beaucoup moins communément que la première, le spasme facial étant aussi rare que la paralysie est commune. Mais pour la paralysie les observations devraient se multiplier beaucoup plus qu'elles ne le font. Depuis huit ans je n'en ai fait que deux, et en France, où la première observation a été publiée, il n'y en a eu que cinq. En dehors de mes deux observations personnelles, il n'y a eu, en effet, à ma connaissance, que celles de Morestin, de Villar, de Pierre Duval, celle de Cuneo ayant été dirigée contre un spasme, ce qui n'enlève rien, au contraire, au mérite et à l'esprit d'initiative de son auteur.

Quoiqu'il en soit, j'ai la satisfaction d'avoir vu se réaliser toutes les prévisions que j'avais faites dans mon premier article. Je ne suis étonné que d'une chose, c'est de la constance des résultats obtenus. Il n'ont pas toujours été parfaits, mais ils n'ont *jamais* été nuls. Je n'avais pas besoin de cela pour m'encourager. Mais cela devrait encourager les autres. Je sais de jeunes chirurgiens qui ont l'esprit actif et la main sûre. Ils ne laisseront pas tomber cette question. Quant à moi, j'ai fait ce que j'ai pu, et cela me suffit.

EXTIRPATION DES TUMEURS MALIGNES DU MAXILLAIRE SUPÉRIEUR

Messieurs,

Il y a quelques jours, est entrée dans le service une femme de trente-neuf ans dont la santé générale est bonne, mais dont la joue droite présente, au premier coup d'œil, une déformation considérable qui fait immédiatement penser à une tumeur développée dans le maxillaire supérieur. Il suffit de soulever sa lèvre supérieure pour se rendre compte qu'il en est bien ainsi.

Depuis deux ans environ notre malade portait sur la gencive une petite tumeur située à peu près au niveau de la canine droite. Cette « excroissance de chair », pour employer son expression, saignait facilement, mais elle ne la gênait pas suffisamment pour qu'elle ait senti le besoin de se faire soigner. Il y a environ deux mois, les choses ont changé d'allure. La tumeur s'est mise à grossir, sans d'ailleurs provoquer de douleurs bien sérieuses et, depuis trois ou quatre jours, elle présente des phénomènes d'inflammation et de sphacèle superficiels qui donnent lieu à l'écoulement d'un liquide ichoreux dont l'odeur incommode singulièrement la malade et le chirurgien qui l'examine.

Actuellement la tumeur a atteint le volume d'un œuf. Elle soulève la peau de la joue, ou plutôt de la région prémaxillaire, jusqu'au niveau de l'aile du nez. La peau n'a d'ailleurs pas changé d'aspect; elle est mobile et glisse parfaitement sur la tumeur qui paraît régulière, arrondie et de consistance ferme. Le rebord orbitaire inférieur est libre et la tumeur ne semble pas se propager aussi haut. En revanche elle soulève la lèvre supérieure et fait dans la bouche une saillie marquée. Cette saillie occupe la place du rebord alvéolaire qui est envahi sur une longueur d'environ cinq centimètres dans une région dont le centre correspond à peu près à l'emplacement de la canine. A ce niveau les dents n'existent plus, et il ne reste que les racines cariées des incisives supérieures immédiatement en dedans de la tumeur. A la place du bord alvéolaire est une masse arrondie, suppurante, ulcérée, qui se prolonge sans ligne de démarcation avec la tumeur située au-dessus et présente comme elle une consistance assez ferme.

Cette tumeur ne paraît pas s'étendre très loin. J'ai dit plus haut qu'elle n'atteignait pas le bord de l'orbite. Elle arrive à peine au niveau de l'aile du nez, à une certaine distance par conséquent de l'ouverture osseuse des fosses nasales. La plus grande partie de la voûte palatine est normale, et c'est seulement près du bord alvéolaire que devient appréciable la saillie de la tumeur. Il n'y a qu'un point au niveau duquel il est difficile de reconnaître ses limites. C'est du côté du sinus. Peut-être est-il envahi en tout ou en partie. Je ne crois pas cependant qu'il soit rempli par la tumeur, car dans ces conditions il y aurait des chances sérieuses pour que celle-ci, emprisonnée dans les parois du sinus, fît saillie dans les fosses nasales, et nous n'observons rien de pareil.

Du côté des ganglions, rien d'appréciable.

Nous nous trouvons donc en présence d'une tumeur assez volumineuse qui paraît s'être développée dans le rebord alvéolaire et avoir augmenté peu à peu de volume en repoussant les tissus devant elle sans avoir grande tendance à les infiltrer et à les détruire.

Quelle est la nature de cette tumeur? Il est, comme toujours en pareil cas, assez difficile de se prononcer d'une façon absolue. Il est de toute évidence qu'il s'agit d'une tumeur maligne. Mais, dans cette région, on en peut observer de deux espèces. Parfois, au dépens des débris épithéliaux paradentaires, qui donnent lieu, comme vous le savez, aux kystes des mâchoires, on peut assister à la genèse de tumeurs malignes, de véritables cancers, des épithéliomas décrits par Verneuil et Reclus sous le nom d'épithéliomas térébrants du maxillaire supérieur. Je ne crois pas que nous nous trouvions en présence de cette affection. J'ai vu en effet trois ou quatre cas d'épithéliomas térébrants. Cette affection ne présente ni l'aspect, ni l'évolution que nous rencontrons ici. C'est une ulcération à bords durs et irréguliers qui pénètre dans l'intérieur de l'os qu'elle ronge peu à peu et qui ne donne pas lieu à la tumeur volumineuse que nous observons chez notre malade. Il y a plutôt, au contraire, une véritable perte de substance.

Il me paraît beaucoup plus probable que nous nous trouvons en présence d'un sarcome développé aux dépens du rebord alvéolaire et qui s'est accru peu à peu en refoulant les tissus devant lui, comme le font ordinairement les sarcomes qui ne possèdent pas la puissance d'infiltration et d'envahissement des épithéliomas.

Je ne pense pas qu'il s'agisse d'une tumeur du sinus maxillaire qui, après avoir rempli le sinus, serait venue faire issue au dehors par l'alvéole de la canine et bourgeonnerait maintenant au niveau du bord alvéolaire. Bien que les tumeurs malignes du sinus ne soient pas exceptionnelles, il ne me semble pas que nous nous trouvions en présence de l'une d'elles. S'il en était ainsi, je crois que le maxillaire serait plus régulièrement augmenté de volume, que la partie supérieure de l'os, la région sous-orbitaire seraient plus volumineuses. C'est là que se trouverait le centre de prolifération de la tumeur et non sur le bord alvéolaire; les fosses nasales seraient sans doute envahies. Bref, nous aurions devant nous une tumeur d'aspect tout différent.

En résumé, Messieurs, je pense que nous nous trouvons en présence d'un ostéo-sarcome du maxillaire supérieur, ostéo-sarcome parti du rebord alvéolaire, peut-être d'une alvéole elle-même.

Au reste c'est là un point qui, à mes yeux, ne présente qu'un intérêt tout à fait relatif. Il est évident qu'il s'agit d'une tumeur maligne. Par conséquent, quelle que soit sa nature histologique et quel que soit son point de départ, elle doit être enlevée, si toutefois il est possible de l'enlever en totalité.

Or, Messieurs, dans le cas actuel, l'extirpation de la tumeur me paraît non seulement possible, mais encore facile, à condition toutefois qu'on veuille bien ne pas chercher de difficultés là où il n'y en a pas et s'embarrasser de règles qui ne peuvent que compliquer une opération fort simple par elle-même et qui ne demande, de la part du chirurgien, qu'un peu de sang-froid et une certaine habitude de la chirurgie sanglante. Et ce que je vais vous dire s'applique à toutes les tumeurs malignes du maxillaire supérieur.

Et d'abord, une fois notre malade endormie, je la mettrai dans la position de Rose, c'est-à-dire la tête pendante à l'extrémité de la table d'opération, de façon à ce que le sang ne risque pas de pénétrer dans la gorge, dans les voies aériennes, et que nous n'ayions, à la suite de cet accident, aucun ennui du côté de la respiration. Cette position facilite beaucoup toutes les opérations sur la face. Je l'ai souvent employée, je m'en suis toujours bien trouvé, je ne lui ai vu que des avantages, et je ne saurais trop, le cas échéant, vous engager à y avoir recours.

Lorsque la malade sera bien endormie et mise en bonne position, je ferai mon incision.

Sans doute on pourrait peut être se dispenser d'en faire une, et il ne serait pas très difficile d'enlever cette tumeur par la bouche, en écartant et relevant fortement la lèvre supérieure. Je ne veux cependant pas le faire et vais vous en donner immédiatement la raison. J'estime que, lorsqu'on opère une tumeur maligne, il est une considération qui prime toutes les autres. Il faut avant tout faire une opération complète. Nous savons combien cela est difficile, combien les opérations même les plus larges en apparence sont souvent insuffisantes, nous voyons trop souvent la récidive venir donner à nos interventions un démenti cruel. Il faut donc faire tout ce qui est humainement en notre pouvoir pour pratiquer des opérations larges, pour dépasser les limites du mal et tâcher d'obtenir une guérison radicale. Pour y parvenir, il faut avant tout y bien voir. Il faut se rendre un compte exact des limites du mal, si l'on veut les franchir, et pour cela se donner le jour nécessaire. Quand on assume la charge redoutable d'opérer une tumeur maligne, il faut mettre de son côté toutes les chances favorables et n'avoir d'autre préoccupation que celle d'opérer largement.

« Enlever d'abord, réparer ensuite, si c'est possible, » telle est la devise qui doit guider le chirurgien qui s'attaque au cancer. Et les considérations esthétiques, même lorsqu'il s'agit d'une femme, doivent ici passer au dernier plan.

Voilà pourquoi, chez notre malade, je veux y bien voir; voilà pourquoi je veux me donner du jour; voilà pourquoi je veux faire une incision, et la cicatrice qui en pourra résulter est, je vous l'affirme, la dernière de mes préoccupations.

Je m'efforcerai cependant de la faire aussi peu disgracieuse que possible, et l'incision qui me paraît la meilleure est celle qui se cache dans les dépressions et les plis naturels de la peau. C'est l'incision latérale interne, qui part de l'angle de l'œil pour descendre dans le pli naso-génien, contourner l'aile du nez et venir, en fin de compte, fendre la lèvre supérieure sur la ligne médiane.

Cette incision me permettra de relever la peau et de découvrir largement la tumeur.

Ceci fait, je me garderai bien d'essayer d'enlever en un seul bloc le maxillaire supérieur avec la tumeur qu'il contient. Cette façon de procéder me paraît présenter de multiples inconvénients et accumuler toutes les difficultés, sans offrir aucun avantage.

L'extirpation en bloc du maxillaire supérieur, après section ou dislocation, avec la pince coupante ou la scie à chaîne, de la suture inter-maxillaire, de la branche montante et de l'apophyse malaire, est en réalité une opération d'amphithéâtre. Elle ne peut se faire correctement que lorsque le maxillaire est sain. Un maxillaire envahi par une tumeur s'écrase au cours de ces manœuvres et surtout au moment où un davier le saisit pour l'arracher. Cette opération réglée ne serait acceptable que dans la résection temporaire du maxillaire comme voie d'accès vers le pharynx. Encore, dans ces conditions, est-il préférable de laisser en place la voûte palatine et de faire une opération moins bien réglée, mais qui cause des dégâts bien moins considérables.

Je dis donc et j'affirme que lorsqu'un maxillaire supérieur est atteint d'une tumeur maligne, il n'est pas correctement extirpable en bloc, et que, fatalement, la tumeur, au cours des manœuvres d'extirpation, est plus ou moins dilacérée.

Il n'y a donc aucun avantage à employer ce procédé compliqué, puisque l'avantage très réel qu'il y a dans les cas ordinaires à enlever un néoplasme sans le morceler, de façon à éviter les greffes, est ici complètement illusoire.

D'autre part, l'extirpation totale du maxillaire me paraît avoir dans le cas particulier un grave inconvénient. Je suis convaincu qu'ici le plancher de l'orbite n'est pas malade, que la partie postérieure de l'apophyse palatine ne l'est pas davantage, que la paroi interne de l'os, qui ferme en dehors les fosses nasales, ne l'est pas non plus. Or, il y aura, pour notre malade, un très grand intérêt et au point de vue de la prothèse ultérieure et de l'absence de difformité, et au point de vue de l'accomplissement normal des fonctions, il y aura, dis-je, un très grand intérêt à conserver ces diverses parties de son maxillaire, au cas, bien entendu, où ces parties paraîtraient absolument saines.

Pour ces diverses raisons, je vous le répète, je ne tenterai pas chez notre malade l'extirpation en bloc du maxillaire supérieur, que je crois excessive, et en outre parfaitement inutile, et je lui extirperai sa tumeur et tout ce qui me paraîtra malade ou suspect, d'une façon beaucoup plus simple.

Avec une pince emporte-pièce à larges mors coupants, je morcellerai cette tumeur et je l'enlèverai peu à peu. Je dépasserai ses limites, je supprimerai les parties osseuses qui paraîtront malades, et je laisserai le reste. Et je suis convaincu que j'obtiendrai ainsi à bien moins de frais un résultat meilleur. Et qu'on ne vienne pas me dire que j'aurai, en procédant ainsi, le tort de morceler un néoplasme. Je vous ai déjà dit que, dans les conditions où ceux-ci se présentent, il était impossible de ne pas les dilacérer et les écraser plus ou moins lorsqu'on veut les extirper en bloc. Je le morcellerai plus régulièrement, voilà tout, et peut-être aurai-je ainsi moins de chances de laisser dans la plaie des débris néoplasiques qu'en voulant essayer d'éviter, par l'extirpation en bloc, cet accident inévitable.

Je ne voudrais pas vous donner ces opérations pour plus faciles qu'elles ne le sont en réalité. Mais je serais bien étonné si les choses ne se passaient pas avec une extrême simplicité et si l'extirpation de cette tumeur demandait plus de quelques minutes. De difficultés, je n'en vois pas; d'accidents possibles, je n'en vois qu'un : l'hémorragie. Celle-ci peut être considérable, effrayante même par sa soudaineté et son abondance. Si la tumeur est plus vasculaire que je ne le pense, je ne vois qu'un moyen de lutter contre l'hémorragie. C'est d'aller vite, de ne pas perdre son temps à des tentatives inutiles de pincement de vaisseaux qui sont trop nombreux pour être pincés dans une cavité qui saigne de partout, d'extirper la tumeur, et de tamponner. Dans ces larges hémorragies cavitaires le tamponnement fait merveille. Il vaut mieux que toutes les pinces, et il n'est pas rare de voir un tamponnement de quelques minutes arrêter des hémorragies qui paraissent incoercibles. D'ailleurs, si ma malade était moins résistante que celle-ci, et si je craignais de lui voir perdre un peu de sang, je n'hésiterai pas à commencer l'opération par la ligature de la carotide externe, que j'ai faite plusieurs fois dans ces conditions, qui est fort simple, demande à peine quelques minutes et facilite singulièrement l'hémostase.

La tumeur enlevée, l'hémorragie arrêtée, si hémorragie il y a, j'examinerai avec soin la région pour ne rien laisser de suspect, je suturerai la peau, et tout sera dit.

Qu'adviendra-t-il ensuite?

Il ne faut pas se dissimuler, Messieurs, que ce sont des opérations graves. Toutes ces extirpations de néoplasmes du cou et du maxillaire, dans un milieu propice aux infections, peuvent fort bien se terminer par la mort, presque toujours à la suite de phénomènes d'infection pulmonaire et de broncho-pneumonie.

Cependant, chez notre malade, j'ai le plus grand espoir de la voir se rétablir, et se rétablir vite. C'est une femme encore jeune, dont la santé générale est bonne, qui est parfaitement capable de supporter une opération grave. Et puis, heureusement, sans que l'on sache trop pourquoi, il est certain que les opérations sur le maxillaire supérieur sont beaucoup moins graves que celles que l'on exécute sur le maxillaire inférieur. J'espère donc que notre malade guérira. Mais quelle que soit la gravité de l'intervention, vous me connaissez assez pour savoir que je ne suis pas homme à reculer devant les responsabilités qu'elle entraîne. Cette femme est une condamnée à mort. Il faut se croiser les bras et la laisser mourir — ou essayer de la sauver. Pour elle et pour moi, pour le salut de la malade et le repos de ma conscience, je préfère tenter l'aventure.

TRAITEMENT DU CANCER DE LA LANGUE

Messieurs,

Le cancer de la langue est une maladie lamentable; et bien qu'il soit difficile d'établir dans la série désolante des affections cancéreuses une gradation de quelque rigueur, je crois que nous sommes tous d'accord pour lui accorder la place la plus douloureuse. Par les souffrances qu'il fait endurer, par le désespoir dans lequel il plonge les malheureux sur lesquels il s'abat et qui peuvent chaque jour contempler les progrès de leur mal, il dépasse en horreur et en cruauté toutes les autres manifestations du cancer, et en particulier les manifestations profondes et cachées, contre lesquelles nous pouvons au moins employer toujours la seule arme que nous conservions quelquefois et qui toujours reste fidèle, le réconfort moral, l'encouragement quotidien, le bienfaisant mensonge et la souveraine illusion.

Mais ce n'est pas tout, le cancer de la langue n'est pas seulement le plus cruel, il est encore le plus difficile à guérir. La récidive survient encore ici d'une façon plus sûre et plus précoce que dans le cancer des autres organes et que dans le cancer de l'utérus lui-même, qui est peut-être, après le cancer de la langue, le plus rebelle et le plus décourageant.

Enfin les opérations dirigées contre lui sont graves et sont loin d'avoir bénéficié de l'amélioration générale qui a transformé le pronostic opératoire de presque toutes les autres interventions.

Faut-il donc, devant lui, abandonner toute espérance, et devons-nous renoncer à la lutte en attendant les jours meilleurs, mais peut-être lointains, où nous aurons pour vaincre le cancer d'autres armes que le couteau? Loin de là. Si le cancer de la langue guérit rarement d'une façon définitive, il guérit quelquefois, il est amélioré souvent et ce sont là des résultats suffisants pour que nous ayons le devoir de le combattre jusqu'au bout.

D'ailleurs les mauvais résultats obtenus jusqu'ici dans la cure du cancer de la langue ne doivent pas nous étonner. Jusqu'à ces dernières années, il a été opéré d'une façon telle qu'il n'en pouvait être autrement.

Poirier, qui a prononcé à ce sujet, à la Société de Chirurgie, de belles et fortes paroles, a eu le courage de le dire et nous devons le répéter. Le cancer de la langue a toujours été jusqu'ici mal opéré. Quels qu'aient été le courage et le talent de nos prédécesseurs et de nos maîtres, les opérations qu'ils dirigeaient contre lui étaient des opérations mal réglées, des opérations insuffisantes, qui, soit du côté du foyer du mal, soit du côté des ganglions envahis, restaient presque toujours nécessairement incomplètes. L'outillage était imparfait, les habitudes chirurgicales, les détails de technique opératoire n'étaient pas ce qu'ils sont aujourd'hui, et ce dont nous avons le droit de nous étonner, ce n'est pas qu'entre les mains de nos maîtres le cancer de la langue ait récidivé d'une façon si constante, c'est qu'il ait pu guérir quelquefois.

Nous sommes ici dans des conditions particulières. En dehors des difficultés opératoires qui accompagnent toutes les grandes opérations sur le cou, — et toute opération de cancer de la langue devient, du fait de la recherche des ganglions, une opération sur le cou, — il faut tenir compte d'un élément qui vient terriblement aggraver le pronostic. C'est que, en même temps que nous opérons dans le cou, nous sommes forcés d'opérer dans la bouche, et dans une bouche où l'ulcération cancéreuse entretient un état d'infection constante et de septicité irrémédiable. C'est ce qui fait que ces opérations n'ont bénéficié que d'une façon restreinte des bienfaits des méthodes modernes et que la mortalité opératoire est ici presque aussi forte qu'elle l'était autrefois, au temps de la chirurgie non aseptique.

Ces interventions contre le cancer de la langue sont donc à la fois difficiles et graves. Ce sont là des conditions qui suffisent à expliquer les résultats médiocres qui ont été presque toujours obtenus jusqu'ici.

Je pense, malgré tout, que nous ne devons pas nous décourager et que nous pouvons obtenir mieux que nos devanciers. Partout, et pour toutes les affections chirurgicales, les résultats opératoires se sont améliorés. Le cancer de la langue ne doit pas, ne peut pas faire exception à cette règle.

L'expérience de nos maîtres nous a servi, il ne nous est pas défendu d'y ajouter un peu de la nôtre, et c'est ainsi que nous pouvons aujourd'hui poser des règles qui nous permettront, j'en ai la conviction, d'obtenir des résultats sinon brillants, en tout cas moins décourageants que ceux que nous avons observés jusqu'ici.

Ce sont ces règles que je voudrais établir aujourd'hui, en m'abstenant de tout détail précis de technique, en leur conservant le caractère général qui seul peut leur permettre d'intéresser tout le monde, depuis le chirurgien le plus exercé jusqu'au praticien le plus modeste.

Et d'abord, ici comme dans tous les cancers, plus peut-être que dans tous les cancers, il faut opérer de bonne heure. La temporisation, que les timides qualifient de prudence, peut être fatale.

Elle enlève au malade quelques-unes des chances de guérison définitive qu'il peut avoir et qui ne sont pas déjà si nombreuses! Elle fait plus : en laissant le mal s'étendre, elle nécessite des opérations plus étendues et par conséquent plus graves. Elle enlève d'une part des chances de guérison radicale, et, d'autre part, elle augmente les chances de mort opératoire. C'est une pratique funeste et qui devrait à tout jamais disparaître.

Trop de médecins perdent leur temps en observations inutiles, en traitements parfois intempestifs, car on sait que certains traitements, et en particulier le traitement spécifique, ne font que hâter la marche de l'affection. On sera cependant, dans quelques cas, obligé de l'essayer. Qu'on ne s'y acharne pas trop longtemps si l'effet ne s'en fait pas très rapidement sentir. Dans le doute, nous avons mieux que le traitement spécifique. Il faut prélever, sur le bord de l'ulcération suspecte un fragment dont l'analyse histologique permettra de reconnaître avec certitude la nature exacte.

Donc, quand le diagnostic sera douteux, ce qui, au début, lorsque le cancer n'est encore qu'une petite ulcération indurée, n'est pas rare, il faut faire le plus tôt possible l'examen histologique d'une parcelle de la tumeur : c'est le seul moyen d'être rapidement et sûrement fixé.

Dès que le diagnostic sera fait, il faudra agir. Et il n'y a qu'une façon d'agir, c'est l'opération large. Mais si tous les chirurgiens sont d'accord sur la nécessité d'opérer largement, ils sont loin d'être tous du même avis sur la meilleure façon d'y parvenir.

Faut-il passer par la bouche? Faut-il se faire jour par la voie sus-hyoïdienne? Faut-il respecter le maxillaire ou le sacrifier sans remords? Faut-il avoir recours à la trachéotomie préliminaire ou essayer de s'en passer? Quelle est la meilleure conduite à tenir vis-à-vis des ganglions? Autant de questions fort discutées, fort discutables, et qui peuvent d'ailleurs, suivant les particularités de chaque cas, comporter des solutions différentes.

J'ai de ces sortes d'opérations une expérience personnelle assez étendue. Peu à peu, mes idées se sont précisées et voici quelle est aujourd'hui la façon d'agir qui me paraît la meilleure.

J'ai fait autrefois la trachéotomie préliminaire, surtout, il est vrai, pour les cancers de la base de la langue et de l'arrière-gorge. Cette opération, que j'ai toujours faite inter-crico-thyroïdienne, et qui demande à peine quelques secondes, rend les plus grands services au cours de l'intervention. Elle rend l'anesthésie facile et évite tous les accidents qui peuvent survenir à la suite de l'entrée du sang dans les voies aériennes. C'est une précaution opératoire des plus commodes, et qui, dans le cas de délabrements étendus du côté du pharynx, permet, en outre, le tamponnement consécutif de la région. Mais je suis convaincu qu'une fois l'opération terminée, le pronostic opératoire s'en trouve aggravé. La présence d'une canule trachéale facilite l'infection des voies aériennes qui n'ont déjà que trop de tendance à se laisser envahir. Je sais bien qu'on peut enlever la canule immédiatement après l'opération, pour éviter ces accidents consécutifs. J'aurais aujourd'hui beaucoup moins d'hésitation à faire la trachéotomie préliminaire, à condition de ne pas laisser la canule en place, dès l'opération terminée. Mais comme on peut, dans la plupart des cas, mener celle-ci à bien sans trachéotomie, je préfère encore m'en passer. Cependant, j'ai toujours à portée de ma main une canule prête, de façon à la plonger immédiatement dans l'espace inter-crico-hyoïdien, si les accidents respiratoires deviennent sérieux ou simplement gênants. Et je crois que là est la vérité. Ne pas faire la trachéotomie préliminaire de parti pris, mais la faire au cours de l'opération s'il y a des accidents du côté de la respiration. Dans ce cas, enlever la canule à la fin de l'opération pour éviter, autant que possible, les accidents d'infection pulmonaire.

Poirier, à plusieurs reprises, a insisté sur la nécessité absolue qu'il y aurait à enlever dans tous les cancers de la langue les ganglions sous-maxillaires, carotidiens, et ceux qui sont disséminés le long des vaisseaux, et cela des deux côtés du cou. Il y a, entre les territoires lymphatiques des deux côtés de la langue, assez d'anastomoses pour que tout cancer de cet organe puisse aller porter l'infection néoplasique dans tous les ganglions du cou, aussi bien du côté sain que du côté malade.

En principe, il n'y a aucune objection à faire à ce précepte radical, et il est de toute évidence que plus on enlève de ganglions et mieux cela vaut. Mais je dois à la vérité de dire que, n'ayant encore personnellement jamais vu, dans des cancers limités à un côté de la langue, de dégénérescence ou de récidive ganglionnaire du côté opposé, j'ai une tendance à considérer cette règle de Poirier comme un peu trop absolue, et je me demande si les avantages qu'il peut y avoir, et qu'il y a certainement, en principe, à enlever les territoires ganglionnaires des deux côtés du cou, ne sont pas largement compensés par les inconvénients qu'il y a à pratiquer une opération aussi étendue, d'autant plus que, si les ganglions du côté opposé sont pris, les chances qu'il pourra y avoir de les enlever en totalité seront en réalité bien minimes.

En somme, sans m'élever contre la pratique de Poirier, à laquelle je ne saurais faire aucune objection de principe, et tant que je n'aurai pas eu une récidive du côté opposé, je me contenterai de faire l'évidement ganglionnaire du côté malade, en ayant soin de porter toute mon attention sur les ganglions carotidiens, qui, surtout dans les cancers un peu postérieurs, sont le plus souvent pris et les plus difficiles à enlever.

On devra donc, dans toute opération, enlever largement le foyer du mal et les zones ganglionnaires sous-maxillaire, carotidienne et sterno-mastoïdienne, du même côté, au minimum. Mais comment faudra-t-il s'y prendre pour y parvenir? C'est ici, Messieurs, que les hésitations sont permises et qu'il est vraiment difficile de donner une règle de conduite unique.

Il y a, quand on s'attaque au cancer, une règle, une loi, d'ailleurs évidente, et qui dit qu'il faut autant que possible enlever d'un seul bloc le néoplasme initial, les ganglions correspondants et les communications lymphatiques qui unissent le foyer néoplasique aux ganglions dégénérés. Cette façon de procéder n'est malheureusement possible à mettre en pratique d'une façon satisfaisante que pour le cancer du sein, et c'est sans doute à cette circonstance que nous devons attribuer les bons résultats obtenus dans la cure de ce cancer qui, lorsqu'il est bien opéré, donne peut-être, j'en suis convaincu, un tiers au moins de guérisons définitives. Mais, à la langue, la disposition anatomique rend la chose impraticable. Sans doute il est possible, il est même facile, en passant par la voie sus-hyoïdienne, d'enlever en un seul bloc une portion quelconque de la langue et la langue entière, au besoin avec le plancher de la bouche et toute la région sous-maxillaire et carotidienne, avec une partie du maxillaire lui-même. Malheureusement cette façon d'agir n'est pas sans inconvénient, et une opération ainsi conduite devient effroyablement grave. Dans la bouche on peut faire isolément des opérations fort étendues sans que les malades en souffrent. Dans le cou, on peut faire des opérations demesurées, et qui restent, malgré leur importance, d'une bénignité singulière : mais dès qu'on fait communiquer le foyer opératoire de la bouche avec celui du cou, le pronostic opératoire change du tout au tout. L'opération devient meurtrière, les espaces celluleux du cou, infectés par des sécrétions buccales, suppurent, il y a du côté de ces espaces celluleux des absorptions toxiques massives et un grand nombre d'opérés succombent, dans les trois ou quatre premiers jours, à l'infection, à la septicémie, à des broncho-pneumonies que les moyens de désinfection les plus énergiques et les plus assidus sont bien souvent impuissants à conjurer.

J'ajoute que le sacrifice d'une partie du maxillaire, indispensable lorsqu'il est envahi, m'a toujours paru contribuer, lui aussi, à aggraver le pronostic, et je vous conseille, pour n'y point revenir, de le respecter toutes les fois que vous pourrez le faire, et même d'éviter sa simple section. Cela est à peu près impossible pour les cancers de l'amygdale et de l'arrière-gorge. Mais pour les cancers de la langue proprement dite, rien n'est plus simple, et le maxillaire sain doit être respecté.

Dans les conditions de gravité dont je viens de parler, il est permis d'hésiter devant cette extirpation en bloc, devant ces délabrements meurtriers. Les chances de guérison définitive n'en sont pas sensiblement accrues, et les chances de mort opératoire en sont, elles, singulièrement augmentées. Sans doute, il est des cas où il est impossible d'agir autrement, et lorsque, par exemple, la base de la langue, le plancher de la bouche et la région sous-maxillaire et carotidienne, infiltrés dans toute leur épaisseur, forment un bloc néoplasique, il faut — ou ne rien faire — ou, si l'on se décide à tenter la fortune, enlever d'un seul coup la langue, le plancher de la bouche, la région carotidienne, et, au besoin, le maxillaire, s'il est lui-même infiltré, et rien n'est d'ailleurs plus facile que cette opération en apparence formidable.

Beaucoup de malades succomberont, mais quelques-uns pourront survivre et bénéficier largement de cette opération; quelques-uns même pourront peut-être guérir et c'est assez pour que, dans la situation lamentable de ces malheureux, nous ayons le droit et parfois le devoir d'agir.

Mais heureusement, il n'en est pas toujours ainsi, et il en sera de moins en moins ainsi, à mesure que les médecins verront leur confiance dans la chirurgie grandir avec ses succès, et nous enverront leurs malades plus près du début de leur mal. Et quand nous aurons devant nous un homme ayant un cancer limité à la langue, et en particulier à la partie moyenne de son bord latéral, comme c'est le cas le plus commun, je crois que nous devrons suivre un plan tout différent.

C'est à Poirier, dont j'admire la courageuse ténacité dans cette lutte contre le plus décourageant de tous les maux, que, dans une conversation où nous affirmions l'ardeur de nos convictions et de nos espérances dans la possibilité de la victoire, c'est à Poirier, dis-je, que j'ai entendu pour la première fois émettre cette idée, qui m'a séduite, et que je crois féconde, bien que la pratique ne m'ait pas encore permis de vérifier personnellement sa valeur absolue.

Pour éviter la terrible mortalité des opérations sur la langue et le cou, *il faut faire ces opérations en deux temps*. Il faut, dans un premier temps, exécuter une opération exclusivement buccale, dont la gravité est minime. Il faut, dans un second temps, exécuter une opération exclusivement cervicale, dont la gravité est moins grande encore. Et je dois d'ailleurs à la vérité de dire que, postérieurement à cette conversation, nous avons vu, Poirier et moi, Butlin, de Londres, opérer de cette façon. Il a du traitement du cancer de la langue une expérience personnelle considérable. Cette expérience l'a conduit à la conclusion à laquelle, de son côté, est arrivé Poirier. Ce qui prouve que deux esprits fermes et clairvoyants peuvent chacun de son côté parvenir à la vérité.

Car c'est là, Messieurs, et je le répète sans craindre d'être démenti par les faits : c'est là qu'est la vérité.

Toutes les fois que dans un cancer de la langue le plancher de la bouche ne sera pas pris et que l'opération sera matériellement possible, il faudra opérer le cancer de la langue en deux temps, en respectant le plancher de la bouche. Le fait d'y laisser intacts quelques vaisseaux lymphatiques qui renferment peut-être, mais non pas sûrement, quelques éléments néoplasiques, ne donne que des chances de récidive qui ne peuvent entrer en ligne de compte avec les nombreuses chances de mort que donne l'extirpation du néoplasme, du plancher de la bouche et des ganglions en une même séance.

On commencera, bien entendu, par enlever le néoplasme. Lorsqu'il siège vers la pointe, vers la partie latérale, et même vers la base, près du pilier antérieur, cela est facile. Après section du génio-glosse et du pilier antérieur du voile du palais, la langue se laisse attirer très loin en avant et on peut, avec des ciseaux, l'enlever presque jusqu'à sa base. On fendra, d'ailleurs, si c'est nécessaire, la joue depuis la commissure jusqu'à la branche montante du maxillaire inférieur. Mais on pourra, la plupart du temps, se passer de cette manœuvre. Il n'y a guère que pour les cancers situés à la base de la langue tout à fait en arrière, vers l'épiglotte, que cette extirpation par la bouche est à peu près impossible. Mais pour les trois quarts antérieurs, on y peut parvenir. On enlèvera donc la langue en quelques coups de ciseaux en respectant le plancher de la bouche. On suturera la plaie de la langue, et on aura, en quelques jours, une guérison des plus simples. Lorsque le malade sera complètement rétabli, au bout de douze à quinze jours en moyenne, on exécutera alors l'opération du côté du cou en disséquant les régions ganglionnaires, loin de la bouche, dans des conditions d'asepsie qui rendront cette opération presque inoffensive.

Je suis convaincu que, de cette façon, on verra la mortalité opératoire s'abaisser dans des proportions considérables et qu'on aura plus de guérisons définitives que l'on en avait autrefois, parce que chacune des deux opérations pourra être faite plus complètement et plus soigneusement que par le passé. L'inconvénient qu'il y a à imposer deux opérations au malade est insignifiant, à côté des avantages évidents qui doivent accompagner cette façon d'agir, et nul ne saurait contester qu'il vaut mieux guérir un malade en lui faisant subir deux opérations successives, que de le tuer sous prétexte de lui en épargner une.

D'ailleurs, si l'opération intra-buccale paraissait devoir être rapide et facile, dans le cas d'un petit cancer au début, par exemple, je crois qu'on pourrait fort bien faire les deux opérations en une seule séance. Mais on commencerait alors par l'opération sur le cou, de façon à la faire dans des conditions d'asepsie plus parfaite, pour terminer ensuite par l'opération dans la bouche en respectant toujours la barrière du plancher buccal.

Pour moi, Messieurs, à l'exemple de Poirier, je suis bien résolu à opérer ainsi à l'avenir dans tous les cas où il me sera possible de le faire, et je suis convaincu que je verrai s'améliorer le pronostic immédiat et éloigné de ces opérations qui constituent d'admirables épreuves de chirurgie opératoire, mais qui ne donnent que de loin en loin des résultats thérapeutiques encourageants et des guérisons de longue durée.

EXTIRPATION DES TUMEURS DE L'ARRIÈRE-GORGE

Messieurs,

L'homme que je vais opérer devant vous a commencé à souffrir il y a environ trois mois. La douleur ou plutôt la gêne qu'il ressentait à cette époque était, il est vrai, bien légère, la déglutition était seulement un peu gênée et c'est à peine s'il s'est inquiété de son état jusqu'à ces derniers jours. Il est alors venu nous voir et son mal est cependant déjà assez avancé pour qu'il n'y ait aucune illusion à se faire sur sa nature et sur sa gravité. On trouve, en effet, au niveau du sillon glosso-amygdalien, du côté gauche, une tumeur ulcérée de la grosseur d'une noix, infiltrée dans l'épaisseur de la langue dont elle ne paraît cependant pas atteindre le milieu, empiétant un peu sur le pilier antérieur du voile du palais et sur l'amygdale qui est située immédiatement derrière lui. Le doigt plongé profondément dans la bouche atteint ses limites postérieures. Les mouvements de la langue sont d'ailleurs à peu près libres, le sillon gingivo-lingual indemne, et il n'y a aucune adhérence entre la tumeur et le maxillaire. Nous sommes donc ici, car je ne m'attarderai pas à discuter un diagnostic évident, en présence d'un épithélioma relativement peu étendu, bien que profond et difficilement accessible.

Cependant le mal n'est pas aussi exactement localisé qu'il le paraît au premier abord. On sent en effet, dans la région sous-maxillaire correspondante, une légère induration, un gonflement à peine apparent, qui indique à n'en pas douter que les ganglions qui flanquent la glande sous-maxillaire sont déjà touchés. Sont-ils augmentés de volume sous l'influence d'une inflammation banale due aux résorptions septiques qui se font en abondance au niveau de l'ulcération cancéreuse, ou sont-ils déjà envahis par la dégénérescence maligne elle-même, je n'en sais rien, et l'examen histologique pourrait seul nous permettre de l'affirmer. Mais ce que je sais c'est que, du moment qu'ils sont augmentés de volume, il faut les considérer comme atteints par le néoplasme et que, dans ces conditions, il n'est pas permis de les conserver. D'ailleurs, malgré une exploration attentive, je ne découvre pas d'autres ganglions malades, et la région carotidienne, en particulier, où se rendent directement les lymphatiques de la base de la langue et de l'amygdale, me paraît tout à fait indemne.

Nous voici donc en présence d'un cancer de la base de la langue et du sillon glosso-amygdalien relativement circonscrit et qui, malgré une infection probable des ganglions sous-maxillaires, paraît peu étendu. Le malade est d'ailleurs encore assez jeune, solide, vigoureux, et prêt à subir une opération que je ne lui ai pas caché être redoutable. Que faut-il faire?

Pour moi, Messieurs, la réponse est bien simple; il faut l'opérer. Je vous ai déjà souvent exposé ma façon de penser. Je n'y veux pas revenir. Qu'il me suffise de vous dire que je pense, en toute sincérité, que tant qu'il peut nous rester un léger espoir de guérir un cancéreux nous devons tenter l'aventure, car chez ces malheureux toutes les solutions sont préférables à celle qui consiste à les regarder mourir en se croisant les bras.

Mais si je me décide à opérer ce malade, il faut que ce soit dans l'espoir d'enlever la totalité de son mal, et c'est uniquement parce que j'ai cet espoir, parce que je crois qu'avec un peu de bonheur nous avons quelques chances de pratiquer une opération complète et radicale, que je n'hésite pas à me lancer dans cette opération, qui, il faut bien le dire, est grave et redoutable.

Il faut bien savoir en effet que ces opérations sur la langue et la mâchoire sont actuellement les plus graves de la chirurgie. Leur pronostic ne s'est pas sensiblement amélioré, et la pneumonie, la septicémie, l'infection sous toutes ses formes, emportent aujourd'hui presque autant de malades qu'autrefois. Les néoplasmes ulcérés de la bouche et des cavités voisines sont indésinfectables, et les plaies qui résultent de leur extirpation sont fatalement et gravement infectées. C'est là une condition qui vient terriblement assombrir le pronostic de ces opérations. Mais, encore une fois, je crois que cette considération ne doit pas suffire à la faire rejeter, parce que nulle opération n'est trop grave quand il s'agit de lutter contre le cancer.

La question qui se pose ici est donc la même que celle qui se pose ailleurs, dans tous les cancers, quels qu'ils soient : si l'on peut espérer faire une opération radicale, il faut la faire, coûte que coûte. Or, Messieurs, je prétends qu'il n'est pas sensiblement plus difficile d'enlever en totalité un cancer de l'amygdale, de la base de la langue ou de l'arrière-gorge, que certains cancers de l'estomac, de l'utérus, ou même de la langue et du plancher de la bouche, que tout le monde est d'accord pour opérer.

Je dis donc qu'il est relativement facile d'enlever, et d'enlever largement, les tumeurs de l'arrière-gorge, à condition que l'on veuille bien se donner la peine de faire ce qu'il faut pour y parvenir. J'ai pratiqué pour ma part cette opération une vingtaine de fois environ, et je puis par conséquent vous en parler en connaissance de cause.

Le malade doit être bien placé. Cela a beaucoup d'importance. Le haut du corps sera légèrement élevé, la tête bien étendue, légèrement tournée du côté opposé à celui sur lequel on opère, la région cervico-faciale en pleine lumière.

Il y a quelques années, je pratiquais toujours la trachéotomie préventive. Cette opération, si l'on prend soin d'introduire la canule dans l'espace inter-crico-thyroïdien, ce qui, chez l'adulte, est toujours possible, est d'une simplicité vraiment enfantine. La membrane crico-thyroïdienne est pour ainsi dire sous la peau à travers laquelle le doigt sent facilement l'espace intercartilagineux qu'elle comble. Une incision cutanée de trois centimètres, un coup de pointe dans la membrane qu'on incise en long, sur la ligne médiane, puis, sans sortir la lame de l'incision, en travers, de façon à faire une incision cruciale qui perfore largement la membrane et l'empêche de se tendre et de se refermer sous la pression de la canule, il n'en faut pas davantage pour cette opération qui, en moyenne, ne demande pas plus de cinq à dix secondes.

J'emploie toujours une canule simple, ayant toujours vu les canules tampons fonctionner d'une façon défectueuse.

Les avantages immédiats de la trachéotomie préventive sont flagrants. Elle permet une anesthésie facile et paisible, elle empêche les accès de suffocations et de toux qui, dans ces opérations étendues dans le pharynx, manquent rarement, par suite de la pénétration du sang dans les voies aériennes. Bref, pendant l'opération, elle permet pour ainsi dire au chirurgien de se désintéresser des phénomènes respiratoires et facilite singulièrement sa tache. Après l'opération elle permet de pratiquer le tamponnement du pharynx que le suintement sanguin rend quelquefois nécessaire.

Et cependant j'y ai renoncé, parce que je suis aujourd'hui convaincu qu'en facilitant les infections pulmonaires, elle aggrave dans une certaine mesure une opération d'une gravité déjà bien grande. Mais si je ne la fais plus, je suis toujours prêt à la faire, et je la ferai sans hésitation en cas d'alerte respiratoire trop vive, faisant passer le salut immédiat avant la crainte de complications plus lointaines. Mais j'enlèverai la canule dès que cela sera possible, immédiatement même après l'opération, si je le peux.

Je crois la trachéotomie supérieure au tubage du larynx, au moins dans ces graves interventions. J'ai pratiqué le tubage dans deux cas, et je n'ai pas eu suffisamment lieu de m'en louer pour pouvoir le recommander.

Le malade étant bien en place, il s'agit de commencer l'opération et d'enlever le mal.

A mon avis, Messieurs, si l'on veut faire cette opération avec quelques chances de succès, si l'on veut se mettre dans des conditions qui permettent d'enlever tout le mal, ou plutôt, pour employer des termes moins ambitieux, si l'on veut se mettre dans des conditions telles qu'on n'ait pas la certitude d'en laisser, il faut s'ouvrir vers le pharynx une voie d'accès large et telle qu'on puisse y travailler avec autant d'aisance que dans n'importe quelle autre région.

Pour y parvenir, la voie buccale, augmentée même de l'incision horizontale de la joue partant de la commissure et allant jusqu'au masséter, est absolument insuffisante. La voie sus-hyoïdienne l'est également. Elle permet, il est vrai, d'enlever la base de la langue et la région sous-maxillaire, bien que peu aisément, mais elle ne donne aucun jour sur l'amygdale et le voile du palais. Les voies buccales et sus-hyoïdiennes combinées, tout en permettant une extirpation plus large, ne donnent qu'un jour très restreint sur les profondeurs du pharynx, que l'on n'atteint que très difficilement, puisqu'on en est séparé par le maxillaire.

C'est cet os, Messieurs, ou plutôt sa branche montante, qui est le grand obstacle à la pénétration vers le pharynx. J'affirme que tant que la branche montante est en place il est impossible de faire un nettoyage complet de la région pharyngienne. Lors, au contraire, que cette branche montante a disparu, la dissection du pharynx et de toutes les régions voisines devient extrêmement facile. Sans doute, l'extirpation de la branche montante du maxillaire inférieur, et souvent même d'une certaine étendue de la branche horizontale y attenant, n'est pas par elle-même une opération insignifiante; loin de là! Mais, dans une opération aussi grave que l'extirpation d'un cancer de l'amygdale ou du pharynx, je ne crois pas qu'elle assombrisse sensiblement le pronostic. Au contraire, elle fait gagner tant de temps et tant de sang qu'elle me paraît plutôt de nature à l'améliorer. Enfin, et c'est là une considération qui, à mes yeux, prime toutes les autres, elle permet un nettoyage beaucoup plus complet de la région. Je ne crois pas qu'elle donne plus de chances de mort, et elle donne plus de chances de guérison radicale. Elle doit donc être recommandée, et, pour ma part, avec l'expérience que j'ai de ces opérations, je me refuserai à tenter quelque opération radicale que ce soit du côté du pharynx, sans faire sauter préalablement la branche montante du maxillaire inférieur[1].

1. Mes idées se sont actuellement un peu modifiées. Il me paraît certain que l'extirpation de la branche montante du maxillaire aggrave sensiblement le pro-

Je vous ai dit combien la trachéotomie était simple. En vérité l'extirpation de la branche montante du maxillaire inférieur n'est pas beaucoup plus compliquée et, pour peu qu'on ait quelque habitude de la chirurgie de la face et du cou, et qu'on sache ne pas perdre son temps à des manœuvres inutiles, cette extirpation se fait très rapidement. Il m'est arrivé de la faire en moins d'une minute, et je la fais toujours en moins d'une et demie. Je vous donne ces chiffres, qui, par eux-mêmes ne signifient pas grand'chose, parce qu'ils montrent qu'une opération qui peut se faire avec cette rapidité ne peut pas ne pas être facile. On ne saurait en tout cas lui reprocher d'allonger les manœuvres opératoires, qu'elle raccourcit au contraire considérablement, à cause des facilités qu'elle donne pendant tout le reste de l'opération.

Voici quelle est, à mes yeux, la façon la plus simple de pratiquer, quand on la juge nécessaire, cette extirpation de la branche montante du maxillaire, ainsi que d'une partie de la branche horizontale aussi importante qu'on le jugera utile.

L'incision que j'emploie est des plus élémentaires. Je l'ai d'ailleurs employée dès ma première opération, qui remonte à 1895. A ma grande surprise je ne l'ai vue décrite ni figurée nulle part. Cependant elle est tellement simple que je ne puis croire que j'aie été le premier à m'en servir.

Cette incision très légèrement courbe, à concavité antérieure, part de la commissure labiale, se porte en bas et légèrement en arrière, vient croiser le bord inférieur du maxillaire un peu en avant du masséter et de la faciale et continue directement à travers la région sous-maxillaire, jusque dans la région carotidienne, vers le bord antérieur du sterno-mastoïdien. En général je l'arrête à ce niveau. Mais s'il est nécessaire, et s'il y a par exemple des ganglions malades le long des vaisseaux, rien n'est plus simple que

nostic opératoire et je crois qu'il faut s'en passer le plus possible, quand la tumeur est tout à fait à son début et qu'on peut espérer la circonscrire assez facilement. Mais on sera le plus souvent obligé d'y avoir recours, dès que la tumeur aura quelque volume. Le section de la joue, la section du maxillaire et la luxation en dehors de la branche montante que l'on remet ensuite en place ne suffisent pas. C'est un sacrifice nécessaire. Il faut, ou ne rien faire du tout, ou faire tout ce qu'il faut.

de prolonger son incision aussi loin qu'on le veut, voire même, comme cela m'est arrivé, jusqu'à la clavicule. Lorsque la mâchoire a été enlevée, cette plaie donne un jour énorme sur le pharynx tout entier, les régions sous-maxillaire, carotidienne, sterno-mastoïdienne, et j'ai pu enlever par là tout ce qu'il y a dans le cou, pneumo-gastrique à part, depuis le pilier droit du voile du palais jusqu'à la clavicule gauche.

Lorsque les lésions ne sont pas très avancées et que les ganglions carotidiens ne sont pas pris, il suffit de descendre son incision jusque dans la région sous-maxillaire, à peu près au niveau de l'os hyoïde.

J'ai l'habitude, pour faire cette incision, de pincer la joue entre deux clamps courbes, qui sont placés de part et d'autre de la commissure labiale. Leur concavité est dirigée en avant et l'extrémité de leurs mors descend à peu près jusqu'au bord inférieur du maxillaire, à un travers de doigt en avant du masséter. Un coup de bistouri porté entre les deux clamps tranche la joue d'un seul coup, met à nu le maxillaire et coupe dans la région sous-maxillaire toute l'épaisseur de la peau : une ou deux pinces suffisent pour arrêter le sang, quelquefois même il n'y a pas besoin d'en mettre, l'hémorragie étant pour ainsi dire nulle, les seuls vaisseaux de quelque importance étant oblitérés par les clamps.

L'os est à nu. Quelques coups de l'excellente rugine courbe de Farabeuf le dénudent complètement sur sa face externe, son bord inférieur et sa face interne, sur une longueur de deux ou trois centimètres environ Avec une petite scie à main, j'entame alors la table externe du maxillaire, en ayant soin de faire porter le trait de scie entre deux dents, canine et première petite molaire, par exemple, ou, plus en arrière, entre les deux petites molaires ou entre les prémolaires et les molaires, suivant les cas. Ce trait de scie, perpendiculaire à la branche horizontale du maxillaire, entame à peine l'os sur une épaisseur de un ou deux millimètres. Un coup de pince de Liston, qu'on a soin de bien engager dans le trait de scie, suffit à terminer la section du maxillaire. La branche montante est alors saisie avec un bon davier, les muscles qui la recouvrent sont détachés à la rugine, le temporal est coupé d'un coup de gros ciseaux courbes et, d'un simple mouvement de torsion, on arrache le maxillaire, dont l'articulation avec le temporal cède facilement, pourvu qu'on y mette un peu d'énergie. Le seul accident qui puisse retarder cette désarticulation, c'est la fracture du maxillaire au niveau des mors du davier. C'est pour cela que l'opération se fait mieux chez les sujets robustes, à maxillaire énorme et ne se brisant pas sous l'effort. L'opération, je vous le répète, est des plus simples, elle demande, dans les cas favorables, une minute à peine; l'hémorragie surtout veineuse est presque insignifiante; une ou deux pinces arrêtent le jet de la dentaire inférieure et de la maxillaire interne, et la compression fait le reste.

Le pharynx se trouve alors largement ouvert et accessible dans toutes ses parties. Rien n'est plus simple, par cette large brèche, que d'atteindre la langue entière, de la pointe à la base, jusqu'à l'épiglotte, qui apparaît dans le fond, l'amygdale et les piliers du voile du palais, le voile du palais lui-même, la paroi du pharynx, qu'il m'est arrivé de désinsérer de l'apophyse basilaire et de suivre jusqu'au côté opposé. Quant aux régions ganglionnaires, sous-maxillaire, carotidienne, elles sont également sous l'œil et sous la main et leur accès est infiniment plus facile que lorsqu'on est gêné par la présence de l'angle de la mâchoire.

On n'a plus alors, Messieurs, d'autres difficultés que celles que l'on rencontre dans l'extirpation des autres tumeurs du cou, et dont la plupart tiennent à la présence des ganglions en rapport avec le paquet vasculo-nerveux. Lorsque les ganglions dégénérés s'infiltrent dans son épaisseur les difficultés peuvent être considérables, à cause de la nécessité dans laquelle on se trouve de respecter la pneumogastrique.

Je vous ai dit, dans une précédente clinique, qu'on avait peut-être un peu trop d'égards pour ce cordon nerveux et qu'il vaudrait peut-être mieux le sacrifier, au risque de provoquer des accidents graves qui peuvent ne pas se produire, plutôt que de le respecter au risque de conserver avec lui des éléments néoplasiques qui, eux, ne pardonnent jamais. Ce sacrifice du pneumogastrique me paraît dans ces conditions d'autant plus nécessaire que j'ai souvent remarqué une extension du mal, le long du paquet vasculo-nerveux, vers la base du crâne. Les néoplasmes de l'amygdale gagnent la paroi latérale du pharynx, où ils rencontrent immédiatement le paquet vasculo-nerveux. Les cellules errantes envahissent rapidement les ganglions carotidiens, mais le néoplasme lui-même se prolonge bien souvent vers le haut, jusqu'à la base du crâne, où je l'ai quelquefois suivi. Cette dissection est extrêmement difficile et reste à peu près fatalement incomplète, dans cette région, si on est obligé de respecter le pneumogastrique. Elle me paraît devoir être beaucoup plus facile et avoir beaucoup plus de chances d'être complète si on peut enlever en bloc tout ce qui se trouve dans la fosse rétro-maxillaire.

L'organe le plus dangereux devient alors la jugulaire interne, qu'il faut sectionner à une certaine distance au-dessous du point où elle sort du crâne, de façon à pouvoir jeter sur son bout périphérique une ligature solide.

Quand la tumeur est enlevée et que le nettoyage paraît complet, que faut-il faire? Chez mes premiers opérés, j'avais l'habitude de lier les vaisseaux et de suturer la peau au niveau de mon incision. J'estime aujourd'hui que c'est là une pratique mauvaise et j'y ai complètement renoncé. Derrière la suture, en effet, malgré le meilleur drainage, les tissus se sphacèlent, les débris septiques s'accumulent, les conditions d'infection se multiplient et si, par hasard, le malade ne succombe pas à des accidents d'infection rapide, qui frappent ordinairement le poumon, on est presque toujours obligé de faire sauter les sutures de façon à nettoyer et à désinfecter le foyer opératoire. Mieux vaut donc commencer par là. Je le fais toujours aujourd'hui et j'ai vu, depuis que j'ai pris le parti de laisser la plaie largement ouverte, la mortalité opératoire s'atténue dans de grandes proportions.

Je ne fais plus de ligatures, si ce n'est sur les gros vaisseaux. Sur tous les autres, je laisse des pinces à demeure, que j'enlève le deuxième jour. Cette façon de procéder permet de gagner beaucoup de temps et me paraît plus sûre, les ligatures étant souvent assez difficiles à placer dans les parties profondes.

Je laisse donc la plaie largement ouverte et je la nettoie de mon mieux à l'eau oxygénée. Quelquefois, cependant, je mets un ou deux points de suture au niveau de la commissure. J'ai renoncé à tamponner le pharynx après l'opération, comme je le faisais autrefois. Je crois que ce tamponnement, fait avec des compresses qui s'imbibent immédiatement de liquides infectés, ne fait que favoriser les accidents septiques. Je ne tamponne de la plaie que ce qu'il faut pour empêcher le suintement sanguin et maintenir en place les pinces à demeure, et, pendant les premiers jours, je fais laver le plus souvent possible, à l'eau oxygénée ou à l'eau chloralée, la plaie opératoire.

Une sonde œsophagienne, passant par la narine, est, bien entendu, mise en place. Quand tout va bien, au bout de quarante-huit heures, j'enlève les pinces, et le malade, débarrassé, se trouve en général très soulagé. Il n'y a plus qu'à le surveiller de très près et à le laver pour ainsi dire constamment. La guérison est à ce prix, et les soins de propreté consécutifs à l'opération, et qui doivent être des soins de tous les instants, de jour comme de nuit, me paraissent, chez ces malades, particulièrement importants.

Si tout va bien au bout de trois ou quatre jours, il y a les plus grandes chances pour que le malade se rétablisse. La plaie est alors bourgeonnante, les absorptions septiques y sont beaucoup moins à craindre, et bien que le malade soit encore exposé aux hémorragies secondaires, la situation ne présente plus la gravité des premiers jours.

Bientôt cette immense plaie se retrécit de tous les côtés à la fois et, au bout de trois semaines ou un mois, il ne reste qu'une large fente prolongeant en dehors la commissure labiale. On peut alors, si on le juge nécessaire, et si on ne craint pas de récidive, fermer cette fente, jusqu'à la commissure, par une autoplastie secondaire, qui, au point de vue plastique, rétablit à peu près la face dans son état primitif.

Telle est, Messieurs, ma façon actuelle de procéder. Je la crois bonne, puisque je l'emploie. Je ne puis donc que vous la recommander.

Elle permet, je vous le répète, d'enlever avec la plus grande facilité et avec un minimum de risques opératoires les tumeurs de l'arrière-gorge qui passent pour être les plus inaccessibles. Dans ces interventions la facilité opératoire n'est pas à dédaigner, mais encore faut-il, pour les entreprendre, avoir la conviction que l'on pourra, dans quelques cas favorables, enlever la totalité du mal.

Si nous n'avions cette espérance pour nous soutenir dans cette lutte contre le plus redoutable des maux, mieux vaudrait ne pas l'entreprendre. Peu d'opérations, en effet, sont plus graves, plus décourageantes, plus rarement suivies de résultats satisfaisants. Je comprends qu'on s'en lasse et qu'on se refuse à les tenter. Pour moi, Messieurs, je crois en toute conscience que, tant qu'on peut garder une lueur d'espoir de les voir suivies de succès, on a le devoir de les faire. Notre rôle, à nous chirurgiens, n'est pas de donner l'exemple du découragement et du désespoir, il est de tenter tout ce qu'il est humainement possible de tenter pour sauver nos malades.

C'est pourquoi je vais devant vous opérer celui-ci. Je ferai de mon mieux. Advienne que pourra.

L'EXTIRPATION DES TUMEURS DU COU

Messieurs,

Je voudrais, à propos du malade que je vais opérer ce matin, vous dire quelques mots sur la technique générale de l'extirpation des tumeurs du cou.

Le malade dont il s'agit a vu son mal apparaître il y a environ trois mois. A cette époque il remarqua, au niveau du lobe gauche du corps thyroïde, une grosseur qui depuis n'a fait que s'accroître. Aujourd'hui elle a pris un développement considérable et son volume dépasse celui du poing. Elle siège manifestement dans le corps thyroïde, mais s'arrête au niveau de l'isthme sans dépasser la ligne médiane et sans intéresser le lobe droit. Toute la région correspondante du cou est remplie par cette tumeur qui repousse devant elle le sterno-mastoïdien et empiète largement sur le creux sus-claviculaire. La trachée et le larynx sont légèrement déviés vers la droite, sans qu'il y ait cependant ni phénomènes de compression, ni difficultés respiratoires.

La peau sous laquelle rampe une énorme veine jugulaire externe n'a pas changé de couleur. Elle n'est pas envahie et elle glisse facilement sur les plans profonds. Cette tumeur est assez régulière, très légèrement bosselée. Mais ce qui frappe surtout lorsqu'on l'examine, c'est sa dureté presque ligneuse, d'ailleurs étendue à toute la tumeur sur laquelle on ne rencontre, en aucun point, de région plus molle ou plus facilement dépressible.

Avec des lésions en apparence aussi sérieuses, les désordres fonctionnels sont à peu près nuls. Il n'y a ni douleurs, ni troubles respiratoires, ni altération de la voix, ni œdème, ni, en un mot, aucun symptôme pouvant être occasionné par la compression des troncs vasculaires ou nerveux si nombreux dans le voisinage de la tumeur. Bref, il n'y a pas de phénomènes morbides plus accentués que si nous nous trouvions en présence d'un simple goitre. Et cependant, Messieurs, je crois pouvoir affirmer qu'il ne s'agit pas d'un goitre ordinaire, mais bien d'une tumeur maligne du corps thyroïde. Cette rapidité d'évolution et surtout cette dureté me font craindre qu'il ne puisse être question d'autre chose, et je ne veux pas m'attarder à discuter plus longuement devant vous un diagnostic qui me paraît évident.

Nous sommes donc en présence d'un cancer du corps thyroïde. Bien que ces tumeurs soient d'ordinaire d'une terrible malignité, bien que la récidive soit presque la règle en pareil cas, je ne peux pas, pour ma part, me résoudre à laisser mourir cet homme encore jeune sans rien tenter pour le sauver. La tumeur ne paraît pas diffuse. Elle est encore mobile en masse, je ne dis pas sur les plans profonds, mais avec les plans profonds. Elle est donc matériellement extirpable, car toute tumeur mobile peut être extirpée. Il est presque certain qu'elle adhère à la jugulaire et à la carotide, il est possible qu'elle engaine le pneumogastrique. Mais cela n'est que possible, et j'estime que, dans le doute, j'ai le devoir de faire courir à ce malade la seule chance de salut qui lui reste. D'ailleurs, s'il est nécessaire de réséquer le pneumogastrique sur une certaine longueur, je n'hésiterai pas à le faire, et vous savez, Messieurs, qu'il a pu être coupé plusieurs fois et même réséqué soit par accident, soit de parti pris, sans que l'opération en ait paru sensiblement aggravée. Il n'en est pas moins vrai que le sacrifice du pneumogastrique est une éventualité redoutable et à laquelle je ne me résoudrai qu'à la dernière extrémité, et si j'étais dans l'impossibilité absolue de faire autrement. Or, sur toute la partie latérale du cou, depuis que le grand sympathique ne nous effraie plus, le pneumogastrique est le seul organe qui soit vraiment redoutable. Tout le reste peut disparaître, et voilà pourquoi j'ai le droit de dire que toute tumeur mobile siégeant sur la partie latérale du cou, même lorsqu'elle n'est mobile qu'avec les plans profonds, peut être chirurgicalement enlevée. J'ajoute que, si elle peut l'être, elle doit l'être, tant qu'il reste une lueur d'espoir de guérir le malheureux qui la porte.

Or ici, Messieurs, le tableau n'est heureusement pas aussi sombre. La peau, je vous le répète, n'est pas envahie, je ne sens pas de ganglions dégénérés. Malgré des adhérences certaines aux parties profondes, la tumeur est encore mobile et ne me paraît vraiment pas très difficile à enlever. Le malade est solide, il est courageux, il sait que l'opération est grave, mais comme il sait aussi qu'elle est moins grave que sa maladie, il l'appelle de tous ses vœux, et je ne me sens ni le courage ni le droit de la lui refuser.

Je vais donc l'opérer, et voici quel est le plan opératoire que j'ai l'intention de suivre.

Pour travailler à mon aise dans le creux sus-claviculaire, il faut le découvrir en entier. Pour y parvenir, nulle incision n'est meilleure que celle qui longe le bord antérieur du sterno-mastoïdien jusqu'à son insertion inférieure, et de là se recourbe à angle aigu pour suivre le bord supérieur de la clavicule jusqu'à son tiers externe, et même, au besoin, jusque dans la région acromiale. On obtient ainsi un volet angulaire qui s'ouvre en dehors en découvrant largement toute la face externe de la base du cou. Cette incision donne un jour incomparable, et je ne saurais trop vous la recommander.

Ceci fait, si le sterno-mastoïdien me gêne tant soit peu, je n'hésiterai pas à le sectionner. Dans une affection comme celle-ci, il ne s'agit pas de faire des économies, et les considérations esthétiques sont les dernières auxquelles il soit permis de s'arrêter. J'irai alors à la recherche des gros vaisseaux. C'est la meilleure façon de se reconnaître. Je les isolerai de la tumeur, à moins que des adhérences invincibles et la possibilité d'un envahissement ne rende leur sacrifice nécessaire, puis je séparerai la tumeur des tissus environnants, je la ferai basculer peu à peu et je terminerai en sectionnant l'isthme du corps thyroïde. Peut-être, d'ailleurs, si la

chose paraît plus facile, serai-je conduit à attaquer la tumeur par le côté interne et à sectionner d'abord l'isthme thyroïdien, puis à séparer la tumeur de la face latérale de la trachée et à la faire basculer cette fois de dedans en dehors en la séparant peu à peu des plans profonds et en agissant suivant les circonstances vis-à-vis du paquet vasculo-nerveux que je garderai pour la fin.

Voici donc, Messieurs, une opération qui, au premier abord, paraît hasardeuse et qui passe, en tout cas, pour difficile. Je suis cependant convaincu d'avance qu'à moins d'incidents imprévus elle sera relativement simple, et cela parce que, pour l'exécuter, je me conformerai à certains principes qui, pour n'être pas inscrits dans les livres, n'en sont pas moins d'une importance capitale. Comme ces principes ne sont pas particuliers à la tumeur qui nous occupe aujourd'hui mais peuvent, d'une manière générale, être recommandés dans l'extirpation de toutes les tumeurs du cou, depuis les ganglions tuberculeux les plus mobiles jusqu'aux cancers les plus adhérents, je crois que je ne puis mieux faire que de vous en entretenir.

Je ne m'occuperai que des tumeurs latérales, laissant de côté les tumeurs à point de départ médian et en particulier les goitres ordinaires, qui méritent une étude spéciale. Je n'ai guère en vue ici que les tumeurs ganglionnaires, qu'elles soient tuberculeuses ou néoplasiques.

Et d'abord, ici, plus peut-être que partout ailleurs, il importe de donner au malade une bonne position. Si l'on veut opérer avec sécurité dans ces régions périlleuses, il faut être à son aise, et il n'y a qu'une façon d'y parvenir, c'est de bien placer son malade. Il faut qu'il ait le haut du corps un peu élevé, la tête étant légèrement renversée en arrière et la face tournée du côté opposé à celui où l'on opère. Il va sans dire que la région sera bien exposée au jour, car la première condition pour bien faire, c'est d'y bien voir.

Quand votre malade sera bien placé, faites votre incision, faites-la au point le plus convenable, mais avant tout faites-la grande.

Qu'elle soit longitudinale, sur la ligne médiane et le long du sterno-mastoïdien, ou transversale, sur un des plis du cou, le long de la clavicule, ou qu'elle soit oblique, atypique, en un point quelconque uniquement commandé par les circonstances, il faut que l'incision soit grande. Sauf dans quelques cas où les considérations esthétiques ont une très grande importance, comme chez les jeunes filles, chez lesquelles il est de toute évidence qu'il faut réduire au minimum les cicatrices, il ne faut jamais, lorsqu'on opère dans le cou, être gêné par l'insuffisance de l'incision. Dans les tumeurs malignes en particulier, la longueur de la cicatrice est la dernière considération à laquelle on ait à s'arrêter. Bien plus, dans ce dernier cas, si le sterno-mastoïdien gêne le moins du monde, on le tranche d'un coup de ciseaux en l'extirpant s'il est suspect, et en réunissant ses deux bouts par quelques points de catgut, s'il peut être conservé, à la fin de l'opération.

Lorsque vous vous êtes ouvert vers les plans profonds une voie large et commode, explorez la région malade et les organes qui avoisinent la tumeur.

Pour cette exploration, cette sorte de reconnaissance au milieu du cou, rien ne vaut le doigt. C'est le meilleur de tous les instruments. Il se rend compte de la consistance, de la dureté ou de la souplesse des tissus, il sent battre les artères, il écarte les organes en glissant dans les interstices celluleux; il côtoie les veines sans risquer de les blesser et, qui plus est, il permet d'aller vite.

Il est ainsi, en général, assez facile de se rendre compte du point par lequel la tumeur est le plus abordable, et le plus facile à séparer des organes voisins.

On peut bien souvent, à l'aide du doigt seul, sans risques et presque sans difficultés, séparer des tissus voisins, énucléer, et finalement enlever des tumeurs peu adhérentes et, en particulier, des ganglions tuberculeux lorsqu'ils ne sont pas entourés d'une zone inflammatoire qui les unit étroitement aux divers organes qui les entourent. Mais ce sont là les cas faciles, et les quelques détails dont je voudrais vous parler ici ont surtout trait aux cas difficiles.

La région du cou est certainement, de toutes les régions du

Lorsqu'il s'agit de ganglions tuberculeux, il est évident qu'il faut faire tout son possible pour laisser la veine intacte en en séparant les ganglions adhérents avec le plus grand soin. Si la région est bien exposée et le jour bon, on peut disséquer la jugulaire au bistouri. Cela est délicat, mais peut être plus prudent que de la séparer à la sonde cannelée, car l'adhérence de la paroi à la périphérie des ganglions peut avoir altéré cette paroi et faciliter sa déchirure.

S'il s'agit d'un cancer, il n'y a pas à hésiter, et la veine adhérente doit être sacrifiée. On la coupe entre deux pinces au-dessus et au-dessous de la tumeur et on enlève avec celle-ci la partie intermédiaire.

J'en dirai autant de la carotide, qu'elle soit primitive, externe ou interne. Il ne faut pas s'effrayer outre mesure de la section de ces gros vaisseaux. Je les ai déjà pour ma part enlevés un certain nombre de fois, sans avoir jamais observé aucun trouble ni dans la circulation cérébrale, par suite du défaut d'apport du sang d'une des carotides, ni dans la circulation en retour, par suite de la suppression de la large voie jugulaire. Celle-ci, d'ailleurs, est bien souvent réduite par la compression et l'enveloppement de la tumeur, à un mince cordon, qui saigne à peine lorsqu'on le sectionne et qui est déjà physiologiquement supprimé lorsqu'on vient à le supprimer en réalité. On peut ainsi, et je l'ai fait plusieurs fois, enlever tout ce qu'il y a sur le côté du cou, depuis la clavicule jusqu'à la base du crâne, tout, hormis le pneumogastrique, qu'il faut évidemment respecter. Cependant si, au cours d'une de ces opérations formidables qui ne sont que des tentatives presque désespérées pour arracher un malade à une mort certaine, je venais à m'assurer que le pneumogastrique est indiscutablement envahi par le néoplasme, et non pas simplement adhérent, je n'hésiterais pas à le sacrifier, car on peut guérir de la section ou de la résection d'un pneumogastrique, on ne guérit pas d'une extirpation de cancer qui laisse dans la plaie une partie de la tumeur.

Les faits sont là, d'ailleurs, qui démontrent la possibilité de la section ou de la résection du pneumogastrique, et même son innocuité relative.

Les physiologistes ont depuis longtemps montré que, seule, la section des deux pneumogastriques est mortelle. Et encore ne l'est-elle qu'au bout de quelques jours.

Mon ami Morestin, pour n'en pas citer d'autres, a repris ces expériences. Il a vu que la section d'un des pneumogastriques chez les animaux était parfaitement supportée, et, fort de ces constatations, il n'a pas hésité, dans un cas où ce nerf était envahi par un néoplasme, à le réséquer chez l'homme. Les accidents ont été nuls; il y a eu seulement des troubles du côté du larynx et de la voix, troubles absolument négligeables en l'espèce. Comme on ne peut guère songer à extirper des ganglions cancéreux que lorsque les lésions sont unilatérales, il est évident qu'on ne pourra se trouver dans l'obligation que de couper un seul pneumogastrique. Je pense donc qu'il ne faut pas entourer ce cordon nerveux du même respect qu'on avait autrefois pour le grand sympathique, et, je vous le répète, lorsque l'occasion s'en présentera et qu'il me paraîtra envahi ou que son isolement me semblera impossible, je n'hésiterai pas à la sacrifier.

Quoiqu'il en soit, dans les conditions ordinaires, tous les efforts du chirurgien doivent tendre à le respecter, et pour lui, comme pour les vaisseaux qui l'accompagnent, la meilleure façon de l'éviter, c'est de le chercher et de le voir lorsqu'on opère dans la région où il se trouve.

Tels sont, Messieurs, les points principaux sur lesquels je voulais insister. La présence du paquet vasculo-nerveux constitue en effet le gros écueil de la chirurgie du cou. C'est lui qui, lorsqu'on opère dans cette région, inspire une crainte instinctive, et c'est pourquoi j'ai tenu tout particulièrement à vous montrer comment il faut s'y prendre pour travailler auprès de lui aussi paisiblement que partout ailleurs.

Pour le reste, Messieurs, que vous dirais-je que vous ne sachiez déjà? Il n'y a plus de règles particulières. Au contraire, lorsqu'on a surmonté les difficultés opératoires, lorsqu'on a triomphé des obstacles anatomiques qui se dressent à chaque instant devant le chirurgien, il est commun de voir les opérations en apparence les plus redoutables se terminer de la façon la plus simple. Lorsque la cavité buccale n'a pas été ouverte, ce qui complique singulièrement la situation et aggrave beaucoup le pronostic, à cause des phénomènes d'infection inévitables, les grandes opérations sur le cou se terminent admirablement. La réparation des tissus se fait avec la plus grande facilité, à cause de la richesse de leur irrigation. L'infection n'a que peu de prise sur eux et il est fréquent de voir des extirpations de tumeurs ulcérées et de ganglions fistuleux se terminer par une cicatrisation rapide et qui demande à peine quelques jours, bien que la plaie opératoire soit infectée, sans qu'il y ait même besoin, dans un grand nombre de cas, d'établir un drainage qui, partout ailleurs, paraîtrait nécessaire.

On assiste parfois, dans cette région, à des réparations vraiment incroyables. J'ai souvenir d'un malheureux que j'ai opéré à l'hôpital Laënnec, il y a plusieurs années, pour un terrible cancer des ganglions sus-hyoïdiens, consécutif à un épithélioma de la lèvre inférieure, antérieurement extirpé et localement guéri. La région sus-hyoïdienne, la région sous-maxillaire des deux côtés étaient transformées en une vaste ulcération bourgeonnante, anfractueuse et fétide, qui descendait jusqu'au niveau du cartilage thyroïde. Malgré ces mauvaises conditions apparentes et devant l'impossibilité de faire autre chose, je n'hésitai pas à pratiquer l'extirpation de ces ganglions. J'enlevai donc tous les tissus malades et ceux qui leur servaient de soutien, y compris l'os hyoïde, jusqu'à la muqueuse pharyngienne. A la fin de l'opération j'avais une plaie qui, suivant le bord inférieur du maxillaire, rogné à la pince-gouge, descendait le long des deux sterno-mastoïdiens jusque devant le cartilage thyroïde. Les deux jugulaires et les deux carotides étaient à nu dans la plaie, que je pansai à plat, renonçant à toute réunion, d'ailleurs impossible. Cette immense plaie se recouvrit rapidement de bourgeons charnus de bon aspect, et deux mois après le malade sortait de l'hôpital avec une plaie rose et lisse grande comme une pièce de cinq francs. La rétraction cicatricielle avait attiré la peau du cou et la réparation était à peu près complète. Ce cas m'avait beaucoup frappé, et j'en ai depuis vu d'analogues, bien que moins démonstratifs.

Je n'insiste pas ici, Messieurs, sur certains accidents particuliers à la région du cou et dont le principal est l'entrée de l'air dans les veines. C'est un accident redoutable et qui peut être suivi de la mort immédiate de l'opéré. Les exemples n'en sont pas très rares. Je suis cependant persuadé que sa gravité est moins considérable qu'on ne le dit et que les quelques catastrophes célèbres et impressionnantes auxquelles il a donné lieu ont peut-être trop épouvanté les chirurgiens.

C'est qu'en effet j'ai vu personnellement cet accident se produire trois ou quatre fois, au moins, sans observer à sa suite le moindre trouble soit du côté du cœur, soit du côté de la respiration. La dernière fois, c'était à la suite de l'extirpation complète de tous les ganglions du cou, qui, de la base du crâne à la clavicule, étaient tous envahis par une tuberculose à marche lente. La grande veine lymphatique qui s'ouvre, comme vous le savez, dans l'angle du confluent de la sous-clavière et de la jugulaire interne, avait été enlevée avec tout le reste et son point d'abouchement dans ces gros vaisseaux apparaissait comme un trou fait à l'emporte-pièce dans leur angle de réunion. J'ai entendu, par deux fois, le sifflement de l'air entrant dans les vaisseaux en faisant vibrer les lèvres de la plaie, qu'une ligature latérale m'a permis d'oblitérer. Ce sifflement n'en est pas moins fort désagréable à entendre, et bien que je sois porté à croire que la pénétration d'une assez grande quantité d'air peut seule provoquer des accidents sérieux, il est bien évident qu'il faudra s'efforcer d'éviter cette complication qui, si elle est souvent insignifiante, peut être quelquefois redoutable.

Une fois, en effet, au cours de l'extirpation de foyers d'actinomycose, j'ai vu des phénomènes graves. C'est dans le même point, au confluent de la jugulaire et de la sous-clavière droites, que se fit l'effraction veineuse. Un bouillonnement se produisit, l'air entra en grande quantité, le malade eut une syncope immédiate. Mais il ne tarda pas à revenir à lui et je pus terminer l'opération en laissant dans la plaie le tampon de gaze que j'y avais instantanément placé et que j'enlevai au bout de deux jours. L'alerte n'en avait pas moins été sérieuse et impressionnante. Il faut donc faire de son mieux pour la prévenir, et je vous répéterai de nouveau ce que je vous ai déjà dit. Le meilleur moyen d'éviter la blessure des veines et l'entrée de l'air dans le torrent sanguin, c'est encore de les mettre à nu et de les avoir à la fois sous l'œil et sous le doigt.

C'est là, Messieurs, ce que je voudrais avant tout vous voir retenir de cette leçon : Dans l'extirpation des tumeurs de la région cervicale, et en général dans toutes les opérations sur le cou, si vous avez à travailler dans le voisinage des gros vaisseaux et que vous puissiez redouter leur blessure, allez avant tout les chercher, mettez-les à nu. C'est lorsqu'ils paraissent le plus exposés qu'ils ne risquent rien et le chirurgien qui, dans ces opérations difficiles, semble agir avec le plus de témérité, est en réalité celui qui agit avec le plus de prudence.

LA RÉSECTION
DU GRAND SYMPATHIQUE CERVICAL

Messieurs,

M. le Dr Abadie, dont vous connaissez tous la grande compétence en ophtalmologie, m'a fait l'honneur de me confier une de ses malades atteinte d'accidents glaucomateux dont l'intensité menace d'entraîner à bref délai l'énucléation de l'œil gauche. Il me conseille d'exécuter chez elle la résection du ganglion cervical supérieur du grand sympathique, et je suis tout disposé à mettre ce conseil en pratique.

Je ne veux pas étudier ici le mécanisme intime de la production du glaucome, ni discuter dans tous leurs détails les diverses théories qui ont été émises sur ce point de pathologie, qui échappe d'ailleurs à ma compétence.

Il est cependant bien facile de comprendre que le grand sympathique étant, pour ainsi dire, le régulateur de la pression sanguine intra-oculaire, grâce aux filets vasculaires qui naissent du ganglion cervical supérieur, toute opération portant sur ce ganglion aura pour effet d'influencer, dans une certaine mesure, cette pression sanguine, de changer les conditions des sécrétions oculaires et de modifier plus ou moins profondément la tension des liquides dans l'intérieur du globe de l'œil.

Cette conception pathogénique du glaucome, qui tend à lui assigner une origine nerveuse et à rapporter cette origine à un trouble dans le fonctionnement du sympathique, est précisément due à M. Abadie, qui, si je ne me trompe, l'a émise pour la première fois en mai 1897[1].

1. Abadie, Congrès de la Soc. d'ophtalmologie, 5 mai 1897, et *Presse médicale*, 1897, CCXXXIV.

De là à pratiquer la résection du grand sympathique, déjà faite un grand nombre de fois pour des affections d'un autre ordre, il n'y avait qu'un pas, et Jonnesco exécutait cette opération le 30 septembre 1897[1]. Il l'a répétée depuis un certain nombre de fois. M. Abadie lui-même, dès le 8 décembre[2] suivant, priait mon maître et ami Gérard-Marchant de la pratiquer sur un de ses malades. Depuis cette époque, il y a eu de nouveau recours et s'en est trouvé assez bien pour la tenter encore aujourd'hui de préférence à toute autre intervention.

Bien que la résection du grand sympathique ai été faite un assez grand nombre de fois, ce n'est point encore une opération banale, et je me félicite de l'occasion qui se présente aujourd'hui de vous en entretenir.

Ce n'est pas seulement contre le glaucome qu'elle a été employée, et cette dernière indication est même la dernière en date. Elle a été dirigée d'abord contre l'épilepsie par Alexander qui, dès 1883, a réséqué les ganglions cervicaux supérieurs, puis, en 1896, contre le goitre exophtalmique par Jaboulay qui, il est vrai, ne fit à cette époque que la simple section du nerf, la sympathicotomie. Peu après Jonnesco excisa une portion du filet nerveux, faisant ainsi une véritable résection du sympathique. Depuis les interventions ont été fort nombreuses et parmi les premières en date je me bornerai à citer celles que Gérard-Marchant, Quénu et moi-même avons exécutées dans les premiers mois de 1897.

Mais on ne devait pas en rester là et, dès le mois d'octobre 1896, Jonnesco proposait d'extirper le sympathique en totalité, du ganglion cervical supérieur, situé sous la base du crâne, au ganglion inférieur, situé à la racine du cou et à l'entrée du médiastin. Si j'en crois Jonnesco lui-même[3], cette opération aurait été faite pour la première fois par Soulié, de Marseille, le 17 avril 1897. Le 13 juillet, Jonnesco répétait cette opération que j'ai faite moi-même deux fois, quelques jours après, les 3 et 15 août 1897.

1. Jonnesco, Acad. de méd., 19 août 1897 et 8 juin 1898.
2. Abadie, Soc. d'ophtalm. de Paris, 4 janvier 1898.
3. Jonnesco, *Congrès français de chir.*, 1897, p. 286.

Depuis cette époque la résection totale a été pratiquée un certain nombre de fois, en particulier par Jonnesco.

Ce rapide exposé vous permet de vous rendre compte que j'ai, dans cette question, une certaine expérience personnelle qui m'autorise à vous en parler aujourd'hui.

Fidèle aux principes que je vous ai exposés dans ma première leçon, je tiens surtout à vous parler de cette opération au point de vue de sa technique. Je ne vous apprendrais, en effet, pas grand'-chose en étudiant devant vous ses indications et ses résultats, en compulsant des statistiques et en remuant des chiffres qui sont toujours et nécessairement trompeurs. Mon maître et ami Gérard-Marchant, dans son très important rapport devant la Société de chirurgie [1], a dit sur ce point tout ce qu'il y avait à dire. Sa conclusion, qui sera la mienne, est que, dans le goitre exophtalmique, la résection du sympathique reste une ressource précieuse en cas d'insuccès de la thérapeutique médicale.

Dans l'épilepsie, Alexander, Jonnesco, Chipault se louent beaucoup de cette opération que d'autres combattent. Il paraît cependant certain qu'elle a donné des succès durables. C'est une question encore à l'étude.

Dans le glaucome, enfin, la résection du grand sympatique a donné à Jonnesco, à Abadie et à Gérard-Marchant des résultats assez favorables pour que M. Abadie, qui connaît parfaitement la question, juge utile d'y avoir encore recours.

Je ne discuterai pas davantage devant vous la question de savoir s'il faut pratiquer l'extirpation totale du sympathique cervical ou se contenter de sa résection partielle.

Pour le glaucome, tous les chirurgiens sont du même avis, et Jonnesco lui-même [2], qui cependant fait preuve d'une prédilection un peu exclusive pour la résection totale, déclare qu'il faut ici se borner à la résection du ganglion cervical supérieur. La chose semble d'ailleurs évidente, car la totalité des vaso-moteurs du globe oculaire venant du sympathique passe par le ganglion cer-

1. Gérard-Marchant, Soc. de chir., 26 octobre 1900.
2. *Presse médicale*, 1898, p. 307.

vical supérieur. Il est donc parfaitement inutile, dans ces conditions, d'enlever la partie inférieure du cordon cervical.

Mais, pour l'épilepsie et le goitre exophtalmique, la chose est plus discutable et on peut fort bien soutenir, surtout pour cette dernière affection, qu'il vaut mieux faire la résection totale. Il semble, en effet, évident qu'en enlevant le ganglion cervical inférieur et le cordon intermédiaire à ce ganglion et au ganglion supérieur, en même temps qu'on enlève ce dernier ganglion, on a des chances beaucoup plus sérieuses d'agir sur certains troubles et, en particulier, sur la tachycardie, puisqu'on sectionne ainsi les filets sympathiques qui, du cordon cervical et du ganglion inférieur, se rendent au plexus cardiaque.

Dans l'épilepsie, l'extirpation complète donnerait également plus de chances d'agir sur la totalité de la circulation encéphalique, puisque les vaso-moteurs qui accompagnent l'artère vertébrale et ses branches viennent du ganglion cervical inférieur.

Mais si l'opération totale a des chances d'être plus efficace, au moins en théorie, il n'est pas certain qu'elle le soit en pratique, et il est en revanche certain qu'elle est plus grave. Personnellement j'ai eu, dans cette opération, un cas de mort. Il est vrai qu'il est survenu par syncope chloroformique, au moment où, après avoir extirpé le cordon sympathique entier du côté droit, j'incisais la peau du côté gauche. Peut-être ne faut-il voir dans cette catastrophe que l'effet d'un malheureux hasard. Mais il n'est pas défendu de penser que, si le cœur n'eût pas été privé d'une des sources d'énergie qui lui viennent du sympathique, il n'eût pas brusquement cessé de battre. Et je suis d'autant plus porté à adopter cette idée que, dans mon premier cas d'extirpation totale, j'avais déjà eu une syncope grave. Elle était survenue, il est vrai, au moment où je saisissais le pneumogastrique avec une pince, afin de l'écarter, alors que je cherchais le sympathique gauche après avoir enlevé le droit dans toute son étendue. La malade est revenue à elle, c'est vrai; il est également vrai que cette syncope est peut-être due à l'excitation du pneumogastrique dont, au dire des physiologistes, l'action consiste à modérer le cœur. Mais j'ai bien souvent écarté, disséqué et pincé le pneumogastrique dans des opérations sur le cou, sans avoir vu aucun accident, et celui que je viens de citer n'aurait peut-être pas eu lieu si le cœur n'avait été privé de l'action du grand sympathique.

Vous comprenez que ces deux faits ont un peu calmé l'enthousiasme que je pouvais avoir et que j'avais, en réalité, pour la résection totale qui constitue, au point de vue de l'art, une fort belle opération. Si j'ajoute que, dans les deux cas qui ont guéri, la malade à laquelle j'ai réséqué partiellement le sympathique a présenté une amélioration au moins aussi considérable que celle à laquelle je l'ai enlevé en totalité, vous comprendrez facilement pourquoi j'ai actuellement une tendance à me contenter, dans le goitre exophtalmique, de la résection partielle du cordon cervical.

Mais je comprends très bien que dans certains cas on puisse, au contraire, pencher pour la résection totale et c'est pourquoi je tiens à vous décrire la technique de ces deux opérations qui sont, en réalité, pour peu qu'on ait l'habitude de la chirurgie du cou, des opérations faciles, comme sont en général faciles toutes les opérations bien réglées.

La résection partielle, limitée au ganglion cervical supérieur et aux premiers centimètres du cordon sous-jacent, est elle-même beaucoup plus simple que la résection totale, et c'est elle que je vous décrirai tout d'abord.

Je vous rapelle brièvement la situation du sympathique, et en particulier du ganglion cervical supérieur, qu'il faut avoir bien présente à l'esprit si l'on veut le trouver sans difficulté.

Il est couché longitudinalement sur la partie antéro-latérale de la colonne vertébrale, à la hauteur des deuxième et troisième vertèbres cervicales dont le sépare le muscle grand droit antérieur du cou. En avant de ce muscle est l'aponévrose prévertébrale, assez épaisse, mais qui, au niveau du filet cervical du sympathique et de son ganglion, se dédouble pour les engainer. Vers le ganglion, ce dédoublement aponévrotique n'est plus bien net et le ganglion semble noyé dans une nappe de tissu cellulaire un peu dense.

En avant se trouve le paquet vasculo-nerveux du cou, jugulaire interne en avant et en dehors, carotide interne en dedans et un peu en arrière, plus directement en rapport avec le ganglion. Entre la carotide et la jugulaire se trouve le nerf pneumogastrique qui, lui aussi, se trouve en avant du sympathique. Il faut absolument, au cours de l'opération, le reconnaître et l'écarter. Il serait évidemment très grave de le confondre avec le ganglion. A ce niveau, il est heureusement facile à reconnaître, il a pris sa forme définitive, il est blanc, cylindrique, et a perdu l'aspect particulier qu'il présente immédiatement au-dessus, au niveau de son renflement plexiforme. Ce renflement, ce véritable ganglion du pneumogastrique, ne doit pas être confondu avec le ganglion du grand sympathique. Il est situé en avant de lui mais plus haut et commence immédiatement au-dessous du trou déchiré postérieur, si bien que son extrémité inférieure seule arrive au niveau de l'extrémité supérieure du ganglion du sympathique. Il est donc, à cause de la situation même du ganglion plexiforme du pneumogastrique, très difficile de l'apercevoir, il est trop haut et on ne remonte pas jusqu'à lui. Il serait très difficile de le trouver, tandis que le ganglion du sympathique, situé plus bas, se présente, au contraire, de lui-même, avec des caractères physiques qui ne permettent pas de le méconnaître. Il a, en effet, un aspect tout particulier. Il est allongé, fusiforme et prolonge en haut le cordon grêle du grand sympathique dont il semble un épanouissement. Son volume est très variable, mais cependant presque toujours considérable. Il atteint souvent une longueur de trois à quatre centimètres sur quatre ou cinq millimètres de largeur et une épaisseur un peu moindre. Il est légèrement rosé et ressemble beaucoup à un petit muscle effilé. Dans cette région, il n'y a que lui qui présente cet aspect. De plus, les rameaux qui s'y rendent ou qui en émergent sont faciles à reconnaître et lui donnent une vague ressemblance avec quelque animal vermiforme muni de pattes irrégulières, et qui se cramponnerait aux tissus sous-jacents.

Immédiatement en dehors et en arrière de lui se trouvent les nerfs du plexus cervical profond, qui se portent en bas et en dehors dans les muscles du cou. Il faut se garder de les confondre soit avec le pneumogastrique, soit avec le grand sympathique lui-même, erreur qui pourrait être commise si l'on n'y songeait pas, car ces nerfs se présentent quelquefois d'eux-mêmes et ce sont presque les premiers organes que l'on découvre. Leur volume, leur division précoce, leur obliquité, leur siège dans l'épaisseur même des muscles para-vertébraux les feront facilement reconnaître.

Superficiellement, recouvrant le paquet vasculo-nerveux et le sympathique, plus profond encore, se trouve la large nappe musculaire du sterno-mastoïdien. Pour arriver dans la profondeur, sur la colonne vertébrale, il faut passer soit en avant de ce muscle, soit au travers, soit en arrière. La voie qui me paraît de beaucoup la meilleure, c'est la voie postérieure. Elle n'offre qu'un seul inconvénient, la présence, à peu près au niveau du tiers supérieur du sterno-mastoïdien, du nerf spinal qui émerge sous le bord postérieur du muscle, dans un tissu cellulaire assez dense, et traverse obliquement l'extrémité supérieure du triangle sus-claviculaire pour se rendre au trapèze.

Cette branche nerveuse est gênante. Elle se trouve en plein champ opératoire et risque même d'être coupée, surtout au moment du dégagement du bord postérieur du sterno-mastoïdien. Il faut éviter cet accident. Mais s'il se produit on s'en consolera facilement en songeant qu'il en résulte à peine une parésie du trapèze, qu'animent d'autres filets nerveux.

La voie antérieure me paraît beaucoup plus difficile. Le bord antérieur du sterno-mastoïdien étant plus éloigné du sympathique que le bord postérieur, il faut aller plus profondément. On est gêné par le tronc veineux thyro-linguo-facial, qui obstrue une partie de la plaie et qu'il faut parfois sectionner. Pour arriver sur le ganglion, il faut, ou rejeter très fortement en dedans la veine jugulaire interne, ce qui, malgré tout, ne donne qu'un jour insuffisant, pour passer entre elle et le sterno-mastoïdien, ou passer entre la jugulaire et la carotide, comme le conseille Jonnesco, ce qui n'est pas sans inconvénients. Encore le ganglion, qui est très profond, n'est-il pas toujours facile à trouver, tandis qu'on tombe ainsi presque directement sur le pneumogastrique et son ganglion plexiforme.

Si l'on passe en arrière du sterno-mastoïdien, la voie est beaucoup plus courte. Le paquet vasculo-nerveux du cou, loin d'être gênant, constitue, au contraire, un point de repère précieux qu'il faut rechercher et reconnaître. Il suffit ensuite de s'avancer vers la face antérieure de la colonne vertébrale, pour rencontrer derrière les gros vaisseaux que l'on écarte, derrière le nerf pneumogastrique que l'on reconnaît, le tronc nerveux du sympathique et le ganglion que l'on cherche.

C'est donc en arrière du sterno-mastoïdien qu'il faut passer. Vous mettrez votre malade en pleine lumière, le haut du corps un peu élevé, un coussin sous les épaules, un autre sous la tête qui doit être un peu renversée en arrière et tournée du côté opposé, de façon à ce que la région carotidienne soit parfaitement exposée. L'incision, qui aura douze bons centimètres de longueur, doit partir de l'apophyse mastoïde elle-même et suivre exactement le bord postérieur du muscle. Dès qu'on arrive dans le tissu sous-cutané, au moment de libérer ce bord postérieur du muscle, il faut songer aux filets superficiels du plexus cervical et surtout à la branche trapézienne du spinal qui traverse obliquement en bas et en arrière la partie inférieure de l'incision, perdue dans un tissu cellulaire assez dense. Quelques coups de sonde cannelée, donnés parallèlement à elle, permettront de la libérer. On la confiera ensuite à un écarteur, en même temps que le bord postérieur du muscle, car il faut, autant que possible, éviter de la sectionner.

On se trouve alors dans une zone de tissu cellulaire assez abondant, limitée en avant par la gaine des vaisseaux, en arrière par l'aponévrose prévertébrale qui recouvre les muscles prévertébraux et se prolonge en dehors sur les muscles qui viennent s'insérer aux apophyses épineuses. Mais au niveau de ces muscles l'aponévrose, perforée en plusieurs points par les branches du plexus cervical profond, est facile à déchirer, si bien qu'il est fréquent, dès les premiers coups de sonde cannelée, de se trouver dans l'épaisseur même des muscles para-vertébraux qui, en se dissociant, laissent voir les filets du plexus cervical, qu'il faut se garder de confondre avec le grand sympathique ou les nerfs situés en avant.

Si on pénètre dans ces masses musculaires on se portera immédiatement sur un plan un peu antérieur, comme pour aller passer en avant de la colonne vertébrale, entre celle-ci et le pharynx.

C'est une faute qu'il faut tâcher d'éviter, et la meilleure façon de ne pas se porter trop en arrière c'est d'aller prendre comme points de repère les organes qui sont, eux, situés sûrement en avant du ganglion cervical supérieur. Ces organes sont la jugulaire interne, la carotide interne et le nerf pneumogastrique. Il faut les voir et les bien voir. Rien n'est plus simple, il suffit de dissocier le tissu cellulaire en se portant horizontalement derrière le bord postérieur du sterno-mastoïdien, comme si l'on voulait aller, non pas vers la colonne vertébrale mais vers le pharynx. La masse bleuâtre de la jugulaire ne tarde pas à apparaître. Il faut la bien reconnaître d'un coup de sonde cannelée. Elle est solide et ne risque rien. La carotide, plus éloignée, se devine et se sent plutôt qu'elle ne se voit, enveloppée qu'elle est d'une couche assez épaisse de tissu cellulaire. En tout cas, avant de l'avoir vue et isolée, on a déjà reconnu le pneumogastrique qui longe les deux vaisseaux dans l'angle postérieur formé par leur réunion. Il faut absolument le reconnaître, car c'est la seule façon d'éviter sa blessure et de le confondre avec le sympathique, ce qui, vous le comprenez, pourrait avoir les conséquences les plus désastreuses. Il est d'ailleurs très facile à distinguer. Il est volumineux, régulier, il ne s'épaissit un peu qu'à sa partie tout à fait supérieure, sous la base du crâne, plus haut, en général, que le point où l'on rencontre le ganglion du sympathique.

Celui-ci est derrière le pneumogastrique et la carotide, contre le plan musculaire prévertébral. Souvent un mince feuillet aponévrotique l'y fixe. Un coup de sonde cannelée le dégage et l'on aperçoit alors ce corps fusiforme, semblable à un petit muscle rosé, se continuant vers la base par un cordon très frêle et hérissé, en divers points, de petits prolongements irréguliers qui ressemblent un peu aux pattes d'un insecte. Ce sont des rameaux anastomotiques dont les principaux vont aux nerfs du plexus cervical et suffisent à fixer le ganglion contre le plan profond.

Ce ganglion est, en général, extrêmement facile à trouver, et quand on est sur lui il est impossible de le confondre avec n'importe quel autre organe.

Mais certains incidents peuvent retarder sa découverte : on peut quelquefois passer en avant de lui et aller se perdre sur la ligne médiane, entre la colonne vertébrale et le pharynx. On pourrait presque, si l'on persistait dans cette erreur, aller jusqu'au ganglion du côté opposé. Il faut se souvenir que celui qu'on cherche n'est pas loin, qu'il est à peu près au niveau de la base des apophyses transverses. Si donc on va se perdre sur la ligne médiane, on se reportera en dehors, et on ne tardera pas à le trouver.

Mais il est une autre cause d'erreur qui peut se présenter et qu'il faut savoir rectifier si, par hasard, on l'a commise. On peut, quelquefois, en se portant trop en arrière, décoller le sympathique de la colonne vertébrale, en emportant même avec lui une légère couche des muscles prévertébraux. On le charge ainsi avec l'écarteur qui soulève le paquet vasculo-nerveux du cou et on perd son temps en recherches infructueuses. Plus souvent encore le ganglion est soulevé en même temps que le paquet vasculo-nerveux. Il semble presque qu'il soit dans la même gaine que la jugulaire, la carotide et le pneumogastrique. Si on ne le voit pas immédiatement sur le plan profond, il faut dissocier légèrement le tissu cellulaire situé derrière le paquet vasculo-nerveux. Cette erreur ne peut se commettre si l'on a soin d'aborder la région d'avant en arrière et de reconnaître systématiquement la jugulaire et le pneumogastrique. C'est toujours, en un mot, au paquet vasculo-nerveux du cou qu'il faut se reporter pour se remettre dans le droit chemin, si l'on est égaré.

Le ganglion reconnu, on l'isole avec soin. Si on veut se borner à son extirpation sans entreprendre celle de la totalité du cordon cervical, on commence par sectionner celui-ci à une certaine distance au-dessous de l'extrémité inférieure du ganglion ; puis, avec de petits ciseaux mousses, on sectionne successivement toutes les branches qui retiennent le ganglion aux parties voisines. On remonte le plus haut possible, et c'est là la partie la plus délicate de l'opération. L'extrémité supérieure du ganglion est difficilement accessible. Avec un peu de patience on y parvient, en général, et on le sectionne le plus haut que l'on peut. Si on ne peut atteindre son extrémité supérieure on le saisit avec une pince de Kocher, aussi haut que possible, et on l'arrache.

Cette opération se fait, en général, en quelques minutes et il est commun, lorsqu'on a manœuvré dans la région avec la sonde cannelée, de la terminer sans mettre une seule ligature, faute de vaisseaux qui donnent du sang. Quelquefois, cependant, il peut y avoir un petit suintement sanguin qui tient à la déchirure de quelques veinules situées au niveau de l'extrémité supérieure du ganglion; un peu de compression en fera justice.

L'extirpation totale du sympathique cervical est évidemment plus laborieuse, mais lorsqu'on sait se donner du jour, elle n'est pas sensiblement plus difficile. L'incision doit être immense et, partant de l'apophyse mastoïde, derrière l'insertion du sterno-mastoïdien, elle doit traverser obliquement tout le cou pour arriver jusqu'au tiers interne de la clavicule qu'elle dépassera même d'un centimètre. On a ainsi jour sur toute la partie latérale profonde du cou et, lorsqu'on a dissocié rapidement avec le doigt le tissu cellulaire, rien n'est plus simple, en écartant en avant le paquet vasculo-nerveux, que d'avoir sous les yeux, sur toute sa hauteur, la profonde gouttière pharyngo-trachéo-vertébrale. Un seul organe est un peu gênant, c'est encore la branche du spinal qu'on tâchera cependant de conserver.

Il faut, avant tout, en suivant les règles que je vous ai déjà données, aller à la recherche du ganglion cervical supérieur que l'on sectionne au niveau de son extrémité supérieure, de façon à ne pas le séparer du cordon cervical qui lui fait suite. Lorsqu'il est complètement isolé, on l'attire vers le bas et il entraîne avec lui le cordon cervical qui se décolle avec la plus grande facilité. Bientôt on aperçoit les nerfs cardiaques qui, naissant du cordon cervical d'une façon un peu irrégulière, se portent en bas et en dedans pour passer sous l'artère thyroïdienne inférieure, ainsi, d'ailleurs, que le cordon principal qui peut présenter, à ce niveau, des irrégularités et former même un petit plexus qui entoure l'artère et tient lieu du ganglion cervical moyen, qui manque très souvent.

On peut être conduit à sectionner l'artère thyroïdienne inférieure, mais la plupart du temps on se contentera de faire passer par-dessous elle, avec une pince, le nerf grand sympathique qu'on continue à décoller après cette petite manœuvre.

Vers la racine du cou on voit naître, en général, d'autres rameaux cardiaques. Le cordon du sympathique paraît, en effet, se bifurquer, ou même se trifurquer. Ses rameaux sont d'importance à peu près égale, et on pourrait hésiter pour savoir quel est celui qui se rend au ganglion cervical inférieur et que, par conséquent, il faut suivre. C'est le filet le plus externe et le plus postérieur, qui se dirige vers la première articulation costo-vertébrale, en arrière de la sous-clavière. On commence à agir dans la profondeur. Mais, grâce à la dimension de la plaie, on y voit fort bien, et, comme on a tout fait au doigt ou à la sonde cannelée, on n'a pas une goutte de sang.

Bientôt le cordon que l'on tient s'engage derrière la sous-clavière, entre l'artère vertébrale et la colonne, au milieu d'un amas de tissu cellulaire assez dense. La dissection doit ici être prudente. On libère peu à peu le ganglion, qu'on ne tarde pas à reconnaître avec l'extrémité de la sonde cannelée, qui ne doit pas s'en écarter de peur de blesser quelque veine qui donnerait du sang et empêcherait d'y voir, et aussi de peur de blesser le sommet de la plèvre, qui ne risque rien si on se tient contre le ganglion. Avec de petits ciseaux mousses, on sectionne tous les filets qui s'y rendent, et on le coupe le plus bas possible. On laisse presque toujours, dans ces conditions, un petit fragment de son extrémité inférieure.

L'opération est terminée. Il m'est arrivé de l'exécuter, comme la résection du seul ganglion supérieur, sans avoir besoin de faire une seule ligature.

C'est une opération beaucoup plus effrayante que difficile. Sans doute on côtoie tout le long des régions dangereuses; sans doute on suit, sur toute leur hauteur, la jugulaire et la carotide; mais les gros vaisseaux sont d'autant moins à craindre qu'on les voit mieux. Ils n'ont rien à redouter du doigt ni de la sonde cannelée. On peut disséquer hardiment à leur côté et, pour peu qu'on ait l'habitude de la chirurgie du cou, c'est une opération qui ne présente aucune des difficultés que l'on rencontre par exemple dans l'ablation des grosses tumeurs de cette région, parce qu'on n'est pas gêné par le sang et qu'une opération sur le vivant ressemble tout à fait à un exercice d'amphithéâtre.

A PROPOS D'UNE OBSERVATION D'ACTINOMYCOSE CERVICO-FACIALE

Messieurs,

Les hasards de la clinique viennent de conduire dans nos salles un malade qui présente un intérêt exceptionnel, et par l'importance de l'opération qu'il est appelé à subir, et surtout par la nature de la maladie dont il est atteint.

Nous connaissons fort mal l'actinomycose à Paris, où l'on en voit peu, et où il y a quelques années à peine on en voyait moins encore. Les quelques cas qui pouvaient s'offrir à l'observation étaient, en effet, presque fatalement méconnus, et c'est seulement depuis les travaux répétés des chirurgiens lyonnais, et en particulier de Poncet et de son élève Bérard, que nous commençons à nous familiariser avec cette affection, ou tout au moins à songer à son existence, lorsque nous rencontrons des malades qui se présentent avec des lésions que nous ne sommes point accoutumés à observer.

Mais chez notre malade les lésions se manifestent avec une netteté si grande que je n'ai pas hésité un seul instant à porter ce diagnostic exceptionnel, diagnostic qui n'a pas tardé à être confirmé par l'examen microscopique.

Voilà environ vingt mois que notre malade, homme de soixante ans, jusque-là vigoureux, ayant toujours vécu à la campagne où il est scieur de long, a vu débuter l'affection qui l'amène aujourd'hui à l'hôpital. A cette époque il remarqua, à gauche, au niveau de l'angle du maxillaire inférieur, une petite tumeur dure, roulant sous le doigt et grosse à peine comme un pois. Elle ne le faisait d'ailleurs aucunement souffrir, et cette indolence a persisté jusqu'à aujourd'hui. Pendant dix mois environ elle grossit peu à peu, jusqu'à ce qu'elle ait atteint le volume d'un œuf de pigeon. Elle s'est alors ouverte spontanément en donnant issue à un liquide clair. A cette ouverture spontanée a succédé une fistule dans laquelle on a fait pendant deux mois environ, et sans résultat, des injections modificatrices. Bien plus, les lésions se sont étendues, et, au niveau des régions sous-maxillaire et carotidienne ainsi qu'au niveau de la parotide, se sont développées des indurations limitées, irrégulières qui se sont ramollies par places, se sont ouvertes, fistulisées et ont, en fin de compte, donné naissance à des ulcérations qui se sont agrandies peu à peu et sont devenues telles que vous les voyez aujourd'hui.

Il y a huit mois, le côté droit, jusqu'alors indemne, a commencé à se prendre, des indurations diffuses s'y sont développées qui se sont ulcérées, elles aussi, et ont donné lieu à des fistules qui s'ouvrent aujourd'hui en divers points du côté droit du cou et jusque dans le triangle sus-claviculaire.

Actuellement le cou de notre malade est, en effet, couvert de fistules et d'ulcérations.

Il y en a tant que je n'entreprendrai pas de vous les décrire. A gauche, toute la région parotidienne, jusqu'à l'angle de la mâchoire, est indurée, empâtée, avec un point de ramollissement en avant du tragus. Puis sous l'angle de la mâchoire commence une vaste ulcération, profonde, excavée, suppurante, à bords indurés, qui s'étend dans la région sous-maxillaire, gagne la région sus-hyoïdienne et va jusque dans la région sous-maxillaire droite. Toujours à gauche, sur la partie moyenne du maxillaire et plus bas, au-dessous du sterno-mastoïdien, à la partie supérieure du triangle sus-claviculaire sont des fistules conduisant sur des foyers profonds.

A droite enfin siègent plusieurs foyers avec empâtement, abcès et fistules remplissant la région sous-maxillaire et le triangle sus-claviculaire.

Telles sont, très rapidement décrites, les lésions de notre malade. Elles sont, en somme, très étendues et occupent en réalité le cou

tout entier, des parotides aux clavicules et d'une oreille à l'autre, en passant par-dessous le menton. Seule la région sous-hyoïdienne, entre les deux sterno-mastoïdiens, bien que légèrement œdématiée, paraît à peu près indemne.

L'état général est relativement bon, bien que depuis quatre ou cinq mois le malade ait sensiblement maigri. Nous sommes donc arrivés à un moment où il commence à mal supporter une suppuration qui l'épuise et dont il ne fait plus que difficilement les frais.

Messieurs, il était impossible, devant de telles lésions, de ne pas songer immédiatement à l'actinomycose qui se présente chez ce malade avec ses caractères les plus nets et les plus tranchés.

A vrai dire, s'il n'y avait eu chez lui que la large et profonde ulcération sous-maxillaire, à bords indurés et rugueux, à fond sanieux et purulent, qui attire tout d'abord l'attention, on eût avant tout songé à quelque cancer ulcéré dont elle a tout à fait l'aspect. Mais un cancer ne s'accompagne pas de lésions aussi diffuses et aussi disparates. On n'observe pas, dans le cancer, ces foyers isolés, ces fistules, ces abcès non encore ouverts comme vous en voyez dans le triangle sus-claviculaire droit, au niveau desquels la peau violacée, amincie et ne demande qu'à s'ouvrir pour laisser écouler du pus.

Il n'y a pas dans le cancer, comme ici, de foyers multiples. L'ulcération cancéreuse gagne de proche en proche, s'étend peu à peu, et le néoplasme qui la provoque s'infiltre dans les tissus progressivement, sans laisser d'intervalles sains. Il en est au moins ainsi lorsque l'ulcération cancéreuse est primitive, comme on en peut voir dans cette région au cours d'un épithélioma cutané ou d'origine glandulaire.

Sans doute lorsque le cancer est secondaire et se manifeste au niveau des ganglions qui, à leur tour, envahissent et ulcèrent la peau, il peut y avoir, comme ici, des foyers secondaires et dont un certain nombre peuvent prendre l'aspect que nous voyons ici. Mais pour qu'il y ait dégénérescence secondaire des ganglions, il faut qu'il y ait quelque part un néoplasme primitif, point de départ du néoplasme ganglionnaire. Or ici il n'y en a pas. Les lèvres, la langue, la gorge, le plancher de la bouche de notre malade sont en parfait état et nous ne trouvons nulle part la trace d'un néoplasme primitif d'où serait partie une infection multi-ganglionnaire pouvant simuler les lésions que nous avons sous les yeux.

Si notre malade ne présentait d'autres lésions que celles que l'on rencontre dans le triangle sus-claviculaire droit, par exemple, et qui offrent tous les caractères de véritables abcès froids en train de se fistuliser, il est évident que la première idée, et peut-être la seule que l'on pourrait avoir, est celle d'une tuberculose ganglionnaire. Mais avec les ulcérations que je vous ai décrites, avec les indurations et les fistules disséminées que vous avez vues, il n'est pas possible de s'arrêter un instant à cette idée, et le diagnostic d'actinomycose s'impose absolument parce qu'on ne peut pas voir de lésions qui cadrent mieux avec les descriptions que nous ont donné de cette affection singulière ceux qui en ont vu beaucoup.

D'ailleurs, Messieurs, grâce à la complaisance de mon ami le Dr de Grandmaison, il nous a été facile de transformer nos très fortes présomptions en une certitude absolue.

Un abcès qui allait s'ouvrir a été incisé et le pus qui s'en est écoulé a été recueilli. Dans ce pus on voyait à l'œil nu des grains demi-transparents, un peu irréguliers, du volume d'un grain de semoule, tels enfin qu'on nous décrit les grains actinomycosiques. Le microscope a permis de constater qu'ils étaient constitués par une réunion de ces corps renflés en massue, insérés par une extrémité effilée sur un amas de filaments centraux autour duquel ils divergent comme des rayons étoilés, et qui ne sont autre chose que les champignons caractéristiques, les actinomycètes.

Il n'y a donc, Messieurs, aucun doute possible. Le laboratoire nous a démontré que la clinique nous avait permis de voir juste, et nous nous trouvons ici devant un cas typique d'actinomycose, dont les lésions sont déjà assez avancées.

Ce cas m'a vivement intéressé comme intéressent toutes les choses nouvelles, et aussi parce qu'il me paraît venir à l'appui d'idées d'une portée plus générale et sur lesquelles, par ces temps de rénovation scientifique, il n'est pas mauvais de discuter quelquefois.

Lorsqu'on voit la similitude absolue entre certaines de ces ulcérations et certaines ulcérations cancéreuses, il n'est pas possible de ne pas se dire que deux affections qui donnent lieu à des lésions aussi parfaitement identiques, ne fût-ce qu'au point de vue macroscopique, doivent être provoquées par des causes analogues. Et si, chez notre malade, ces ulcérations à bords indurés, ces pertes de substance, ces bourgeons durs et livides ne sont que la réaction des tissus vis-à-vis des organismes parasitaires qui y ont été introduits et qui s'y développent, il n'est pas possible que les ulcérations cancéreuses ne traduisent pas, elles aussi, la réaction des tissus contre des organismes semblables. Sans doute, nous ne les connaissons pas encore, ou tout au moins il est encore impossible d'affirmer que nous les connaissons, mais lorsqu'on voit des organismes vivants, microbiens ou non microbiens, déterminer par leur développement dans l'organisme humain des affections aussi dissemblables que la grippe et la syphilis, la variole et la tuberculose, le paludisme et l'actynomycose, c'est-à-dire des affections aiguës ou chroniques, qui confèrent l'immunité ou qui, au contraire, prédisposent à de nouvelles infections, des affections disparates et protéiformes, il n'est pas possible, dis-je, de ne pas être convaincu que le cancer fait partie de ces affections d'origine extérieure, et qu'il doit être rangé, lui aussi, dans ce groupe infini des maladies parasitaires, qui s'étend tous les jours, et dont nul ne peut savoir s'il se fermera jamais.

Messieurs, s'il ne peut y avoir aucun doute sur la nature de la maladie, je conçois qu'il y en ait davantage sur la conduite à tenir. Vous savez que, dans bien des cas, l'iodure de potassium a donné de bons résultats. Il semble que chez notre malade ce médicament si souvent héroïque soit resté sans effet. Voilà en effet dix-huit mois qu'il en prend. Il en a pris même jusqu'à huit grammes par jour. A vrai dire, nul ne peut savoir ce qui serait advenu s'il n'avait pas été soumis à ce traitement prolongé. Il est possible, il est probable même que la situation serait plus mauvaise encore, mais ce qui est certain, c'est que le traitement purement médical n'a pas suffi à arrêter le mal qui se développe sans cesse et s'accroît tous les jours, et qu'il faut faire autre chose.

Le traitement chirurgical nous reste, en effet, comme suprême ressource. Il donne, dans l'actynomycose, d'excellents résultats. L'évacuation des foyers malades, leur grattage, l'extirpation même des tissus ulcérés et envahis, des ganglions infectés, se terminent très souvent par la guérison radicale.

Mais ces opérations constituent parfois des entreprises chirurgicales sérieuses. J'ai déjà opéré deux fois des actinomycoses cervicales, et, d'après ce que j'ai vu, les cas doivent être bien rares dans lesquels on peut se flatter de tout extirper. L'actinomycose gagne de proche en proche, elle envahit devant elle tous les tissus qu'elle rencontre, tissu cellulaire, muscles, gaines vasculaires. Elle s'infiltre partout comme le cancer, plus encore que le cancer. Il n'y a guère qu'au niveau des os qu'elle rencontre une barrière solide. Elle l'use, elle la corrode, mais elle ne l'envahit guère. De sorte que chez notre malade, avec des lésions aussi étendues, il est impossible de prévoir où nous serons conduits à la poursuite des tissus envahis. Il est simple, il est facile d'enlever la peau, le tissu sous-cutané, le sterno-mastoïdien. Mais quand j'atteindrai la gaine des vaisseaux, si ceux-ci, comme il arrive souvent, sont englobés dans les tissus malades, il faudra renoncer à les extirper tous et se contenter de grattages, qui n'ont d'autre prétention que d'enlever la plus grande partie des lésions.

Mais heureusement, Messieurs, l'actinomycose se distingue du cancer en ce que ces extirpations incomplètes peuvent conduire à la guérison. Lorsque la plus grande partie du mal est enlevée, l'iodure et la réaction naturelle des tissus, qui tendent à se débarrasser des éléments parasitaires étrangers, suffisent à la tâche. Les exemples en sont communs, et j'ai vu moi-même guérir complètement une malade atteinte de lésions cervico-faciales très étendues, à laquelle j'avais, aux ciseaux et à la curette, extirpé tous les tissus de la région sous angulo-maxillaire, épaissis, lardacés, infiltrés et méconnaissables. La loge sous-maxillaire avait été vidée, une partie du sterno-mastoïdien et du masséter enlevée, le maxillaire inférieur lui-même creusé; sous le masséter, une cavité dans laquelle venait s'ouvrir la racine de la troisième molaire, avait été largement évidée. La gaine des vaisseaux, elle aussi, avait été grattée sans toutefois que les vaisseaux eussent été détruits, et cependant, malgré cette opération incomplète, la guérison s'est faite, et des lésions inflammatoires, peut-être même actinomycosiques, qui se prolongeaient jusque dans la région temporale, ont peu à peu rétrocédé.

Dans un autre cas, il est vrai, où les lésions étaient également très étendues, je n'ai pas été aussi heureux et, après avoir enlevé à mon malade presque toute la moitié droite du cou, je l'ai vu succomber à l'infiltration inaccessible des tissus du médiastin.

Quel sera le sort de notre malade? Je l'ignore, mais je n'ai qu'un espoir très limité dans la possibilité d'une guérison radicale, car la tâche est dure. Les lésions sont vraiment bien étendues. J'ignore même si je pourrai les extirper en une seule séance. Il est fort possible que je me borne aujourd'hui à lui nettoyer la moitié droite du cou. Ce n'est que si la perte de sang n'est pas trop forte et si l'opération est plus simple que je le suppose que je tenterai l'extirpation complète, mais je n'y compte pas, bien heureux si j'arrive à mener à bien sans encombre et sans accidents l'opération d'un seul côté.

TROISIÈME PARTIE

CHIRURGIE DU THORAX ET DE L'ABDOMEN

L'EXTIRPATION DE L'ŒSOPHAGE THORACIQUE

Messieurs,

Si l'opération que je désire tenter aujourd'hui est d'une difficulté et aussi, il faut bien le dire, d'une gravité exceptionnelles elle me paraît légitimée par la situation du malade qui doit la subir, et aussi par les conditions relativement favorables dans lesquelles elle se présente.

Il s'agit d'un homme de cinquante-deux ans auquel j'ai pratiqué, il y a trois semaines, une gastrostomie pour un néoplasme de l'œsophage datant de plusieurs mois.

L'exploration de l'œsophage, faite à plusieurs reprises, indique l'existence d'un obstacle infranchissable situé à 22 centimètres de l'arcade dentaire. Quand je dis infranchissable, j'exagère : je n'ai pu le franchir, même avec une petite olive, mais mon chef de clinique, M. Fredet, l'a franchi; il est vrai qu'il a été arrêté de nouveau plus bas, non loin du cardia; il se demande s'il n'y a pas, à ce niveau, un nouvel obstacle de même nature. Pour ma part, je ne le crois pas. Je ne dis pas qu'il soit impossible de voir deux foyers néoplasiques différents sur le même œsophage. Cela s'est vu. Mais le fait est si rare, il est si peu conforme à tout ce que

1. *Clinique chirurgicale de l'Hôtel-Dieu*, leçon faite le 12 décembre 1902.

nous connaissons sur le mode de développement et de propagation du cancer, que je pense que nous avons le droit d'éliminer cette hypothèse. Je ne sais au juste à quoi est dû l'arrêt du cathéter constaté par M. Fredet, s'il est dû à un spasme, à quelque compression ganglionnaire, à quelque repli muqueux dans lequel l'olive est venue buter; mais, ce que je sais, c'est que je me crois en droit de ne pas le considérer comme un second néoplasme, et que j'agis en conséquence.

Le néoplasme, dont l'étendue est assez difficile à apprécier, commence donc à 7 centimètres environ au-dessous du bord inférieur du cricoïde, puisque nous savons que de ce point, qui marque l'origine conventionnelle de l'œsophage, aux arcades dentaires, la distance moyenne est de 15 centimètres environ. Il est donc situé au-dessous du plan passant par la première côte, dans le thorax, à la partie la plus élevée du médiastin, mais il reste certainement au-dessus du pédicule pulmonaire. L'exploration de la base du cou, assez facile chez notre malade, nous donne d'ailleurs un renseignement important : il n'y a à ce niveau aucune tuméfaction profonde, mais on sent, dans la partie interne du creux sus-claviculaire droit, un petit ganglion dur et mobile qui semble bien être un ganglion malade. Du côté de l'aorte et des autres organes intra-thoraciques nous n'avons rien trouvé qui pût nous faire penser à la possibilité d'un autre diagnostic, et, tout en faisant les quelques réserves qu'implique toujours la détermination d'une lésion invisible, je ne crois pas que nous puissions avoir d'hésitation sur la nature de la maladie.

Le malade, qui s'alimente à merveille grâce à sa gastrostomie, est un homme qui, malgré sa maigreur, semble vigoureux, résistant, nullement cachectique. Il est en somme dans les conditions les plus favorables, et comme on en rencontre rarement, pour supporter une opération redoutable, et, malgré la présence d'un petit ganglion d'ailleurs parfaitement accessible, je ne crois pas que nous puissions trouver de longtemps une occasion meilleure de tenter la cure opératoire d'un cancer de l'œsophage caché dans les profondeurs du thorax.

C'est qu'en effet, Messieurs, si l'on s'en tient à tout ce qui a été écrit sur cette question, l'extirpation de l'œsophage endothoracique paraît non seulement hérissée de difficultés, mais en réalité à peu près impossible. Il y a bien eu, du côté de l'œsophage cervical, quelques extirpations de la partie supérieure, accompagnant en général des mutilations plus étendues du côté du larynx et du corps thyroïde, comme dans les deux cas de Roux, mais, dans le thorax lui-même, je ne sache pas que l'extirpation ait pu jamais être pratiquée d'une façon satisfaisante, et la tentative de Rehn, malgré la valeur et la hardiesse de ce chirurgien, n'a été qu'une tentative.

Je pense cependant, Messieurs, puisque je me décide à la faire, que cette opération peut être entreprise avec de sérieuses chances de succès, et si je le pense, c'est parce que quelques recherches anatomiques, que j'ai entreprises à propos du cas qui nous occupe aujourd'hui, m'ont montré qu'on pouvait mieux faire pour aborder l'œsophage que ce qui a été fait jusqu'ici.

On n'a, en effet, dans les recherches antérieures, cherché à aborder l'œsophage que de deux façons, soit au niveau du cou, soit directement au niveau du thorax. Au niveau du cou, on ne peut évidemment songer à aborder, et à plus forte raison à extirper que sa partie supérieure. Au delà des trois ou quatre premiers centimètres de la portion intrathoracique, on ne peut plus rien, même en attirant fortement l'œsophage vers le haut, si les adhérences ne s'y opposent pas, comme l'a fait Quervain. On peut, il est vrai, et je m'en suis assuré, se donner un peu plus de jour en enlevant la moitié interne de la clavicule gauche et en réséquant le tronc brachiocéphalique veineux du même côté. Mais, malgré cette opération préliminaire qui n'est pas sans inconvénients, on y voit encore fort mal, on est dans l'impossibilité de s'occuper sérieusement du bout inférieur de l'œsophage après la section de ce conduit, et je suis convaincu, pour ne pas dire certain, qu'il est, par cette voie, impossible de rien faire avec quelque méthode et quelque sécurité.

Vous savez que les travaux de Nassiloff, de Hartmann et Quénu, de Potarca, nous ont montré qu'on pouvait aborder l'œsophage dans sa portion thoracique, soit à gauche, comme le préfèrent Quénu et Hartmann, soit à droite, comme le conseille Potarca. En coupant les 3e, 4e, 5e, 6e côtes, et en décollant la plèvre de la gouttière costo-vertébrale, on arrive en effet assez facilement sur l'œsophage thoracique. On peut l'explorer, on peut l'inciser, mais je suis convaincu qu'il est également impossible, par cette voie étroite, profonde, et où il est extrêmement difficile de se mouvoir, d'exécuter aucune résection satisfaisante de l'œsophage cancéreux.

D'autre part, des recherches bibliographiques postérieures à mes investigations sur le cadavre m'ont appris que Lévy avait fait sur des chiens des expériences satisfaisantes. Il est parvenu, non sans difficultés, à leur réséquer une portion de l'œsophage thoracique en combinant la voie postérieure avec une incision permettant la section de l'œsophage dans le cou et l'abouchement de son bout supérieur au dehors. Mais il n'a rien fait sur l'homme, et ces expériences, bien que constituant un progrès sensible sur ce qui avait été fait avant lui, ne l'ont pas conduit à pratiquer la seule manœuvre qui puisse, à mon avis, permettre de faire entrer dans la pratique chirurgicale l'exploration du médiastin postérieur.

En effet, Messieurs, ce qu'il est impossible de faire soit par la voie cervicale, soit par la voie thoracique, je suis convaincu, qu'à moins de difficultés tenant aux adhérences pathologiques de l'organe et qu'il n'est pas en notre pouvoir de préciser, il est relativement facile de le faire et de la façon la plus simple. Et je suis quelque peu surpris que les recherches cadavériques ne l'aient pas montré plus tôt aux chirurgiens qui ont été conduits à s'occuper de cette question.

Il suffit, en effet, pour se donner un jour extraordinaire sur le médiastin postérieur et les organes qui y sont contenus, à commencer par l'œsophage, de *couper tout ce qu'il y a entre la peau et ces organes*. Il faut, pour y parvenir, combiner la voie cervicale avec la voie thoracique, mais en faisant sauter la partie postérieure des côtes supérieures, *y compris la première*, religieusement respectée jusqu'ici.

Tant que la première côte est intacte, en effet, il est impossible d'écarter de la colonne vertébrale le sommet du poumon et d'agir à la fois sur la portion cervicale de l'œsophage et sur sa portion thoracique. Elle s'oppose invinciblement à toute tentative d'exploration sérieuse des organes du médiastin postérieur, et, à plus

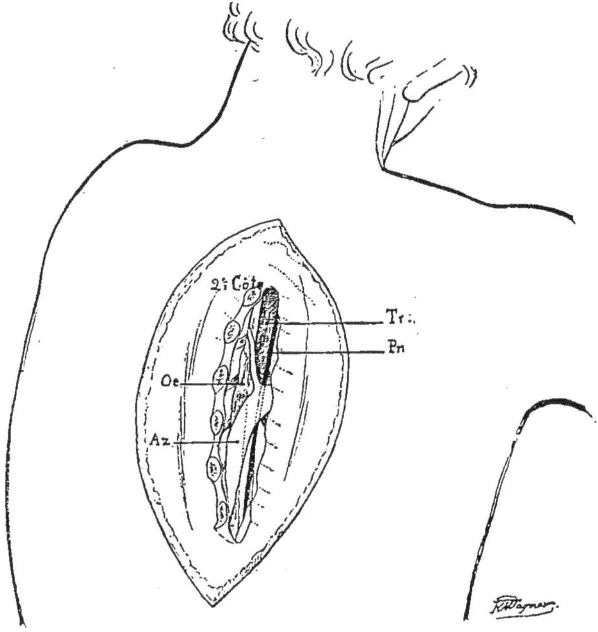

Fig. 4. — L'accès sur le médiastin, la première côte étant intacte.

forte raison, à toute manœuvre chirurgicale un peu délicate. Dès que la première côte est sectionnée, au contraire, rien n'est plus simple que d'écarter de la colonne vertébrale le moignon de l'épaule tout entier, de repousser en dehors le sommet du poumon et de pénétrer dans le médiastin postérieur pour l'explorer en entier jusqu'au pédicule pulmonaire, et même beaucoup plus bas, si on le juge nécessaire. Rien n'est plus facile, en prolongeant son incision vers le cou, que de combiner les manœuvres cervicales avec les manœuvres dans le médiastin et d'enlever ainsi la plus grande partie de l'œsophage thoracique.

Il est, en effet, de toute nécessité d'agir à la fois du côté du cou et du côté du médiastin, puisque le bout supérieur de l'œsophage devra être fixé à la plaie cervicale pour l'écoulement de la salive et que c'est à ce niveau que devra se faire la section supérieure de l'œsophage. Quant à la partie principale de l'opération, à l'isolement et à l'extirpation du néoplasme, il est évident, puisque

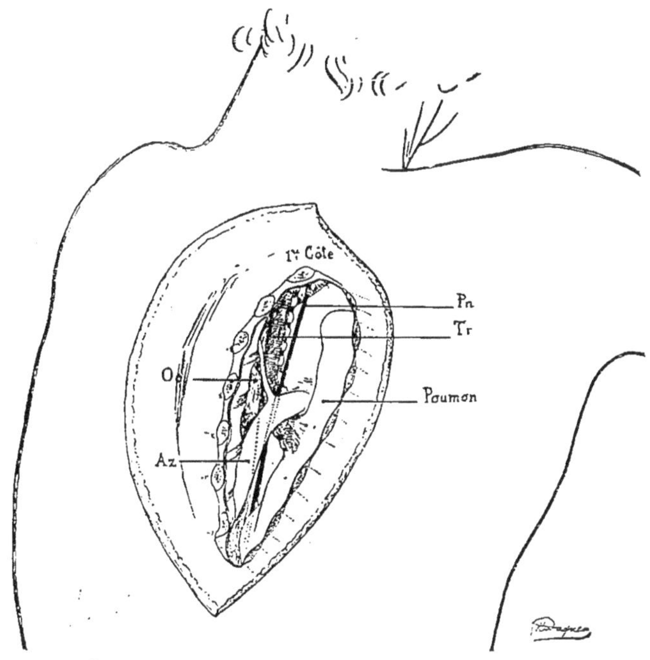

Fig. 5. — L'accès sur le médiastin, après section de la première côte.

celui-ci siège dans le médiastin, que c'est par le médiastin qu'il devra être attaqué.

Mais ici, Messieurs, une première question se pose : faut-il passer à droite ou à gauche de la colonne vertébrale? Du côté du cou, l'œsophage est plus facilement accessible et isolable du côté gauche, et, s'il s'agissait uniquement d'une opération dans le cou, c'est ce côté qu'il faudrait choisir. Mais, pour les manœuvres intra-thoraciques, il est de beaucoup préférable de passer à droite, et les quelques difficultés qu'il peut y avoir à isoler l'œsophage cervical par le côté droit ne sauraient entrer en balance avec les avantages multiples que présente l'attaque de l'œsophage intra-thoracique par ce même côté.

Si l'on était sûr que le néoplasme fût circonscrit à la partie supérieure de l'œsophage et qu'il n'atteignît pas la crosse de l'aorte, il serait aussi simple d'opérer à gauche qu'à droite, peut-être même un peu plus, l'œsophage à ce niveau étant un peu à gauche. Mais la crosse de l'aorte, qui est située assez haut et passe à gauche de l'œsophage, forme un obstacle invincible et qu'on ne peut tourner. Elle empêche toute manœuvre directe sur la partie moyenne de l'œsophage, qui, à ce niveau, passe à droite et est dès lors masqué par l'aorte thoracique. Il est donc à peu près impossible de faire aucune manœuvre opératoire sérieuse sur l'œsophage, et surtout de le sectionner et de fermer son bout inférieur, si ces manœuvres doivent être faites au-dessous de la crosse de l'aorte, c'est-à-dire sur la moitié de sa longueur.

A droite, au contraire, il est presque aussi simple à atteindre à la partie supérieure du médiastin, et peut être suivi très bas, presque jusqu'au diaphragme, car ici la crosse de la veine azygos apporte seule quelque gêne, et rien n'est plus simple que de la couper. Il est donc, à droite, aussi facile d'agir sur les néoplasmes de la région moyenne que sur ceux de la région supérieure de l'œsophage, et l'aorte ne gêne en rien; on peut même ne pas l'apercevoir.

Quant au cul-de-sac pleural rétro-œsophagien signalé à droite par Quénu et Hartmann, outre qu'il est situé très bas, au-dessous de la bifurcation des bronches, il est facile à décoller et à repousser en dehors en découvrant ainsi l'œsophage.

Du reste, à droite comme à gauche, dans la partie supérieure du médiastin, on arrive sur l'œsophage sans rencontrer aucun vaisseau, et, à moins d'adhérences et de déchirures pathologiques, toute cette exploration doit se faire sans perdre une goutte de sang.

Il est encore un détail anatomique qui m'engagerait à passer à droite, si les précédentes raisons ne suffisaient pas. C'est la présence du canal thoracique qui, venant de derrière l'œsophage, longe son bord gauche pour se porter ensuite en haut et en avant et se jeter dans le confluent de la sous-clavière et de la jugulaire gauches. Il est mince, fragile, difficile à voir, et je suis convaincu qu'on est beaucoup plus exposé à le blesser en passant par le côté gauche. Je sais bien que sa blessure n'est pas très grave, ou passe pour ne pas l'être, mais j'estime cependant qu'il est préférable de le respecter et j'aime mieux, pour y parvenir, m'en éloigner en opérant à droite. A la partie inférieure du médiastin, le canal thoracique est, lui aussi, à droite, mais il est, à ce niveau, contre la colonne vertébrale dont l'œsophage s'éloigne de plus en plus, et il est dès lors à l'abri de toute atteinte.

Quant aux pneumogastriques, ils n'entrent en contact avec l'œsophage que très bas, au-dessous du pédicule pulmonaire, vers son tiers inférieur. Ils peuvent en être d'ailleurs séparés, et leur section, si elle avait lieu en ce point, n'aurait pas de très grands inconvénients, puisqu'ils ont alors fourni leurs filets cardiaques et pulmonaires. Je crois que de ce côté il n'y a rien à craindre.

C'est donc à droite qu'il faut passer et c'est à droite que je passerai.

Voici donc, Messieurs, comment j'ai l'intention de conduire mon opération.

Je commencerai par pratiquer dans la région cervicale, le long du bord antérieur du sterno-mastoïdien, une incision assez longue, que je recourberai un peu vers le haut, de façon à couper au besoin le sterno-mastoïdien. Par cette incision, j'irai derrière la trachée à la recherche du bord droit de l'œsophage que je dégagerai et que j'isolerai de mon mieux en m'efforçant de bien séparer le nerf récurrent. L'œsophage isolé, je passerai au-dessous de lui un double fil de soie, que j'abandonnerai ainsi de façon à m'en servir plus tard, s'il y a lieu, pour lier l'œsophage et le sectionner entre deux ligatures. En même temps, j'explorerai avec le doigt la partie sous-jacente de l'œsophage et je tâcherai de me rendre compte de la situation exacte du néoplasme.

Mettant alors le malade sur le côté gauche, j'aborderai l'opération thoracique. J'inciserai la peau au niveau de l'angle des côtes, depuis la sixième côte environ jusqu'au trapèze, et je sectionnerai sans doute une partie de ce muscle, de façon à permettre l'écartement complet de l'épaule pendant l'opération. Peut-être, dès ce moment, prolongerai-je mon incision de façon à rejoindre l'incision cervicale, mais je m'efforcerai cependant de laisser entre les deux un intervalle de peau intacte. J'arrêterai le sang et je commencerai alors à dénuder la sixième côte avec beaucoup de soin, à la

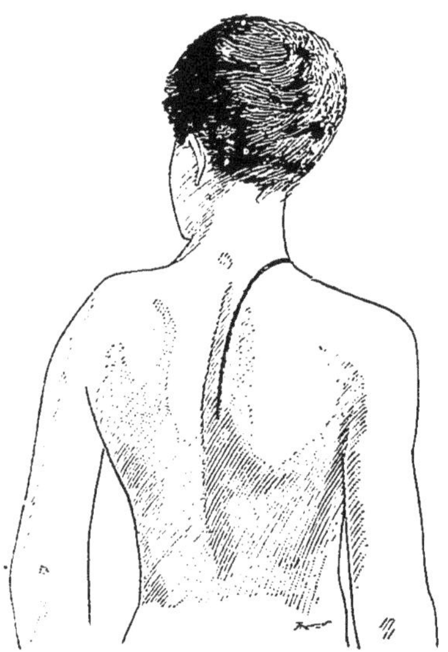

Fig. 6. — L'incision cutanée.

rugine, depuis son apophyse transverse jusqu'à 3 ou 4 centimètres en dehors; j'enlèverai alors la sixième côte, et, passant les doigts sous la paroi costale, j'irai décoller la plèvre des cinquième et quatrième, puis des premières côtes qui seront facilement réséquées sans qu'il soit besoin de les ruginer et de les dénuder sur toute leur étendue. Au niveau de la première côte, je redoublerai d'attention, afin d'éviter toute effraction de la plèvre. Je n'aurai d'ailleurs peut-être pas besoin de la réséquer et je pense qu'il me suffira de la sectionner pour voir le moignon de l'épaule s'écarter de la colonne vertébrale et le médiastin s'entr'ouvrir. Pendant ce temps un aide, tenant le bras droit, sera chargé d'empêcher un écartement complet de l'épaule, de façon à éviter le tiraillement du plexus brachial; puis je régulariserai la section osseuse à la pince-gouge du côté extérieur et du côté vertébral. Je serai alors sur le feuillet postérieur de la plèvre recouverte par les vaisseaux et nerfs intercostaux que je sectionnerai entre deux ligatures.

J'écarterai ensuite le sommet du poumon et sa partie moyenne, en ayant soin de protéger la plèvre pour que les mouvements respiratoires ne viennent pas la déchirer contre les fragments

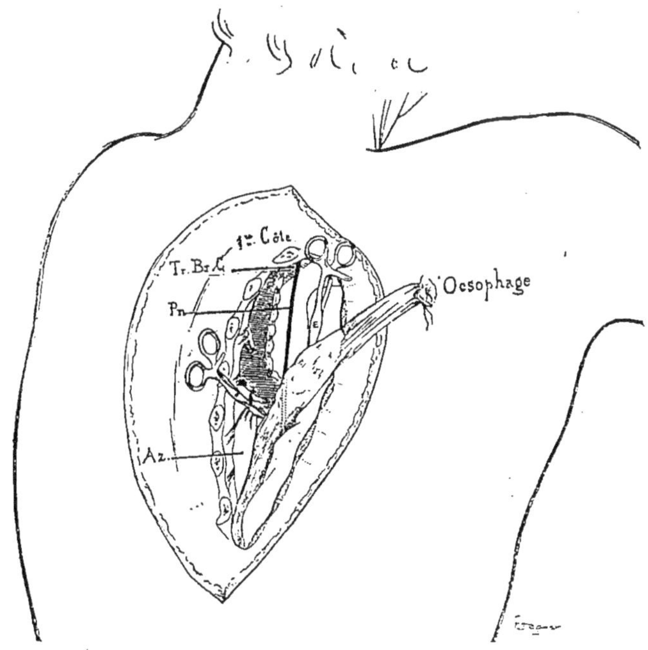

Fig. 7. — Extirpation de l'œsophage cancéreux.

costaux. Le décollement progressif de la plèvre costo-vertébrale me conduira dans le médiastin.

Il me sera alors facile, j'en ai la conviction, d'explorer le néoplasme et de me rendre compte de son étendue et de ses adhérences. S'il me paraît extirpable, j'abandonnerai momentanément mes manœuvres dans le médiastin, je reviendrai au cou afin de lier l'œsophage au moyen des deux fils laissés à cet effet dans la première partie de mon opération, et je sectionnerai l'œsophage entre les deux ligatures, en stérilisant la muqueuse au thermocautère.

Saisissant alors avec une pince le fil du bout inférieur de l'œsophage, il me sera facile de le faire passer de haut en bas dans le médastin où j'irai le saisir en attirant avec lui le bout inférieur qui viendra ainsi apparaître au niveau de la brèche thoracique. J'isolerai alors de mon mieux le conduit œsophagien, en ayant le plus grand soin de ne blesser ni la plèvre ni la trachée; je sectionnerai, si besoin est, entre deux ligatures, la crosse de l'azygos et j'irai jeter un fil sur l'œsophage au-dessous de la limite inférieure du néoplasme. Immédiatement au-dessous de cette ligature, je sectionnerai l'œsophage au thermocautère, abandonnant ainsi le bout inférieur, proche du cardia, dans les profondeurs du médiastin.

Il ne me restera plus qu'à faire l'hémostase, et à fermer ma plaie thoracique en en reconstituant de mon mieux les différents plans. J'ai l'intention d'y laisser un drain d'assez fort calibre.

Lorsque la plaie thoracique sera suturée, et que le malade aura été couché de nouveau sur le dos, je fixerai par des points de suture le bout supérieur de l'œsophage à la plaie cervicale, en ayant soin de mettre dans sa lumière un drain assez long destiné à conduire loin de la plaie la salive incessamment déglutie.

Telle est, Messieurs, l'opération que j'ai l'intention d'entreprendre. Je ne crois pas qu'elle puisse présenter, si elle est conduite avec méthode, de difficultés bien sérieuses. Mais il est évident qu'elle peut être compliquée par divers accidents d'ailleurs d'inégale importance. Je ne crois guère à l'hémorragie ou tout au moins à une hémorragie inquiétante. L'azygos est le seul vaisseau important que nous ayions à rencontrer, et, comme elle est située au fond d'une large brèche nous permettant de la bien voir, elle ne me fait pas peur. Je crois le pneumothorax beaucoup plus à craindre. Les mouvements du poumon, qui tendent à chaque instant à précipiter la plèvre contre les côtes, risquent fort de la déchirer. Mais un pneumothorax n'est pas un accident bien redoutable en lui-même, et les cas sont nombreux dans lesquels il s'est produit sans que le malade paraisse en souffrir.

Il faut avoir soin, l'opération finie, de bien suturer la plèvre, si on le peut, au cas où elle aurait été blessée; et si les accidents d'infection de la cavité pleurale peuvent être évités, le malade pourra n'en pas souffrir d'une façon bien sérieuse. Il en serait tout autrement si, à la suite d'adhérences du néoplasme à la plèvre gauche, il se produisait, en même temps qu'une perforation de la plèvre droite, une déchirure de la plèvre gauche. Un double pneumothorax, qui surviendrait fatalement, pourrait être suivi d'accidents presque immédiatement mortels. Mais c'est là une éventualité bien improbable et qui, je l'espère, ne se produira pas.

Je vous ai déjà dit tout à l'heure pourquoi je pense que nous n'avons à redouter aucune blessure des pneumogastriques, qui ne rejoignent l'œsophage qu'au-dessous du pédicule pulmonaire et lorsqu'ils ont abandonné les filets qu'ils envoient au cœur et au poumon.

En revanche, je pense que, si quelque adhérence venait fusionner le néoplasme et la face postérieure de la trachée, une ouverture du conduit aérien devrait être considérée comme très grave, à cause de la difficulté qu'il y aurait sans doute à oblitérer d'une façon efficace cette ouverture et des risques d'infection qui, dans ces conditions, menaceraient le médiastin.

Il est de toute évidence, Messieurs, que c'est là une opération au cours de laquelle nous devons nous attendre à des accidents. J'espère qu'ils ne se produiront pas. Mais si le malheur voulait qu'ils survinssent, je serais prêt à les accepter sans étonnement et à y parer avec énergie.

Quoi qu'il en soit, je ferai tout ce qui est en mon pouvoir pour mener à bonne fin cette opération difficile. Je m'arrêterai, s'il le faut, mais j'ai le ferme espoir de pouvoir atteindre mon but et je suis convaincu qu'une voie nouvelle va nous être ouverte vers la partie supérieure du médiastin postérieur, et que nous allons pouvoir enfin pénétrer dans ce territoire inaccessible et jusqu'à ce jour inviolé, où nul chirurgien n'a pu porter encore sa main libératrice.

LE PASSÉ ET L'AVENIR DE LA CHIRURGIE DU MÉDIASTIN POSTÉRIEUR[1]

Messieurs,

La révolution qui a donné à la chirurgie une puissance qu'elle n'avait jamais connue, et que nos prédécesseurs presque immédiats n'eussent pas même osé rêver, ne nous a cependant fourni que des armes impuissantes contre les affections du médiastin postérieur.

Sa situation dans les profondeurs de la poitrine, entre les deux poumons, en avant des corps vertébraux, en arrière des bronches et de la base même du cœur, en avait fait jusqu'à ces derniers temps une région inaccessible, et l'avait mis à l'abri des tentatives des chirurgiens les plus hardis.

Alors que la chirurgie de l'abdomen avait accompli des merveilles et réalisé, sur l'utérus et les annexes, le foie et les voies biliaires, la rate, l'estomac et l'intestin, à peu près toutes les opérations qu'il est possible de concevoir, alors que la chirurgie du thorax s'attaquait au poumon pour y découvrir des abcès, ou même en extirper des fragments, alors que le crâne et le canal rachidien se laissaient entr'ouvrir pour l'exploration des centres nerveux, l'ouverture des abcès cérébraux ou l'extirpation des tumeurs de la moelle et de l'encéphale, alors que le médiastin antérieur s'ouvrait pour la suture des plaies du cœur, seul le médiastin postérieur restait inaccessible, inviolable et sacré.

Ce n'est pas cependant qu'il n'y ait eu des tentatives hardies, qui presque toutes avaient pour but de s'attaquer à l'œsophage, que

1. Leçon faite à Baltimore (John Hopkin's Hospital, 6 avril 1904.)

celui-ci soit cancéreux, rétréci ou obstrué par un corps étranger. Je ne compte pas, en effet, les quelques interventions pour abcès froids qui ont conduit les chirurgiens jusque sur la face antérieure des corps vertébraux. Bien que ce soient là, en réalité, des interventions sur le médiastin postérieur, ces opérations, qui se réduisent au curettage plus ou moins complet d'une poche d'abcès froid, ne sauraient être comparées à celles qui consistent à ouvrir de propos délibéré le médiastin postérieur pour s'attaquer aux organes qui sont contenus dans son intérieur.

Celles-ci ont été fort rares, et depuis que Nassiloff a le premier, en 1888, indiqué la voie à suivre et montré qu'en réséquant quelques côtes et en décollant la plèvre de la gouttière costo-vertébrale on pouvait arriver jusque sur l'œsophage, les principaux travaux qui ont été faits sur cette question sont des recherches anatomiques. Quénu et Hartmann, Potarca ont précisé les rapports de l'œsophage dans le thorax et conseillé pour parvenir jusqu'à lui de passer soit à gauche de la colonne vertébrale (Quénu et Hartmann), soit à droite (Potarca). Schwartz a fait d'intéressantes recherches sur la façon d'attaquer les bronches pour en extraire les corps étrangers. Lévy a fait chez le chien des résections de l'œsophage et Gosset a réalisé sur le même animal l'anastomose transdiaphragmatique de l'œsophage et de la grosse tubérosité de l'estomac.

Quant aux interventions sur l'homme dans un but thérapeutique, elles sont très exceptionnelles. Rehn a essayé par deux fois de s'attaquer à des cancers, et il n'a pu qu'inciser l'œsophage. Llobet et Tuffier, celui-ci par voie transpleurale, ont de même incisé cet organe pour des rétrécissements cicatriciels, et Forgue, dans une tentative d'extirpation de corps étranger, fut obligé d'abandonner son opération sans avoir pu réussir à ouvrir le conduit œsophagien qu'il put seulement reconnaître du bout des doigts. Curtis, en 1896, ouvrit par voie postérieure la bronche droite pour en extraire un corps étranger, qui fut d'ailleurs inaccessible. Et voilà, sauf erreur, toutes les interventions pratiquées sur le médiastin postérieur. Toutes, on le voit, n'ont été que des tentatives opératoires et se sont terminées par des échecs, ou tout au moins par une simple incision, soit de l'œsophage, soit de la bronche.

Quelle que soit la hardiesse et l'habileté de ces chirurgiens, il n'en pouvait être autrement, au moins pour les interventions sur l'œsophage, car on conçoit très bien qu'une bronchotomie pour corps étranger puisse être suivie de succès. Mais les interventions sur l'œsophage, telles qu'on les pratiquait, étaient d'avance condamnées à échouer. Par la voie indiquée par Nassiloff, et que tous les opérateurs s'obstinèrent à suivre, toute opération réglée sur l'œsophage est absolument impossible. La résection des 3e, 4e, 5e et 6e côtes permet en effet d'arriver sur l'œsophage, après décollement de la plèvre; elle permet de le reconnaître et de le saisir avec une pince, elle peut permettre, à la rigueur, d'enlever un corps étranger arrêté à ce niveau, et peut-être de faire, un peu en aveugle, l'incision d'un rétrécissement. Elle ne permet pas d'agir contre un cancer et d'en faire l'extirpation. Si l'on voulait, en effet, tenter l'extirpation de l'œsophage, mieux vaudrait la voie transpleurale avec large volet thoracique indiquée par Tuffier, bien qu'elle ait le grave inconvénient d'agir à travers la plèvre et de multiplier les chances d'accidents. Elle donne plus de jour. Si elle est pleine de périls et de difficultés, au moins, comme celle de Nassiloff, de Potarca, de Quénu et Hartmann, ne se heurte-t-elle pas à l'impossible. Elle est insuffisante, elle est dangereuse, elle est mauvaise, mais elle est matériellement praticable.

J'ai pensé qu'on pouvait mieux faire, et qu'il était possible et même facile de s'ouvrir vers le médiastin postérieur une voie claire, large et suffisante pour y pratiquer aisément toutes les interventions.

Pour le démontrer, il m'a semblé que je ne pouvais mieux faire que de m'attaquer immédiatement à la plus difficile, et j'ai pratiqué l'extirpation de l'œsophage cancéreux dans sa partie réputée la plus inaccessible, au centre même du médiastin postérieur, derrière la bifurcation des bronches et le pédicule pulmonaire.

J'ai fait deux fois cette opération sans incidents, je dirais même sans difficultés opératoires. Et si mes malades n'ont pas survécu, s'ils ont succombé l'un et l'autre à des accidents mal déterminés, mais dont je soupçonne la nature, il n'en résulte pas moins de ces tentatives qu'il est aujourd'hui possible aux chirurgiens d'aller porter la main dans la seule partie du corps humain devant laquelle se fût jusqu'à ce jour arrêté leur hardiesse et incliné leur puissance.

Je n'insiste pas sur ces opérations décrites tout au long dans le *Bulletin de la Société de Chirurgie de Paris* (Séance du 23 janvier 1903). Je tiens seulement à rappeler les conditions qui permettent de les mener à bien. Il faut, pour y parvenir, avoir un très large accès sur le médiastin postérieur, de façon à pouvoir y évoluer à l'aise et s'y livrer aux explorations et aux manœuvres délicates et multipliées qu'entraîne nécessairement une opération de cette importance. La résection de trois ou quatre côtes moyennes, à laquelle tous les chirurgiens ont obstinément limité l'étendue de leur voie d'accès, ne donne pour ainsi dire aucun jour. Elle est très insuffisante. Pour avoir du jour, et beaucoup de jour, il suffit d'étendre la résection costale aux premières côtes qui, pour des causes qui m'échappent, avaient toujours été respectées jusqu'ici. La section de ces côtes et en particulier de la première, change en effet d'une façon absolue les conditions de l'opération : tant que la première côte est intacte, il est encore impossible de faire aucune manœuvre régulière dans le médiastin postérieur, toutes les autres, de la 2e à la 8e et à la 9e, fussent-elles enlevées. La première côte, en effet, fixe invinciblement le moignon de l'épaule et toute la moitié correspondante de la cage thoracique à la colonne vertébrale. Que l'on vienne, au contraire, à réséquer ou même à sectionner simplement la première côte et immédiatement toute la moitié correspondante de la cage thoracique se laisse écarter de la colonne vertébrale et le moignon de l'épaule se porte en dehors, si bien qu'il faut même le retenir pour éviter le tiraillement des racines du plexus brachial. Le médiastin postérieur s'ouvre comme un livre, et rien n'est plus simple, après le décollement de la plèvre et du sommet du poumon, que d'aller dans sa profondeur pratiquer toutes les manœuvres et toutes les explorations, J'ai pu, dans mon opération, lier la crosse de 'azygos, explorer la face postérieure de la trachée et des bronches, disséquer le pneumogastrique derrière le pédicule pulmonaire, faire en un mot toutes les manœuvres opératoires indispensables pour mener à bien une opération aussi compliquée que l'extirpation de l'œsophage thoracique.

Cette technique nouvelle a donc rendu matériellement possibles les interventions chirurgicales les plus compliquées dans le médiastin postérieur. L'expérience seule pourra nous dire quel est l'avenir qui leur est réservé, mais il ne nous est pas défendu d'essayer de le prévoir.

Il est de toute évidence que ces interventions seront toujours et nécessairement des opérations graves, dans lesquelles se jouera l'existence des malades, et qu'elles ne pourront être légitimées que dans les cas où la vie est irrémédiablement compromise ou tout au moins très gravement menacée. Je ne vois que les cas de cancer ou de corps étrangers de l'œsophage ayant résisté aux autres moyens, ou encore les médiastinites suppurées. Les corps étrangers des bronches me paraissent devoir être maintenant justiciables des manœuvres d'extraction par les voies naturelles avec l'aide du bronchoscope de Killian, ou, en cas d'échec absolu, de la bronchotomie simple. Mais en cas d'insuccès de cette dernière opération, qui ne donne que peu de jour, il est évident que la transformation de l'exploration restreinte que donne l'incision de la bronche après résection de deux ou trois côtes, en une exploration large par la résection costale des cinq ou six premières côtes, telle que je l'ai pratiquée et que je la préconise, serait alors indiquée comme dernière ressource. Dans les médiastinistes suppurées, je ne crois pas que l'on ait bien souvent l'occasion d'y avoir recours. Les signes en sont trop obscurs et l'évolution en général trop rapide pour qu'on ait la possibilité d'intervenir d'une façon bien certaine et bien efficace. Mais enfin certaines conditions peuvent se présenter dans lesquelles il pourrait être indiqué d'y recourir.

Que peut donner cette opération dans le cancer de l'œsophage? Évidemment je ne me berce pas de l'illusion que nous soyions appelés à voir souvent des cancéreux survivre de longues années à l'extirpation de leur œsophage. Cependant il ne me répugne nullement de penser qu'une telle opération puisse être quelquefois suivie d'un succès durable.

Mes deux malades, il est vrai, ont succombé. L'un et l'autre sont morts dans des conditions identiques, au bout de vingt-quatre heures, sans hémorragie, sans choc, sans phénomènes de septicémie, sans température, succombant à des accidents que je crois devoir rapporter à une asphyxie lente. J'avais cru, en effet, devoir laisser dans le médiastin postérieur un drain de gros calibre. Dans ces conditions, j'ai pu me rendre compte qu'à chaque inspiration une grande quantité d'air entrait dans le médiastin, produisant ainsi un véritable pneumothorax extra-pleural, et diminuant d'autant la quantité d'air pénétrant dans les poumons. Je n'ai pas eu, depuis cette époque, l'occasion de pratiquer de nouvelles opérations, et de voir, comme telle est mon intention, si la suppression du drainage pourra éviter les accidents dont je viens de parler. Si cette cause de mort disparaît, comme je le crois possible, il n'y a aucune raison pour que cette opération, évidemment grave, ne nous donne pas, grâce aux progrès techniques qui accompagnent toujours les opérations nouvelles, des succès que je n'ai pu encore obtenir.

Sauerbuch, assistant de Mickulicz, vient d'expérimenter sur les animaux une méthode qui pourrait peut-être, dans une certaine mesure, éviter cet accident, ainsi que ceux qui peuvent résulter du pneumothorax par effraction de la plèvre. Il opère ses animaux dans une cage hermétiquement fermée dans laquelle on établit un vide relatif. La tête de l'animal est à l'extérieur, le cou étant entouré d'une manchette de caoutchouc qui empêche toute communication entre l'extérieur de la cage où se trouve la tête de l'animal, et l'intérieur où se trouvent le corps et le chirurgien. L'excès de la pression dans l'intérieur du poumon, en communication avec l'air extérieur, sur la pression extra-pulmonaire exercée par l'air rarefié de la cage, évite les accidents de pneumothorax et permet, au dire de son auteur, de faire dans la poitrine les opérations les plus compliquées sans aucun danger par suite de l'ouverture de la plèvre. Je le désire vivement, mais je crains que ce ne soit là une méthode bien difficile à appliquer à l'homme, et je ne compte guère la voir entrer dans la pratique chirurgicale.

Il faut donc, à mon avis compter avec ce pneumothorax extrapleural dont je viens de parler, et s'efforcer de le prévenir en supprimant le drainage.

Mais c'est dans les corps étrangers de la portion thoracique de l'œsophage que la thoracotomie postérieure pourra, je l'espère, donner les plus beaux succès. Ici, lorsque toutes les manœuvres d'extraction par les voies naturelles auront échoué, elle pourra devenir formellement indiquée. Malgré le repérage le mieux conduit, la résection simple des côtes moyennes peut être insuffisante pour trouver un corps étranger de l'œsophage thoracique et surtout pour l'extraire. La technique nouvelle permettra de le faire sans difficultés, et avec de très sérieuses chances de succès.

Je ne conseillerai jamais cette opération dans les cas de rétrécissement cicatriciel de l'œsophage. Nous avons contre cette affection des armes plus efficaces et moins dangereuses. Un malade dont l'œsophage est rétréci peut parfaitement s'alimenter par la simple gastrostomie, inoffensive et suffisante. Ce n'est donc qu'aux malades dont la vie est condamnée, aux cancéreux que rien ne peut sauver, ou aux malades qu'un corps étranger enclavé dans l'œsophage menace de tuer à bref délai, qu'il faudra réserver cette intervention héroïque, mais redoutable — et quand bien même elle n'en sauverait qu'un, je ne regretterais pas de l'avoir entreprise, ni d'être venu jusqu'ici vous en entretenir.

TRAITEMENT CHIRURGICAL DES FRACTURES DE LA COLONNE VERTÉBRALE

Messieurs,

Vous avez pu voir, couché dans le dernier lit de la salle Trélat, un homme d'une trentaine d'années, étendu dans une gouttière de Bonnet. Il est là depuis cinq mois environ, et comme son état ne présente aucune amélioration sensible, comme il semble même avoir une tendance à s'aggraver, je crois le moment venu de faire quelque chose pour essayer, sinon de le guérir, au moins de l'améliorer, et je compte l'opérer aujourd'hui devant vous.

Lorsqu'on l'apporta dans le service, il venait de faire une chute d'un lieu élevé. Son pied gauche était comme écrasé, sa jambe droite présentait une fracture compliquée vers le tiers supérieur, et il était atteint d'une paraplégie complète qui témoignait d'une lésion grave de la moelle épinière. Il présentait, en effet, au niveau des dernières vertèbres dorsales, une légère saillie qui prouvait jusqu'à l'évidence qu'il y avait en ce point une fracture du rachis. M. Tillaux le fit étendre dans une gouttière de Bonnet, en position aussi bonne que possible. Les fractures du pied et de la jambe furent réduites, et on attendit les événements, espérant voir une amélioration se produire, et la réparation des lésions médullaires se faire spontanément. Au lieu de cette évolution favorable, on assista au contraire au développement d'une cystite intense, à des phénomènes d'infection grave qui se traduisirent par une évacuation d'urine purulente et, de temps en temps, par une ascension thermique atteignant 40°. Aujourd'hui les choses sont à peu près dans le même état. Les fractures du pied et de la jambe sont consolidées, mais la paraplégie reste absolue, la sensibilité du membre inférieur est nulle, l'incontinence d'urine persiste, et il me paraît impossible de compter sur une réparation spontanée des lésions dont la moelle a dû être atteinte.

Et c'est pourquoi, Messieurs, comme la présence d'une gibbosité dorsale ne laisse aucun doute sur la réalité de la fracture et du déplacement des vertèbres, comme l'état du malade est encore assez bon pour qu'on puisse espérer qu'il supportera une opération sérieuse, comme enfin l'absence d'escarres aux talons indique que ses tissus se nourrissent encore assez bien et que toute vitalité n'a pas disparu de ses membres inférieurs, j'ai décidé de tenter aujourd'hui d'aller, par une opération, mettre sa moelle dans des conditions meilleures pour une réparation — si une réparation est encore possible!

Je ne veux pas laisser passer cette occasion sans vous dire ce que je pense sur les fractures de la colonne vertébrale, et sur la façon dont il faut actuellement les traiter. Je suis d'autant plus disposé à vous en parler que j'ai eu, il y a huit jours à peine, l'occasion d'intervenir, à l'hôpital Laënnec, sur un malade dont l'observation n'a fait que confirmer les idées que je pouvais avoir sur ce point.

Ces idées sont d'ailleurs bien simples. Je vous les exposerai en quelque mots et je m'efforcerai ensuite de les justifier devant vous. Toutes les fois qu'une fracture du rachis entraîne des phénomènes de paraplégie, il faut intervenir et intervenir le plus tôt possible. Il me semble, en vérité, qu'à l'heure actuelle, une telle proposition ne devrait même pas être discutée. Elle présente, à mes yeux, un véritable caractère d'évidence. La paraplégie consécutive à une fracture du rachis est due en effet presque toujours à une compression ou plutôt à un écrasement de la moelle suivant un mécanisme fort simple et que j'aurai à vous expliquer dans un instant. Il est donc évident qu'on aura tout intérêt à aller délivrer la moelle écrasée, ce qui ne peut se faire avec quelque sûreté qu'en allant s'attaquer directement et par une opération sanglante, à l'agent de l'écrasement.

Par contre, je comprends très bien qu'on s'abstienne lorsque la fracture n'est pas certaine et lorsque l'examen le plus attentif de la colonne vertébrale ne permet de reconnaître aucune déformation, aucune gibbosité qui vienne révéler l'existence de la fracture. Dans ces conditions il peut n'y avoir, en effet, qu'une simple commotion médullaire, ou encore une hémorragie intra-rachidienne qui donne lieu à des phénomènes de paraplégie absolue.

J'ai présent à l'esprit le cas d'un capitaine de cuirassiers, qui demeurait précisément en face de cet hôpital, et dont M. Reclus, qui le soignait, m'avait, pendant les vacances, confié la surveillance. Cet officier, dans une chute de cheval, était tombé si malheureusement que sa colonne vertébrale, au niveau de la région dorso-lombaire, avait porté sur l'arête d'un trottoir. On l'avait relevé paraplégique. Transporté chez lui, il resta une quinzaine de jours dans le même état, et le pronostic le plus sombre avait été porté par les divers chirurgiens qui l'avaient vu et en particulier par M. Tillaux, appelé en consultation. Au bout d'une quinzaine de jours, cependant, la sensibilité disparue sembla revenir et on vit reparaître du côté des orteils quelques très légers mouvements. Peu à peu, grâce à un traitement rigoureux par l'électricité, grâce surtout très probablement à la bonne nature, les choses s'améliorèrent de plus en plus, si bien que quelques mois après je rencontrai notre malade dans la rue, marchant parfaitement en s'aidant à peine de béquilles qu'il gardait plutôt par précaution que par nécessité. Il est évident que chez ce malade une opération quelconque, tout en lui faisant courir certains risques, n'eût pas donné un meilleur résultat.

Mais ce malade n'avait ni déformation rachidienne, ni gibbosité apparente, et il est plus que probable qu'il n'avait eu qu'une commotion ou une hémorragie médullaire, lésions relativement légères et qui s'étaient spontanément réparées.

J'ai eu l'occasion de voir un autre malade dont l'observation a été pour moi, comme la précédente, des plus instructives. L'année dernière on apporta à l'hôpital Laënnec un maçon qui était tombé transversalement d'une certaine hauteur sur l'arête d'un mur. La colonne vertébrale avait porté vers sa partie moyenne et avait été soumise à un violent effot d'hyperextension. Quand je le vis, il avait une anesthésie complète de la moitié inférieure du corps, une paraplégie absolue, une abolition totale des réflexes. On ne constatait aucune déformation, aucune gibbosité, et la radiographie ne montra rien de net. Au bout de trois jours, l'état étant resté absolument le même, je me décidai à intervenir. La lamnectomie, qui ne présenta aucune difficulté particulière, me permit de constater qu'il n'y avait aucune fracture, aucun déplacement osseux. Dans le canal rachidien je ne trouvai aucune hémorragie, et, en fin de compte, ayant ouvert la dure-mère, la moelle me parut parfaitement saine. Je refermai la dure-mère, je suturai la plaie, et le malade, s'il parut n'éprouver aucun inconvénient de cette opération, n'en retira non plus aucun bénéfice. Sa paraplégie persista sans changement. Une escarre se développa peu à peu au sacrum et s'agrandit de plus en plus, il s'amaigrit progressivement et, un mois et demi après l'opération, lorsque ses parents l'emmenèrent, avec une plaie opératoire depuis longtemps cicatrisée, il était dans un état qui ne permettait pas d'espérer une longue survie. Je n'en ai plus eu de nouvelles, mais je suppose qu'il a dû succomber peu de temps après sa sortie.

Voici donc deux malades qui, après un violent traumatisme du rachis, présentaient l'un et l'autre une paraplégie complète. Le premier a guéri spontanément et le second a vu, malgré une intervention, sa paraplégie persister. Il est évident que s'il fallait juger par ces deux cas de la valeur de l'intervention il n'y aurait guère lieu de la recommander. Mais, Messieurs, et j'insiste beaucoup sur ce point, car, à mon avis, toute la question est là, aucun de ces deux malades n'avait de fracture, ou tout au moins aucun d'eux n'avait de déplacement, de déviation vertébrale, de gibbosité, et les fractures du rachis ne sont graves, en tant que fractures, qu'autant qu'elles s'accompagnent d'un déplacement des corps vertébraux. C'est le déplacement qui est grave, ce n'est pas la fracture en elle-même. Et c'est contre le déplacement seul qu'il faut agir, et qu'une intervention aura des chances d'être utile. Or, en dehors de certaines constatations radiographiques particulièrement probantes et dont l'emploi peut être du plus grand secours, lorsqu'il s'agit de prendre une décision, nous n'avons, pour affirmer la réalité d'un déplacement osseux, d'une fracture succédant à un traumatisme quelconque, qu'un signe ayant quelque valeur, mais en ayant une très grande. C'est la constatation d'une irrégularité, d'une saillie, d'une gibbosité quelconque au niveau du rachis. Il est de toute évidence que lorsqu'un malade qui a subi un violent traumatisme rachidien présente, avec de la paraplégie, une saillie, même légère, au niveau de la crête des apophyses épineuses, cette saillie ne peut être attribuée qu'à un déplacement vertébral et par conséquent à une fracture. Car je ne m'occupe pas ici des luxations, d'ailleurs fort rares, et qui seraient justiciables d'un traitement identique.

Les deux malades dont je viens de parler, qui n'avaient aucun signe extérieur pouvant faire croire à une fracture, ne nous apprennent donc qu'une chose, c'est qu'il y a des cas dans lesquels il peut être extrêmement difficile de prendre un parti, et pour ma part lorsqu'aucun signe extérieur, ou aucun document radiographique probant ne permet d'affirmer qu'il y a fracture et déplacement, je comprends très bien que, même en présence de phénomènes de paraplégie absolue, on préfère s'abstenir et attendre la réparation spontanée. Si j'en crois les deux observations que je viens de vous rapporter, c'est même là le parti le plus sage et celui qui a chance de donner les meilleurs résultats.

Mais lorsqu'il y a gibbosité, lorsqu'il y a déplacement, alors, Messieurs, il n'en est pas de même, et je crois qu'ici l'hésitation n'est pas permise : il faut intervenir. Il suffit en effet de se rendre compte des lésions qui se produisent dans ces conditions pour comprendre qu'une intervention ne peut que mettre le malade dans des conditions plus favorables à une guérison, qui sans doute ne surviendra pas toujours, mais qui est survenue quelquefois. Car les cas ne sont plus très rares de malades qui, après une fracture de la colonne vertébrale, ont bénéficié d'une intervention.

Que se passe-t-il en effet le plus ordinairement, lorsqu'à la suite d'une fracture du rachis un déplacement vient à se produire?

La fracture du rachis se fait presque toujours par arrachement du plateau compact du corps vertébral, entraîné par le disque intervertébral qui s'insère sur lui et ne peut s'en séparer. Sous l'influence de la violence première, de la flexion du tronc, ou des mouvements secondaires qui peuvent survenir pendant le transport du blessé, le déplacement qui se produit revêt presque toujours la même forme. Le fragment supérieur du corps vertébral, entraîné par la partie supérieure du rachis qui tend à s'incliner en avant, glisse en avant sur le fragment inférieur du même corps vertébral, souvent plus ou moins écrasé. Le bord postéro-supérieur de ce fragment inférieur forme alors une arête transversale saillante dans l'intérieur du canal vertébral, arête sur laquelle la moelle vient se refléchir comme sur un chevalet. Mais cette disposition et le tiraillement qui en résulte pour la moelle ne seraient rien, si l'arc vertébral postérieur de la vertèbre située au-dessus, entraîné en avant avec cette vertèbre, ne venait se rapprocher de l'arête du fragment inférieur en écrasant la moelle, qui se trouve ainsi serrée comme dans un étau entre le fragment inférieur du corps vertébral fracturé et l'arc postérieur de la vertèbre située au-dessus. On comprend que, suivant l'écartement des deux plans osseux, la moelle puisse être plus ou moins comprimée. Dans un très grand nombre de cas, les deux os viennent en contact l'un de l'autre, et la moelle est absolument écrasée entre eux. La dure-mère elle-même, malgré sa résistance, peut être dilacérée et presque sectionnée.

J'ai parfaitement pu me rendre compte de cette disposition sur le malade que j'ai opéré il y a huit jours à Laënnec. Lorsque le canal rachidien a été ouvert, j'ai pu voir que l'arc postérieur de la vertèbre sus-jacente venait se mettre au contact de l'arête postérieure du corps vertébral situé au-dessous, et fracturé. Entre les deux il était impossible d'introduire quoi que ce soit et la moelle se trouvait prise, complètement écrasée.

Or, Messieurs, vous comprenez combien, par une opération, il est facile de porter remède à cet état de choses. Pour supprimer la compression de la moelle écrasée entre les deux mors de cet étau, il suffit de supprimer un de ces mors, et d'enlever par conséquent l'arc postérieur, qui est toujours accessible. L'enlèvement des lames vertébrales, la suppression de la paroi postérieure du canal rachidien, permet donc de libérer la moelle et de la décomprimer, sans qu'il y ait même besoin d'agir sur l'arête saillante au niveau de la paroi antérieure du canal vertébral. Il est d'ailleurs souvent possible de faire disparaître cette arête saillante elle-même, et de mettre ainsi la moelle à l'abrí de toute compression et de toute meurtrissure.

Il y a donc, Messieurs, dans les fractures avec déplacement, un avantage capital à aller enlever la paroi postérieure du canal rachidien et à décomprimer la moelle. Cela me paraît évident, et je ne comprends pas qu'on puisse faire à cette manière d'agir une seule objection. J'admettrais jusqu'à un certain point qu'on préférât s'abstenir si l'opération était grave, mais vraiment je ne crois pas que l'ouverture du canal rachidien, la lamnectomie, pour l'appeler par son nom, puisse être considérée comme une opération grave. En dehors de l'infection dont nous savons nous mettre à l'abri et qui ne peut survenir que d'une façon exceptionnelle, je ne vois pas ce qui pourrait nuire sérieusement au malade.

J'ai d'ailleurs une certaine expérience de cette opération, encore assez rare, puisque je l'ai pratiquée trois fois. Celle de ce matin sera la quatrième.

Une première fois, chez une femme qu'un cancer de l'utérus faisait horriblement souffrir, et que rien ne pouvait soulager, j'ai été réséquer les racines postérieures des nerfs de la queue de cheval. La malade a vu ses douleurs disparaître à peu près complètement et n'a présenté aucun accident imputable à la lamnectomie.

Mon second cas est celui de cet homme dont je vous ai déjà parlé et que j'ai opéré pour un traumatisme violent accompagné de paraplégie. Je n'ai rien trouvé, mais la lamnectomie n'a provoqué chez lui ni accident, ni réaction.

Mon troisième malade est celui que j'ai opéré la semaine dernière à l'hôpital Laënnec. Je n'ai encore, bien entendu, aucun résultat, et je n'en aurai peut être jamais, car il avait la moelle complètement détruite sur une longueur de trois ou quatre centimètres. Mais pas plus que chez les autres je n'ai observé de troubles imputables à la lamnectomie. Bien plus, depuis son opération, il se trouve plutôt mieux, ce qui est peut-être une affaire d'imagination. Mais la fièvre qu'il avait a disparu et sa température est redevenue normale.

Si j'en juge par ces trois exemples, je ne puis considérer la lamnectomie comme une opération dangereuse, et dans ces conditions je ne puis que répéter avec plus d'énergie et de conviction ce que je vous disais au début : dans toute paraplégie accompagnée d'une déformation rachidienne, et par conséquent imputable à une fracture de la colonne vertébrale, n'hésitez pas un instant et allez le plus tôt possible ouvrir le canal rachidien et dégager la moelle comprimée[1].

Si la lamnectomie n'est pas une opération grave, elle n'est pas non plus une opération difficile, à condition qu'on soit bien outillé. Il est presque indispensable d'avoir une pince-gouge spé-

1. Depuis cette leçon j'ai eu plusieurs fois l'occasion de pratiquer la lamnectomie. Dans un premier cas il s'agissait d'une femme, victime de l'effondrement d'une passerelle à l'Exposition. Elle avait été transportée à l'hôpital avec une paraplégie et une anesthésie complètes remontant jusqu'au-dessus des seins. Elle présentait sur la 3e ou 4e dorsale un point douloureux net. Mais il n'y avait ni gibbosité, ni trace de déformation. 36 heures après je pratiquai la lamnectomie : l'apophyse épineuse de la vertèbre était fracturée. Mais le corps vertébral n'avait rien. Il n'y avait aucune déformation du canal, aucune compression médullaire. Une petite incision à la dure-mère montra que le liquide céphalo-rachidien était absolument clair. 24 heures après l'opération la malade succombait. A l'autopsie on ne trouva du côté du foyer opératoire aucune complication pouvant expliquer la mort. D'autre part, malgré une fracture sans déplacement du corps de la 8e dorsale, il n'y avait aucune lésion médullaire visible. Les huit premières côtes étaient fracturées. Donc, ici, la paraplégie existait sans écrasement de la moelle, et l'opération, qui d'ailleurs n'a présenté aucune difficulté, n'a été d'aucune utilité.

Dans un second cas, il s'agissait d'un homme atteint de fracture du rachis depuis un mois, avec paraplégie et anesthésie absolues, rétention d'urine, abolition complète des reflexes et gibbosité très prononcée sur les 11° et 12e dorsales. La lamnectomie a été difficile, le canal médullaire n'existant plus à cause du cal. Elle a montré un écrasement complet de la moelle, serrée entre l'arc vertébral et l'angle du corps de la vertèbre situé au-dessous. Cet angle faisait une saillie d'un centimètre environ. Le cordon médullaire était à peu près détruit. Le résultat obtenu a été nul.

J'ai fait encore une lamnectomie sur une malade du Dr Hirtz. Chez cette malade, mon collègue avait porté le diagnostic de tumeur du canal rachidien, comprimant la moelle et déterminant une paraplégie. Le diagnostic du siège exact de la tumeur n'avait pu être fait. Je lui enlevai sans difficulté, dans la région dorsale, la paroi postérieure du canal rachidien sur une longueur d'environ 25 cent. Ne trouvant pas la tumeur, je m'arrêtai. Les incidents opératoires furent nuls. La malade succomba quatre mois plus tard, et l'autopsie permit de découvrir une tumeur énucléable à un centimètre à peine au-dessus du point où, en désespoir de cause, je m'étais arrêté.

ciale dont l'un des mors, aplati, peut s'introduire dans le canal rachidien, sous les lames vertébrales. Elle rend, pour cette opération, les plus grands services.

Le malade doit être presque couché sur le ventre, un coussin venant le caler pour le maintenir incliné à 45° environ de façon à ce que son dos soit bien exposé. Pour la manœuvre facile de la pince-gouge spéciale, et son introduction dans le canal rachidien, le chirurgien doit avoir la tête du malade à sa gauche et son bassin à sa droite.

Faites une incision de 15 ou 20 centimètres dont le milieu corresponde au siège présumé de la fracture, marqué le plus souvent par une gibbosité. Quelques coups de bistouri et de rugine permettent d'isoler les apophyses épineuses. Il y a alors, en général, un écoulement sanguin assez abondant qu'on arrête sans difficulté par le tamponnement. Avec une large et forte pince-gouge, analogue à la pince d'Ollier, enlevez toute la crête des apophyses épineuses. Il ne reste dans le fond de votre plaie que les lames vertébrales qu'il s'agit maintenant d'attaquer. La première est la plus difficile à enlever. Une scie rotative rendrait ici de grands services, mais, à défaut de cet instrument spécial et qui demande une installation particulière, on y arrive assez facilement avec une pince-gouge à mors courbes. Lorsqu'un morceau de lame vertébrale est enlevé, on peut alors insinuer au-dessous d'elle la pince spéciale à lamnectomie, dont le mors plat pénètre ainsi dans le canal rachidien. Dès que celui-ci est ouvert, il est en général assez facile de poursuivre l'extirpation successive des lames vertébrales en remontant vers le haut, le mors plat de la pince spéciale restant toujours engagé dans le canal rachidien entre la dure-mère et la face antérieure des lames vertébrales. Rien n'est plus simple que d'élargir la gouttière ainsi formée en abrasant les aspérités osseuses qui la rétrécissent. Il peut y avoir au niveau de la fracture quelques difficultés, le mors plat de la pince-gouge ne pouvant pas toujours passer entre le corps de la vertèbre et la lame vertébrale qui est venue se mettre à son contact en écrasant la moelle. On fait alors sauter cette lame vertébrale en la fragmentant avec une pince-gouge appropriée.

Lorsque le canal vertébral est transformé en une gouttière profonde on examine la moelle, on ouvre au besoin la dure-mère, qu'on referme ensuite par un surjet de catgut fin. Puis on attaque la saillie du corps vertébral fracturé. Cette manœuvre peut être difficile. Il faut en effet passer en avant de la moelle. Celle-ci n'est pas en général bien difficile à récliner, engainée qu'elle est dans son fourreau dure-mérien. Mais, pour passer sur les côtés, la place est occupée par les racines rachidiennes. Celles-ci, il est vrai, sont souvent détruites au niveau de la fracture. Mais il peut y avoir cependant, du fait de leur présence, des difficultés assez sérieuses. Quoiqu'il en soit, la moelle étant réclinée, on peut, avec une gouge et un maillet, ou encore une pince coupante quelconque, faire sauter la crête antérieure et rétablir la régularité du canal.

Et l'opération est finie. L'hémorragie n'est en général pas inquiétante et une compression soignée suffit à la tarir. Pour ma part, je n'ai jamais fait une ligature. J'ai seulement soin de prendre dans la suture de la peau les masses musculaires, autant pour arrêter le sang que pour affronter les tissus sous une épaisseur suffisante pour constituer entre la moelle et la peau un matelas résistant. Je fais une suture au catgut, et je vous conseille de faire de même. Vous pourrez ainsi laisser vos malades sur le dos sans vous occuper d'avoir à enlever les fils, ce qui, chez ces malades toujours difficiles à remuer, n'est pas sans inconvénients. Au bout de quelques jours la cicatrisation est faite et vous n'avez plus qu'à attendre pour assister, si la moelle est susceptible de réparation, à la disparition progressive des accidents pour lesquels vous êtes intervenus.

Telle est, Messieurs, cette opération. Elle ne présente, je vous le répète, aucune difficulté véritable, et je crois qu'aujourd'hui il n'est plus permis d'hésiter à la faire, car elle s'adresse à des accidents d'une gravité exceptionnelle, et elle peut, sans faire courir de grands risques aux malades, procurer des guérisons inespérées et donner des succès, dans des cas où l'on n'obtiendrait rien par aucun autre traitement, si l'on peut appeler traitement le fait de se croiser les bras, en assistant à la mort lente et cruelle de malheureux que rien ne peut guérir.

SUR LA GASTRO-ENTÉROSTOMIE

Messieurs,

Le malade que j'ai l'intention d'opérer aujourd'hui devant vous possède une histoire clinique quelque peu obscure. Cet homme, âgé de cinquante ans environ, ne présentait rien de bien particulier dans ses antécédents lorsque, il y a trois ans, des troubles digestifs d'abord légers, mais qui ne tardèrent pas à aller en s'accentuant, firent leur apparition.

C'étaient avant tout des vomissements survenant un certain temps après les repas, et accompagnés de douleurs plus ou moins violentes. Il accuse souvent, il a surtout accusé autrefois au niveau de l'estomac une sensation de brûlure, comme on en rencontre chez les malades hyperchlorhydriques, mais il n'a jamais eu de vomissements de sang ni de melæna.

Depuis un certain temps sa santé est ébranlée, il s'amaigrit de plus en plus et les traitements médicaux employés, à commencer par le régime lacté, sont restés sans action.

Il y a eu quelques accalmies pendant lesquelles les vomissements se sont atténués, et ont même à peu près disparu. Mais ils sont toujours revenus et la santé de ce malade décline de plus en plus.

En somme, sans insister davantage sur cette histoire clinique, cet homme, actuellement, présente des phénomènes de sténose pylorique légère avec aggravation intermittente. Il est probable que cette sténose est due à un ancien ulcère avoisinant le pylore, ulcère actuellement remplacé par une cicatrice qui a rétréci cet orifice. Il est vraisemblable qu'à ces lésions matérielles vient s'ajouter un élément spasmodique, et qu'il faut attribuer à des phénomènes de contracture du pylore l'intolérance gastrique et les vomissements qui viennent à chaque instant tourmenter ce malade.

Enfin, il est possible, si l'on tient compte de l'amaigrissement assez rapide qui est survenu dans ces derniers temps, que nous nous trouvions en présence d'un néoplasme au début, produisant lui aussi des phénomènes d'irritation pylorique et de contracture intermittente.

Je ne crois pas qu'il soit possible de préciser davantage, et comme, d'autre part, l'état du malade s'aggrave peu à peu, le moment me semble venu de pratiquer une intervention.

Et à ce propos, Messieurs, laissez-moi vous dire, sur ce point, le fond de ma pensée. La chirurgie de l'estomac ne peut donner de bons résultats qu'autant que les interventions sont précoces. Sans doute, les malades ne sont plus très rares chez lesquels on a pu obtenir des guérisons inespérées et presque invraisemblables au cours d'interventions tardives. Mais il est évident que les résultats obtenus seront d'autant meilleurs que les interventions seront plus hâtives. Et ceci est vrai surtout pour le cancer de l'estomac. Plus les malades seront opérés de bonne heure et plus nombreuses seront leurs chances de guérison opératoire et définitive. Et il y a deux raisons pour cela. La première c'est que, plus on opérera tôt, plus on aura de chances de trouver un néoplasme circonscrit, facilement et complètement extirpable, et d'obtenir ainsi une guérison définitive. La seconde c'est que, plus le malade sera pris au début de son mal, plus il sera capable de supporter une opération, qui, au moins lorsqu'il s'agit d'une gastrectomie plus ou moins étendue, est une opération grave. C'est donc lorsque le cancer de l'estomac est à son début qu'il faut l'extirper si l'on veut avoir des chances sérieuses de le guérir. Or, il est à cette période, dans la plupart des cas, absolument impossible d'affirmer son existence avec quelque apparence de certitude. On ne peut que le soupçonner. Si donc on attend, pour confier le malade au chirurgien, d'avoir fait par les seuls moyens médicaux un diagnostic positif et d'avoir, par exemple, senti la tumeur à l'épigastre, on perd un temps précieux et on enlève au malade la plus grande partie de ses chances de guérison.

C'est donc au moment où l'on commence à soupçonner le cancer de l'estomac qu'il faut intervenir. Si l'incision exploratrice montre qu'on s'est trompé, elle ne saurait être bien dangereuse, car cette intervention ne présente en réalité un certain caractère de gravité que chez les malades qui sont précisément sérieusement atteints, et si, comme il arrive presque toujours, elle confirme l'existence d'un néoplasme, on se trouvera, grâce à la précocité de l'intervention, dans les meilleures conditions pour pouvoir le guérir.

D'ailleurs il arrive souvent qu'un néoplasme qu'on ne pouvait sentir à travers la paroi dans les conditions ordinaires devient immédiatement et facilement perceptible lorsque le malade, en pleine anesthésie, en pleine résolution musculaire, laisse déprimer sa paroi, et je crois que c'est là un moyen de diagnostic précoce qui n'est pas assez employé. Lorsqu'on soupçonne un cancer de l'estomac au début, je pense qu'on est autorisé à endormir le malade afin de se rendre compte, par une palpation attentive de la région épigastrique, de la présence d'une tumeur impossible à sentir à travers la paroi résistante d'un malade qui se défend.

Le traitement chirurgical du cancer de l'estomac doit donc être précoce si l'on veut qu'il soit efficace. C'est là une vérité qu'il ne faut pas se lasser de répéter. Les médecins, qui, il y a quelques années encore, se montraient assez réfractaires, et ne mettaient pas volontiers leurs malades entre les mains des chirurgiens, se convertissent peu à peu. Cette année même, M. le Professeur Landouzy, convaincu par un très beau succès que j'ai obtenu sur une malade qu'il m'avait fait l'honneur de me confier, donnait à cette manière de voir l'appui de sa grande autorité, et préconisait à l'Académie de médecine la cure chirurgicale hâtive du cancer de l'estomac.

Nous assistons donc aujourd'hui à l'évolution de nos collègues de médecine, et il me paraît certain que nous verrons avant peu se produire entre les médecins et les chirurgiens de la nouvelle génération une alliance féconde, pour la plus grande gloire de la chirurgie viscérale et pour le salut de bien des malades que la thérapeutique purement médicale était autrefois impuissante à guérir et même à soulager.

La conduite à tenir est donc bien simple.

En présence d'un malade qui accuse des signes de sténose pylorique, que cette sténose soit due à une cicatrice d'ulcère ou à un néoplasme au début, il faut intervenir, et intervenir le plus tôt possible. Lorsque l'exploration de l'estomac a permis de se rendre un compte exact des lésions, il est, en règle générale, assez facile de décider la nature de l'intervention. S'il s'agit d'un néoplasme mobile, sans généralisation, sans noyaux secondaires inaccessibles soit dans le foie, soit ailleurs, il faut l'extirper et pratiquer une gastrectomie par le procédé qui paraîtra le plus favorable. C'est un point sur lequel j'aurai à revenir dans une leçon prochaine, et sur lequel je ne puis m'étendre aujourd'hui. Il est en effet permis de discuter le procédé à employer pour extirper un néoplasme de l'estomac, il n'est pas permis de discuter cette extirpation elle-même. Quand ce néoplasme de l'estomac est extirpable, il faut l'extirper, quelque grave que puisse paraître l'opération, parce que lorsqu'un malade condamné présente une chance de guérison, et celles-ci sont beaucoup plus nombreuses qu'on ne le croit généralement, on n'a pas le droit de ne pas la tenter.

S'il s'agit d'un néoplasme inextirpable, immobile, adhérent aux organes voisins ou accompagné de noyaux secondaires, ou si l'obstacle est simplement constitué par du tissu cicatriciel, il faut alors ouvrir aux aliments qui ne peuvent franchir le pylore une nouvelle voie qui les conduise dans l'intestin et pratiquer une gastro-entérostomie.

C'est là, Messieurs, une opération vraiment admirable. Elle amène chez les cancéreux un soulagement profond. Elle supprime les vomissements, leur permet de s'alimenter, d'engraisser même presque toujours et de reprendre parfois, au moins pour un temps, toutes les apparences de la santé. Mais elle donne chez les non cancéreux, les malades atteints d'une sténose cicatricielle du pylore, les dyspeptiques invétérés par stase gastrique ou par ulcération chronique de l'estomac, des résultats bien plus beaux encore. Elle procure des guérisons définitives et provoque chez certains malades de véritables résurrections.

Il est très probable que, chez notre malade, c'est une simple gastro-entérostomie que j'exécuterai, et je voudrais profiter de cette occasion pour vous donner, non pas les menus détails de la technique, qui ne s'apprennent bien que par l'expérience, mais les grandes lignes de cette technique, et vous dire ce que je pense sur la valeur relative des divers procédés que l'on peut employer.

On faisait autrefois, à l'imitation de Wölfler, la gastro-entérostomie antérieure. C'est-à-dire que, saisissant la première anse jéjunale, facile à trouver, comme vous le savez, sous le feuillet inférieur du mésocôlon transverse, à l'endroit où elle pénètre dans la grande cavité péritonéale, sur le flanc gauche de la deuxième vertèbre lombaire, on allait l'anastomoser, à 40 ou 50 centimètres environ de son origine, avec la face antérieure de l'estomac. Elle croisait ainsi le côlon transverse en passant au-devant de lui.

Cette opération, qui est des plus simples, a donné et donne encore de bons résultats. Mais elle est passible de certains reproches qui l'on fait abandonner de la plupart des chirurgiens, non parce qu'elle est mauvaise, mais parce qu'on peut faire mieux.

C'est qu'en effet il est évident que la face antérieure de l'estomac ne constitue pas, pour l'établissement du nouveau pylore, le lieu d'élection idéal. Pendant les jours qui suivent l'opération et que le malade passe dans son lit, couché sur le dos, l'orifice destiné à conduire dans l'intestin le contenu stomacal se trouve au point le moins déclive. Je sais bien que, le sphincter pylorique n'existant plus, la cavité de l'estomac toujours vide peut être considérée comme virtuelle et que les contractions de l'estomac, si faibles qu'elles soient, si fatiguées que l'on suppose ses tuniques musculeuses, suffisent à chasser le contenu gastrique par l'orifice qui se présente, quelle que soit sa situation. Et, en fait, la plupart des malades ne semblent pas souffrir de ce défaut dans la situation de la bouche gastro-intestinale. Mais on ne saurait nier que cette bouche ne soit mieux placée à la face postérieure de l'estomac, en un point où tendent à s'écouler naturellement les liquides qui y sont contenus.

Il y a un second inconvénient peut-être plus grave. Il tient au croisement du côlon transverse par l'anse jéjunale qui passe au-devant de lui pour aller s'appliquer sur la face antérieure de l'estomac. Cette anse jéjunale, pour peu qu'elle soit un peu courte, risque de comprimer le côlon — et celui-ci, en revanche, surtout lorsque le malade est debout, risque de comprimer l'anse, d'appuyer sur elle et de tirer ainsi sur les sutures de l'anastomose. Il y a eu des accidents provoqués par cette malencontreuse disposition. Je sais bien qu'il est assez facile d'y remédier en ménageant une distance assez grande entre l'origine du jéjunum et le point où on fera porter l'anastomose, point qu'on est maître de choisir — 40 ou 50 centimètres sont largement suffisants. Mais enfin c'est encore là un défaut, et il est clair qu'il vaut mieux l'éviter — s'il est possible de le faire.

Or rien n'est plus simple que de supprimer à la fois ces deux inconvénients. La gastro-entérostomie postérieure de von Hacker y suffit. Sans être plus compliquée ou plus difficile que la gastro-entérostomie antérieure, elle a réalisé dans l'anastomose gastro-intestinale un perfectionnement considérable.

Elle consiste, vous le savez, à mettre la première anse jéjunale en communication non plus avec la face antérieure de l'estomac, mais avec sa face postérieure, à travers le mésocôlon transverse qu'on perfore d'une ouverture par laquelle on attire la face postérieure de l'estomac. Dans les conditions ordinaires, l'opération n'est pas plus difficile que lorsqu'on l'exécute sur la face antérieure et l'orifice de communication se trouve ainsi siéger au point le plus déclive de l'estomac, surtout si on a eu soin de le rapprocher autant que possible de la grande courbure. De plus, l'anse jéjunale qui aborde directement l'estomac, à quelques centimètres de son origine, reste située entièrement sous le mésocôlon transverse et ne croise pas le côlon. Les inconvénients qui résultent de ce croisement n'existent donc plus. En réalité, la gastro-entérostomie postérieure de von Hacker constitue, lorsqu'elle est bien exécutée, une opération excellente.

Mais elle n'est pas parfaite, et, comme la gastro-entérostomie antérieure, elle donne prise à un gros reproche. Dans l'une comme dans l'autre on peut voir survenir un accident grave, dont vous avez certainement entendu parler et qui porte le nom pittoresque de circulus viciosus. Ce cercle vicieux c'est celui que parcourent, dans certaines circonstances qui rendent le fonctionnement de l'anastomose défectueux, les aliments et les liquides gastriques. Par suite d'une coudure ou de la constitution au niveau de la bouche gastro-intestinale d'un éperon malencontreux, le contenu de l'estomac, au lieu de pénétrer dans le bout périphérique du jéjunum vers le reste de l'intestin grêle, pénètre en totalité ou en partie dans le bout central, qui, à quelques centimètres plus haut, se continue à plein canal avec le duodénum. La bile versée dans le duodénum en grande quantité vient s'ajouter au contenu de l'estomac, et le segment duodéno-jéjunal se trouve ainsi distendu et dans l'impossibilité de laisser échapper son contenu dans l'intestin grêle. Ce segment et l'estomac dans lequel il s'ouvre forment ainsi une cavité fermée vers le bas par l'éperon défectueux de l'anastomose et qui n'est ouverte qu'au niveau du cardia. Des vomissements répétés s'établissent et, à moins d'un hasard heureux qui vienne modifier la disposition de la bouche et permettre l'écoulement vers l'intestin grêle, cette situation ne peut se dénouer que par la mort ou par une seconde intervention, elle-même pleine de hasards, d'incertitudes et de dangers.

Je sais bien qu'on a imaginé plusieurs moyens de remédier à cet inconvénient, et les procédés qui doivent supprimer la possibilité du circulus viciosus sont nombreux. La plupart ont pour but de constituer au niveau de la bouche gastro-intestinale une valvule permettant le passage des aliments dans le bout inférieur et s'opposant à son reflux vers le duodénum. J'en ai moi-même décrit un, qui sur le cadavre donne des résultats merveilleux, mais que, sur le vivant, j'ai abandonné. Il n'y a qu'un moyen de supprimer les risques du circulus viciosus, c'est d'anastomoser les deux segments de l'intestin à une certaine distance, 15 ou 20 centimètres, au-dessous de la bouche gastro-intestinale. Dans ces conditions le segment duodénal communiquant avec le segment jéjunal, les liquides, qui, en cas de mauvais fonctionnement de la bouche intestinale, passent dans le segment duodénal repassent dans l'intestin grêle, et la circulation des matières alimentaires se rétablit normalement.

Mais cette façon de faire, qui a une très grande valeur, qui remédie au circulus viciosus d'une façon absolue, et qui constitue d'ailleurs le seul traitement du circulus viciosus confirmé, a l'inconvénient de nécessiter une deuxième anastomose, dans des conditions médiocres, et si nous consentons à faire deux anastomoses consécutives, nous avons mieux : nous avons la gastro-entérostomie en Y, qui constitue, à mon avis, le meilleur des procédés de gastro-entérostomie actuellement connus.

Vous savez en quoi elle consiste : Le jéjunum est sectionné complètement à 30 centimètres environ de son origine. Le bout périphérique, celui qui se continue avec l'intestin grêle, est abouché par son extrémité supérieure avec la face postérieure de l'estomac, dans lequel il vient s'ouvrir à plein canal. Le bout central, qui continue le duodénum, est à son tour abouché dans le bout périphérique qu'il aborde directement à 15 ou 20 centimètres environ au-dessous du point où celui-ci s'unit à l'estomac.

Dans ces conditions tout circulus viciosus est impossible. Le contenu gastrique passe directement dans l'intestin grêle, et la bile ou les aliments qui, par le pylore, ont pu gagner le jéjunum, arrivent dans ce même intestin grêle par le segment duodéno-jéjunal qui vient s'aboucher sur lui.

Bien plus, et la bile, qui dans la gastro-entérostomie postérieure est amenée dans l'estomac et y séjourne plus ou moins, ce qui n'est pas sans inconvénients, est ici directement versée dans l'intestin où elle prend son cours naturel.

Quand les anastomoses sont bien faites — et avec un peu d'expérience, elles sont faciles à bien faire — il n'y a donc aucune crainte à avoir au sujet de la régularité de la circulation des aliments. Le seul inconvénient de la gastro-entérostomie en Y est qu'elle nécessite deux anastomoses, et qu'elle est, par conséquent, un peu plus longue que la gastro-entérostomie postérieure simple. Encore ne demande-t-elle pas plus de quarante-cinq minutes à ceux qui la connaissent. Mais elle donne une telle sécurité, elle fonctionne d'une façon si satisfaisante que, pour ma part, je n'hésite pas à la préférer à tous les autres procédés, y compris la gastro-entérostomie postérieure de von Hacker, qui est cependant une opération excellente.

C'est donc elle probablement que vous me verrez exécuter sur ce malade. Mais, pour cette opération comme pour toutes les opérations de même nature, il y a une condition nécessaire et sur laquelle je ne saurais trop attirer votre attention. Pour qu'une anastomose intestinale quelconque, et en particulier pour qu'une gastro-entérostomie soit bonne, il faut qu'elle soit facile à exécuter. Il faut que les sutures destinées à unir l'estomac à l'intestin puissent être faites sans difficultés. Il faut que l'étoffe dans laquelle nous devons coudre se laisse aisément attirer, de façon à ce que l'opération ait lieu pour ainsi dire hors du ventre. Il est en outre nécessaire que les tissus soient en parfait état, souples et respectés par l'induration inflammatoire ou néoplasique. Du côté de l'intestin il est toujours possible de rencontrer ces conditions favorables. Il n'en est pas de même, malheureusement, du côté de l'estomac.

Souvent celui-ci est rétracté, ses tuniques sont infiltrées par le néoplasme, elles ont perdu toute élasticité et toute souplesse. Si la paroi postérieure, après perforation du mésocôlon transverse, ne se laisse pas facilement attirer au dehors et fixer avec une pince, il vaut mieux renoncer à faire un abouchement postérieur et transporter son anastomose sur la face antérieure, si elle est accessible et respectée par l'induration. Cela est aussi vrai pour la gastro-entérostomie en Y que pour la gastro-entérostomie simple, et Monprofit, qui est en France celui de nous qui a la plus grande expérience de la gastro-entérostomie en Y, et qui en est un partisan éloquent et chaleureux, a fait un certain nombre de fois cette manœuvre sans y trouver autre chose que des avantages. Mieux vaut cent fois un abouchement antérieur qu'une anastomose dont les sutures sont difficiles et incertaines. Dans ces opérations délicates, la vie des malades est suspendue à la plus ou moins grande perfection des sutures, et une suture ne peut être bonne et sûre que lorsqu'elle est faite facilement et en tissu sain.

J'insiste beaucoup, Messieurs, sur ce point de technique, qui est capital. Avant de choisir le point où vous ferez porter votre anastomose, assurez-vous que les tissus y sont souples et plastiques, et que vous en aurez assez pour exécuter facilement votre opération. Si la paroi postérieure de l'estomac ne vient pas facilement s'offrir à vous, renoncez à l'abouchement postérieur, et faites l'abouchement antérieur. Si celui-ci même semble périlleux, si la paroi de l'estomac est rétractée, infiltrée, si elle se déchire sous les sutures, renoncez alors à toute opération, et dans ces conditions, surtout s'il s'agit d'un cancéreux qu'on n'a aucun espoir de guérir définitivement, contentez-vous d'une laparotomie exploratrice, et cela vaudra mieux.

Quand les tissus sont bons, quand l'anastomose est facile, deux surjets suffisent sur chaque lèvre de la bouche. Les trois surjets que font de parti pris certains chirurgiens me paraissent inutiles. Mais il ne faut pas non plus, de parti pris, n'en faire que deux, et si vous avez quelque doute sur la solidité de votre suture, surtout vers les angles, multipliez les points supplémentaires. Ils ne seront jamais nuisibles et un point bien placé pourra, dans certaines circonstances, sauver la vie de votre opéré, tout simplement.

Ce sont là, d'ailleurs, des conseils qui ont une portée générale et s'appliquent à toutes les anastomoses, qu'elles soient gastriques, biliaires ou intestinales.

Je n'ai pas voulu, Messieurs, vous donner ici de menus détails de technique qui ne s'apprennent que par l'expérience. Mais j'ai voulu vous donner quelques idées générales sur cette opération vraiment admirable qu'est la gastro-entérostomie. J'ai la conviction que, parmi les divers procédés dont je vous ai entretenus, c'est le procédé en Y qui doit être mis au premier rang et qui y restera.

LA DOULEUR THORACIQUE DANS LA PÉRITONITE PAR PERFORATION DE L'ESTOMAC

Messieurs,

Je désire vous entretenir aujourd'hui d'un signe peu connu, ou même inconnu, permettant de localiser à la région sus-ombilicale, et plus spécialement à l'estomac, le point de départ de certaines péritonites diffuses. Bien que je l'aie incidemment signalé il y a plusieurs années[1], ce symptôme ne me paraît pas avoir attiré jusqu'ici l'attention des cliniciens; je n'en trouve, en tout cas, aucune trace dans la littérature médicale. Comme j'ai pu tout récemment en vérifier une seconde fois la valeur au point de vue du diagnostic, et partant du choix de l'intervention, je crois utile de vous le faire connaître.

On sait depuis longtemps que certaines affections des viscères sous-diaphragmatiques donnent lieu à des douleurs localisées à diverses régions du thorax : rien n'est plus connu que la douleur de l'épaule droite qui accompagne la colique hépatique; nul n'ignore la douleur en coup de lance de l'ulcère rond de l'estomac, qui siège au beau milieu du dos; certaines gastralgies, et j'en puis témoigner par un exemple personnel, se traduisent parfois par une douleur à peu près supportable à l'épigastre et par une souffrance intolérable entre les deux épaules. Et j'en pourrais citer d'autres exemples. Quelque explication physiologique que l'on donne de ce phénomène, il n'en est pas moins hors de doute.

Il en est de même, je crois pouvoir l'affirmer, de certains

1. J.-L. Faure. A propos de quelques interventions d'urgence sur la cavité abdominale, *Gaz. des hôp.*, 15 juin 1897.

accidents plus graves, et en particulier de la perforation de l'estomac; et je pense qu'en pareil cas, lorsque l'extension des lésions à toute la cavité péritonéale vient obscurcir la symptomatologie et dérouter le chirurgien, un interrogatoire bien dirigé, en permettant de constater l'existence de cette douleur thoracique, peut rendre les plus grands services.

Voici à la suite de quelles circonstances je fus amené à cette conviction.

Le 26 décembre 1896, j'étais appelé à l'hôpital Laënnec auprès d'un malade atteint de péritonite et dont l'état était des plus graves.

Deux jours auparavant, en portant un panier au premier étage, il avait été pris tout à coup, au moment de saisir le bouton de la porte, d'une violente douleur dans le ventre, qui s'était étendue un peu partout et avait irradié *jusque dans l'épaule gauche* où elle était extrêmement vive.

Lorsque je vis le malade, le ventre était ballonné, très douloureux dans toutes les régions, sans maximum appréciable. L'état général était alarmant, avec sueurs froides, cyanose de la face et des extrémités, agitation, angoisse respiratoire, pouls radial imperceptible, pouls fémoral à 128, température à 38°.

En l'absence de tout renseignement précis sur les antécédents de cet homme, qui disait n'avoir jamais souffert, je pratiquai dans la région sous-ombilicale une incision de 15 centimètres environ. Le péritoine ouvert, un flot de sérosité trouble s'écoula à l'extérieur. Bientôt, le liquide s'épaissit et le petit bassin apparut rempli de pus véritable qui parassait venir en plus grande abondance de la région iliaque droite, ce qui me fit penser à une appendicite. J'établis un large drainage.

Le malade, très soulagé, n'en mourut pas moins, presque subitement, cinq heures après l'opération.

A l'autopsie, on trouva une *perforation de l'estomac*. Au fond d'une dépression profonde, sur les bords de laquelle les tuniques de l'estomac étaient très épaissies et atteignaient près de 1 centimètre, existait une perte de substance exactement circulaire, de

8 millimètres de diamètre environ. Il s'agissait évidemment d'un ulcère rond perforé.

J'avais été très frappé de l'intensité de la douleur que ce malade avait ressentie dans le thorax et spécialement dans l'épaule gauche, et je crus pouvoir, dès cette époque, rapporter directement cette douleur à la lésion de l'estomac. J'attendis alors que les hasards de la pratique hospitalière vinssent me permettre d'observer un autre cas qui confirmât ou, au contraire, infirmât cette opinion.

J'ai attendu quatre ans. Ce n'est que le 16 décembre dernier que, appelé à l'hôpital Saint-Antoine auprès d'un malade qui présentait des accidents péritonéaux, attribués par l'interne de service à de l'occlusion intestinale, je pus vérifier l'exactitude de mes prévisions.

Je trouvai un homme de trente ans dont l'état me parut immédiatement très grave. Le ventre était légèrement ballonné, tendu, douloureux, avec contracture de la paroi; il avait des vomissements incessants, d'aspect bilieux; le pouls était à 168, encore assez bien frappé; le facies était grippé; il existait de l'anxiété respiratoire et de l'agitation; ni selles, ni gaz.

Je pensai, non à une occlusion intestinale, mais à une péritonite, et, résolu à intervenir, je m'efforçai d'en reconnaître la cause.

La maladie avait débuté deux jours auparavant par une douleur abdominale siégeant dans la région ombilicale. Il n'y avait eu aucun signe prémonitoire, et le patient avait été frappé, pour ainsi dire, en pleine santé.

Songeant à la possibilité d'une perforation gastrique, — vous connaissez la fréquence de cette complication, — je recherchai la douleur thoracique. Le malade s'en plaignait vivement. Au début, en même temps qu'il avait souffert dans la région ombilicale, il avait également ressenti une vive douleur *entre les deux épaules*, douleur qui persistait encore, bien qu'en grande partie atténuée, tandis qu'au contraire les phénomènes douloureux avaient augmenté d'intensité du côté de l'abdomen et s'étaient généralisés à la cavité péritonéale tout entière.

Je me trouvais donc en présence d'un malade atteint d'accidents de péritonite diffuse dont les caractères objectifs ne permettaient pas de déterminer le point de départ. La constatation de la douleur thoracique me fit néanmoins porter le diagnostic de perforation de l'estomac. J'incisai dans la région épigastrique, et, après avoir enlevé le pus et les liquides qui encombraient en ce point la cavité péritonéale, je découvris sans peine une perforation de l'estomac siégeant sur la petite courbure, tout près de l'origine du duodénum; les liquides gastriques sortaient en abondance par cet orifice arrondi, que j'oblitérai par quelques points de suture.

Un large drainage dans la région épigastrique et sous-ombilicale, où je fis une incision évacuatrice, n'empêcha pas le malade de succomber le lendemain.

Voici donc un cas, et des plus démonstratifs, où la recherche et la constatation de la douleur thoracique m'ont conduit à porter un diagnostic qu'aucun autre phénomène ne permettait d'affirmer. J'ai agi en conséquence, et l'événement m'a donné raison.

Il suffit d'avoir vu quelquefois ces malades en pleine péritonite pour se rendre compte de l'intérêt qu'il y a à connaître le point de départ de leur affection, afin d'y porter remède. Or, en l'absence d'antécédents pathologiques un peu nets, il est souvent bien malaisé, il est même parfois tout à fait impossible de découvrir l'origine des accidents mortels que l'on a sous les yeux.

Rien n'est plus difficile, en effet, dans le plus grand nombre des cas, que de reconnaître la cause de la péritonite; souvent rien n'est plus difficile que de reconnaître la péritonite elle-même. Dans beaucoup de cas graves, toutes les affections intrapéritonéales se traduisent par les mêmes symptômes, et tel qui pense trouver une occlusion intestinale rencontre une rupture salpingienne, tel qui croit être en présence d'une appendicite perforante découvre un volvulus, une perforation de la vésicule biliaire, une rupture de grossesse tubaire.

Aussi, tout indice nouveau, tout signe de quelque valeur qui pourra contribuer à dissiper nos incertitudes dans ces cas si ardus et en même temps si nombreux, mérite-t-il qu'on l'étudie, qu'on le discute, et surtout qu'on le mette à profit le jour où, au lit du malade, on aura l'occasion de le rencontrer.

Il n'est pas indifférent, en effet, lorsqu'on a pris la résolution d'intervenir dans une péritonite, de faire son incision en une région plutôt qu'en une autre. Il est, au contraire, très important d'ouvrir l'abdomen au niveau du point de départ des accidents, dans la fosse iliaque droite s'il s'agit d'une appendicite, au-dessus du pubis si quelque suppuration pelvienne rompue est en cause, dans la région épigastrique, enfin, en cas de perforation de l'estomac. D'autre part, la grande incision de l'appendice xiphoïde au pubis a le très grave inconvénient, pour peu que les anses intestinales soient distendues, comme elles le sont très souvent, de permettre leur issue complète au dehors, ce qui peut devenir la source de grosses difficultés lorsqu'il s'agit de les rentrer et nécessite en tout cas des manipulations fort graves chez des malades souvent presque moribonds.

Il y a donc grand avantage à tomber d'emblée sur le point malade. Dans le doute, il est tout indiqué d'inciser au maximum de la douleur, qui correspond en général au maximum des lésions; mais vous savez tous combien il peut-être difficile, lorsque les accidents de péritonite généralisée se sont déclarés, de déterminer le point où siège ce maximum de douleur. La moindre pression arrache des cris au malade, le ventre entier est contracturé, douloureux, et les renseignements que l'on peut obtenir sont tout à fait incertains.

Les péritonites consécutives à une perforation spontanée de l'estomac sont assez communes; ce sont peut-être les plus fréquentes, après celles qui suivent les perforations appendiculaires ou les ruptures de suppurations annexielles. En raison même de cette fréquence relative, il y a donc un intérêt majeur à pouvoir les reconnaître, et j'estime que le signe sur lequel j'insiste aujourd'hui est celui qui, en l'absence d'antécédents connus, donne les indications les plus nettes.

Cette douleur thoracique peut, d'ailleurs, siéger dans l'une ou l'autre épaule, dans la région interscapulaire, ou un peu plus bas, en pleine colonne vertébrale. Mais elle se distingue parfaitement de la douleur abdominale qui, elle, se localise au niveau de l'ombilic, dans le bas-ventre, dans les fosses iliaques; il suffit d'interroger le malade avec quelque précision pour être immédiatement renseigné sur son existence, son siège et son caractère.

Il se peut, d'ailleurs, que l'extension des accidents inflammatoires à toute la cavité péritonéale et l'acuité des douleurs abdominales masquent la douleur thoracique. Mais, au point de vue du diagnostic de l'origine des accidents, il suffit que cette douleur ait existé au moment de leur début, quand bien même elle aurait disparu au moment où l'on examine le malade, pour qu'elle conserve sa valeur diagnostique. Interrogez donc le patient avec beaucoup de soin, de façon à savoir non seulement s'il souffre dans le thorax, le dos ou les épaules, mais encore si les accidents n'ont pas commencé par une douleur localisée dans cette région, avant de se généraliser à l'abdomen et de se cantonner, en particulier, dans la région ombilicale.

Peut-être, d'ailleurs, est-il quelquefois possible de serrer de plus près encore le diagnostic et de mieux préciser l'origine des accidents. Il est évident, par exemple, qu'une douleur siégeant dans l'épaule droite, comme celle que l'on rencontre dans la colique hépatique, doit, de préférence, faire songer à quelque lésion de la vésicule biliaire, à quelque cholécystite dont la rupture ou la propagation aura provoqué les accidents diffus en face desquels on se trouve.

Je pense, en effet, que la douleur thoracique est l'indice de lésions des organes situés dans la région sus-ombilicale de l'abdomen, et non pas de l'estomac seul. Mais quand elle se localise très exactement au milieu, sur la colonne vertébrale, entre les deux épaules, je crois qu'il y a les plus grandes chances de trouver dans une perforation de l'estomac lui-même l'origine des accidents.

Cela n'a d'ailleurs, au point de vue pratique, qu'une importance très secondaire. Peu importe, lorsqu'on a fait une incision dans la région épigastrique, que les lésions initiales siègent sur l'estomac, la vésicule, ou même le pancréas comme je l'ai observé dans un cas, toutes ces lésions étant accessibles par la même incision. L'essentiel, c'est précisément de faire l'incision sus-ombilicale, et de tomber d'emblée sur le foyer du mal.

Je me préoccupe fort peu de savoir quelle est la cause exacte de cette douleur thoracique, qu'il faut peut-être rapporter au plexus pneumogastrique péri-œsophagien. C'est un point de physiologie pathologique dont je n'entreprendrai pas ici la discussion. Ce qui est certain, c'est que cette douleur existe, et qu'elle constitue, à mes yeux, un signe des plus importants et presque pathognomonique.

Je me bornerai donc à formuler, en manière de conclusion, les quelques préceptes suivants :

Les accidents aigus qui surviennent du côté des viscères sous-diaphragmatiques, et en particulier la perforation de l'estomac, s'accompagnent d'une douleur siégeant dans le thorax (douleur dorsale, scapulaire, interscapulaire).

Dans les accidents de péritonite généralisée d'origine inconnue, la constatation de cette douleur thoracique a la plus grande importance; il faut donc rechercher avec soin si cette douleur existe ou si elle a existé au début des accidents.

Dans l'un et l'autre cas, il y a les plus grandes chances pour que le point de départ de la péritonite soit une lésion des viscères sous-diaphragmatiques, et plus particulièrement une perforation de l'estomac. Dans ces conditions, on fera porter son incision abdominale sur la région épigastrique.

L'INTERVENTION CHIRURGICALE DANS L'APPENDICITE

Messieurs,

Il n'y a peut-être pas de question plus délicate que celle de l'intervention chirurgicale dans l'appendicite. Dans ces dernières années il y a eu sur ce point des discussions très importantes, des communications, des brochures, des thèses et des discours sans nombre, et cependant, au risque de mériter le reproche d'ajouter quelque chose encore à ce flot de paroles et de publications, je ne puis m'empêcher de vous donner, après tant d'autres, mon impression sur ce sujet. Je dis mon impression, car je pense que ce n'est pas en accumulant des statistiques hétérogènes, en additionnant des observations disparates et en comparant des cas qui ne sont pas comparables que nous arriverons à nous approcher de la vérité. J'ai, pour ma part, beaucoup plus de confiance dans l'impression qui résulte de l'examen personnel d'un grand nombre de malades — et je commence à en avoir vu et opéré beaucoup —, que dans la discussion approfondie des observations les mieux prises, et dans laquelle il est question de tout, sauf précisément de cette impression clinique que nous sentons tous sans pouvoir la bien définir, mais qui nous sert si souvent de guide et nous trompe bien rarement.

Et d'abord ma conviction première, c'est que nous devons nous garder des opinions absolues. Vous savez tous les discussions passionnées et les luttes ardentes qui ont séparé et qui séparent encore les chirurgiens en deux camps bien tranchés. Les uns pensent qu'il faut toujours intervenir le plus tôt possible, dès qu'on voit le malade et qu'on reconnaît la nature de son affection, et quels que soient l'état anatomique du foyer malade, l'acuité de la crise et l'importance des phénomènes généraux. Ce sont les interventionnistes intransigeants, dont l'ardeur s'est encore accrue sous l'influence de la conviction profonde et de l'éloquence entraînante du Prof. Dieulafoy. Les autres pensent, au contraire, qu'il faut tout faire pour intervenir en dehors de la crise aiguë, et leur conviction n'est pas moins entière lorsqu'ils disent que le premier devoir du chirurgien qui se trouve en face d'une appendicite est de tâcher de la faire refroidir, pour l'opérer plus tard lorsque toute trace d'inflammation aura disparu et que le malade sera pour ainsi dire guéri.

La conviction des uns et des autres s'appuie sur des arguments solides et sur des faits impressionnants.

« Vous ne savez pas, vous ne pouvez pas savoir », disent les premiers, « quelle sera l'évolution de la crise devant laquelle vous vous trouvez, et le malade qui vous semble aujourd'hui pouvoir refroidir son foyer, sera peut-être emporté demain par des accidents foudroyants devant lesquels vous resterez impuissants. Si tous les malades », disent-ils encore, « si tous les malades — et ils sont nombreux, — qui succombent à des accidents de péritonite diffuse avaient été opérés plus tôt, dès qu'on les a vus, au moment où leurs accidents commençaient à peine, ils seraient presque tous guéris, et tous ceux qui succombent meurent victimes d'une temporisation imprudente et fatale. »

Et cela est vrai.

« Et vous, interventionnistes », disent les temporisateurs, « vous ne savez pas, vous ne pouvez pas savoir si, en intervenant en pleine crise, vous ne conduisez pas votre malade à la mort. C'est une erreur matérielle de croire que l'intervention hâtive soit toujours bienfaisante, et beaucoup de malades qui, soumis à un traitement médical bien conduit, auraient spontanément refroidi leur foyer et définitivement guéri à la suite d'une opération retardée, succombent à une intervention intempestive sur un foyer mal refroidi. Il paraît hors de doute, d'après le témoignage de beaucoup de chirurgiens dont l'expérience personnelle est considérable, et qui ont successivement employé les deux méthodes, que, toutes choses égales d'ailleurs, la temporisation systématique, accompagnée, bien entendu, d'une surveillance de tous les instants, donne de meilleurs résultats qu'une intervention immédiate également systématique. Il y a donc des cas dans lesquels, en intervenant, vous tuez votre malade. »

Et cela est également vrai.

De sorte que nous nous trouvons dans cette situation singulière que si l'opération immédiate sauve un certain nombre de malades, il en est d'autres qu'elle perd et que, s'il est des malades qui doivent la vie à la temporisation, il en est d'autres que la même temporisation conduit à la mort.

Il est donc de toute évidence que nous ne pouvons pas nous enfermer ici dans une règle absolue, puisqu'il n'y a pas de règle absolue, et que, devant un malade, nous devons abandonner toute idée préconçue, toute théorie étroite et subordonner notre conduite aux circonstances, au lieu de vouloir plier les événements à notre système.

C'est d'ailleurs ce que nous faisons tous les jours, ce que font même à chaque instant ceux d'entre nous qui sont le plus portés à suivre systématiquement la ligne de conduite qu'ils se sont tracée. Il n'est pas un chirurgien convaincu de la supériorité de la temporisation qui n'intervienne d'urgence quand les circonstances l'y obligent, et les partisans les plus chauds de l'intervention immédiate prennent souvent le temps de la réflexion et laissent parfois passer de longs jours entre le moment où ils voient pour la première fois un malade dont la crise est à son déclin ou même tout à fait apaisée, et le moment où ils l'opèrent.

Je pense donc, Messieurs, que la question de l'intervention chirurgicale dans l'appendicite est moins rudimentaire et moins schématique qu'on n'a coutume de le dire, et le problème que nous avons à résoudre n'est pas celui de savoir s'il faut avoir recours à l'opération immédiate ou à la temporisation. Il est plus délicat, plus complexe et plus élevé. Ce que nous devons savoir, ce sont les cas dans lesquels il faut intervenir et ceux dans lesquels il vaut mieux attendre. Et pour nous guider dans ces résolutions souvent difficiles et toujours pleines de responsabilités, ce ne sont, je le répète, ni les statistiques accumulées, ni les discussions académiques qui pourront nous venir en aide. Ce sont les impressions toujours vivantes que nous éprouvons auprès des malades. C'est cet ensemble d'observations personnelles, de raisonnements précis ou latents, parfois même d'intuitions instinctives qui parle à notre cerveau, et qui s'appelle l'expérience.

Comme vous tous j'ai vu beaucoup d'appendicites, j'en ai vu beaucoup chez les adultes, j'en ai vu beaucoup chez les enfants. J'ai vu des cas simples et compliqués, bénins et graves, j'ai assisté à des catastrophes soudaines, et j'ai vu des résurrections inespérées. Je me suis efforcé de bien voir et de bien interpréter les faits que les hasards toujours nouveaux de la clinique m'ont mis bien souvent sous les yeux. J'ai lu, j'ai causé, j'ai réfléchi et c'est le résultat d'une expérience de plusieurs années que je viens vous apporter aujourd'hui.

Si le bonheur voulait que nous vissions les malades dès le début de leur crise, la conduite à tenir serait bien simple, au moins pour une crise de quelque intensité et menaçant de prendre des allures inquiétantes. Il faudrait l'opérer d'urgence. C'est là peut-être le seul point sur lequel tous les chirurgiens soient d'accord. L'opération immédiate ne présente en effet, dans ces conditions, que des avantages. L'état général est encore, même dans les cas les plus graves, suffisamment bon pour pouvoir supporter une intervention, d'autant que celle-ci est presque toujours extrêmement simple, l'absence d'adhérences péritonéales, qui n'ont pas encore eu le temps de se former, rendant la recherche et l'extirpation de l'appendice aussi faciles et aussi rapides que possible. S'il s'agit d'un cas très grave, dans lequel l'appendice est gangréné ou perforé, son extirpation hâtive, suivie au besoin d'un large drainage, ne peut que prévenir les accidents septicémiques ou péritonéaux qui n'auraient pas tardé à faire leur apparition, et, s'il s'agit d'un cas léger ou de gravité moyenne, il n'y a pas d'inconvénient à faire sur un malade encore en très bon état une opération aussi simple. L'opération immédiate, et l'on peut considérer comme telle celle qui a lieu dans les vingt-quatre ou au plus dans les trente-six heures qui suivent le début réel de l'attaque, réunit en somme les avantages de l'opération à chaud, aux avantages de l'opération à froid. Comme l'opération à chaud, elle prévient la péritonite diffuse, qui est quelquefois même déjà en évolution au moment où l'on intervient; comme l'opération à chaud, elle met à l'abri des accidents foudroyants qui peuvent survenir pendant qu'on tente de faire refroidir la crise, alors même parfois que l'évolution vers une guérison spontanée semble marcher normalement. Comme l'opération à froid, elle permet de remplir d'emblée le but suprême que l'on cherche : l'enlèvement de l'appendice. Si bien que, lorsque la guérison survient, ce qui dans les trente-six premières heures arrive presque toujours, car d'après des statistiques déjà importantes, la mortalité ne semble pas dépasser 2 p. 100, le malade se trouve guéri des accidents immédiats qui le menaçaient et débarrassé définitivement des risques futurs que lui faisait courir son appendice malade.

Malheureusement, l'occasion de pratiquer cette intervention idéale se rencontre assez rarement. Nous ne pouvons pas opérer les malades avant de les avoir vus, et il est exceptionnel que nous soyions appelés auprès d'eux d'une façon aussi précoce. Pour ma part, sur environ deux cent cinquante appendicites que j'ai opérées, je n'ai eu que trois fois l'occasion d'intervenir dans les vingt-quatre premières heures. Et dans ces trois cas, qui tous les trois étaient graves, la guérison s'est faite de la façon la plus simple. Il est possible, il est même probable que cette occasion se présentera à l'avenir d'une façon de plus en plus fréquente, car l'appendicite est de mieux en mieux connue des médecins et des malades, qui dès maintenant connaissent tous le siège de la douleur et surveillent leur fosse iliaque, mais actuellement, je le répète, ce n'est encore qu'exceptionnellement que le chirurgien est appelé dès le début. Les médecins eux-mêmes ne voient pas toujours le malade dans les premières heures, et s'ils sont appelés très vite, il y a bien des circonstances qui concourent à faire perdre du temps et à laisser passer le moment favorable à l'opération idéale. D'abord le diagnostic est loin d'être toujours facile, en dehors des grandes crises à symptômes violents qui, dès le début, s'imposent par leur netteté. Dans les premières heures, la fièvre n'a pas toujours fait son apparition, et il peut être téméraire, sur une simple douleur, sur des vomissements, sur la simple constatation d'un peu de résistance musculaire, d'affirmer le diagnostic d'appendicite avec assez d'assurance pour entreprendre une opération toujours sérieuse et qui, vingt-quatre heures plus tard, apparaîtrait comme inutile. Il n'est pas d'affection qui n'ait été confondue avec l'appendicite. Colique hépatique ou néphrétique, inflammation annexielle, kyste de l'ovaire tordu, indigestion, et bien d'autres affections qui n'ont guère de caractère commun que celui d'être des affections abdominales, ont été pris pour des appendicites, et les meilleurs s'y sont trompés. On conçoit donc qu'on hésite beaucoup avant de conseiller une opération immédiate avec tous ses ennuis et toutes ses conséquences, car, quelle que soit l'innocuité actuelle de la laparotomie, il est vraiment excessif de se laisser aller à la pratiquer toujours et quand même et d'ouvrir le ventre d'un malade atteint d'une inoffensive colique.

Les cas douteux échappent donc forcément à l'intervention chirurgicale immédiate. Les cas méconnus y échappent d'une façon plus certaine encore. Mais ce n'est pas tout et, bien souvent, il en est de même des cas nettement diagnostiqués dès la première heure. C'est que beaucoup de médecins connaissent les bons résultats du traitement médical et l'instituent rigoureusement dès le début, espérant voir les crises s'atténuer et les phénomènes se localiser, ce qui d'ailleurs arrive dans le plus grand nombre des cas. Mais pendant ce temps les heures s'écoulent, et si les phénomènes, au lieu de s'atténuer, ne font que s'accroître, le moment favorable est passé.

Vous comprenez donc, Messieurs, comment il se fait que l'intervention immédiate, dans les vingt-quatre ou les trente-six heures, idéale en principe, soit en réalité relativement rare. Il faudra donc la pratiquer toutes les fois que les circonstances le permettront. Mais elles ne le permettront pas souvent, et presque toujours, il faut bien le dire, c'est à des malades atteints depuis trois, quatre, cinq jours ou même davantage que nous avons à donner nos soins.

C'est ici que la conduite à tenir est souvent bien délicate, que les avis diffèrent avec les chirurgiens, que les discussions se multiplient et se perpétuent et que nous voyons préconiser tour à tour les pratiques les plus opposées. Vous me permettrez, sans discuter à fond tout ce qui se fait, s'écrit, se dit ou peut se dire, de vous exposer quelle est la façon de faire que je crois la meilleure, en vous donnant à l'appui de ma conviction les raisons sur lesquelles elle s'appuie.

Et d'abord il est un cas où l'hésitation ne me paraît pas permise. C'est lorsque nous nous trouvons en présence d'une crise complètement terminée et d'un foyer absolument refroidi.

Cela est commun dès le cinquième, sixième et septième jour. La température est revenue à la normale, le pouls est parfait, la douleur spontanée nulle, mais il y a encore un peu de sensibilité à la pression, parfois même un certain degré d'empâtement dans la fosse iliaque. Dans ces circonstances il faut attendre que l'empâtement ait disparu et que la température soit restée normale pendant une quinzaine de jours au moins, davantage si on le peut. Les risques qu'il y a à attendre dans ces conditions sont, en effet, à peu près nuls, et les avantages que l'on trouve à opérer sur un foyer qui souvent ne présente plus aucune trace de l'inflammation dont il a été le siège, sont évidents. Plus d'adhérences, plus de fausses membranes souvent infiltrées de pus, plus de friabilité de l'intestin, plus de drainage. Une intervention sur un foyer absolument refroidi est plus simple, plus correcte, plus bénigne, elle est en un mot si supérieure à tout ce qu'on peut faire sur un foyer encore malade que, lorsqu'on a le choix, c'est à elle qu'il faut donner la préférence, et le cas dont je viens de parler est un de ceux dans lesquels on a le droit de choisir et le devoir d'attendre.

Mais, Messieurs, il n'en est pas toujours ainsi, et, dans le plus grand nombre des cas, le chirurgien est appelé auprès du malade, ou celui-ci est conduit à l'hôpital après le deuxième jour, en pleine crise, alors que la fièvre, la douleur, la résistance musculaire, parfois les vomissements, tous les signes enfin qui donnent à la crise d'appendicite une physionomie si spéciale, existent encore et sont en pleine évolution. Et c'est ici que les divergences s'accusent entre les chirurgiens et que la conduite à tenir est, en vérité, bien troublante et bien délicate.

Au premier abord le devoir du chirurgien paraît bien simple. Il y a dans le ventre un foyer d'infection, il faut l'ouvrir, le drainer, extirper l'organe malade, cause de tout le mal, et le faire sans perdre de temps.

C'est ce raisonnement, en apparence sans réplique, qui dicte leur conduite aux interventionnistes. Et cependant, Messieurs, il semble bien que ce raisonnement soit inexact. Je dis « il semble », car dans une question aussi difficile et dans laquelle l'exacte appréciation des faits est si délicate, je ne me reconnais pas le droit d'émettre des affirmations absolues.

C'est qu'en effet de la longue expérience d'un grand nombre de chirurgiens de tous les pays qui ont successivement appliqué les deux méthodes, Walther, Jalaguier, Roux, Ocksner, Sonnenburg, pour n'en pas citer d'autres, et il sont nombreux, il paraît résulter que la méthode de l'intervention raisonnée, qui s'efforce d'obtenir le refroidissement spontané et n'opère à chaud que lorsqu'il est impossible de faire autrement, donne environ la moitié moins de morts que la méthode de l'intervention systématique, qui opère toujours et le plus tôt possible, 8 p. 100 au lieu de 15 p. 100 environ, comme vous pourrez le voir dans l'excellente thèse de Mahar.

A dire vrai, c'est là un fait qui paraît étrange et que, pour ma part, je m'explique mal. Je ne comprends pas bien comment un malade qui porte en lui assez de force de résistance à l'infection, assez de puissance de réaction péritonéale pour lutter contre un foyer d'infection aussi grave que celui d'une appendicite aiguë, pour le circonscrire, l'éteindre et l'anéantir, peut succomber à la suite de l'ouverture de ce foyer, de son drainage et de l'expulsion au dehors des produits empoisonnés qu'il renferme. Les explications qu'on donne des accidents qui suivent les interventions sur les foyers en activité ne me satisfont qu'à demi. Ouverture des lymphatiques, mobilisation microbienne, effractions vasculaires, souillure du péritoine, ce sont là des raisons qui, tout en pouvant expliquer quelques accidents exceptionnels, me paraissent insuffisantes. Mais nous ne connaissons pas, ou tout au moins nous connaissons mal les moyens de défense de l'organisme malade, nous ne savons pas quelles sont exactement les conditions les meilleures pour qu'un être vivant puisse repousser victorieusement une invasion microbienne, et je me demande si, dans ces catastrophes, ce n'est pas avant tout l'anesthésie qu'il faut incriminer. Il est certain que l'anesthésie générale produit un trouble profond de l'organisme. Elle tue les petits enfants, elle tue quelquefois les adultes, on sait qu'il suffit souvent de quelques gouttes de chloroforme pour emporter les grands infectés, et je me demande si, chez ceux qui, sans être encore en état de septicémie véritable, ont cependant le péritoine fortement touché, la dépression causée par l'anesthésie générale ne suffit pas à empêcher une guérison qui serait survenue autrement.

C'est une question qui ne pourrait être tranchée que par l'examen et la discussion d'un grand nombre d'opérations exécutées avec l'anesthésie locale ou rachidienne. Je suis convaincu que ce côté de la question demanderait à être étudié sérieusement, car, encore une fois, je m'explique mal que la simple ouverture d'un foyer péritonéal puisse tuer un malade qui avait en lui la force de le refroidir.

D'ailleurs la question n'est pas encore définitivement tranchée, et il est des chirurgiens, et je n'en veux citer d'autre que mon ami le Dr Témoin, de Bourges, qui, en intervenant toujours au premier moment, dès qu'il voit le malade, a obtenu des résultats au moins aussi beaux que les meilleurs qu'aient signalés les temporisateurs. Il enlève toujours l'appendice, quelles que soient les recherches que nécessite cette précaution, et c'est à cette particularité qu'il attribue les résultats excellents qu'il a obtenus.

Quoiqu'il en soit, d'après ce que j'ai vu moi-même et après le deuxième jour, j'ai une tendance à tenter avant tout le refroidissement, et à temporiser. Mais à temporiser avec une surveillance de tous les instants, et en me tenant prêt à agir à la première alerte.

Et maintenant, Messieurs, notre tâche devient plus facile, car, après tout ce que j'ai dit, les indications de l'intervention me paraissent assez nettes et généralement acceptées de tous.

L'appendicite aiguë présente deux formes bien distinctes : une forme septicémique et une forme péritonéale.

Dans la forme septicémique, les signes péritonéaux sont nuls ou presques nuls, il y a quelquefois des vomissements, mais le ventre peut être presque normal, il peut même être souple, la douleur de la fosse iliaque peut manquer. Il n'y a, dominant la scène, que des phénomènes de scepticémie qui se traduisent avant tout par l'altération du visage et la mauvaise qualité du pouls, indice de la dépression cardiaque. La température ne signifie rien. Avec un pouls à 160°, elle peut être à 40°, ce qui est mauvais, elle peut être à 37°, et au-dessous, ce qui est bien pire encore. Je n'insiste pas sur ces détails connus de tous. Ce qu'il faut savoir, c'est que l'appendice malade verse dans le torrent sanguin des poisons effroyables, et qui peuvent tuer, parfois même sans laisser du côté de l'appendice de traces bien marquées de leur élaboration. Souvent, il est vrai, l'appendice ou seulement sa muqueuse sont mortifiés, non par trouble mécanique, mais par gangrène toxique, alors que les lésions du péritoine peuvent être nulles et les malades sont emportés par la septicémie seule, par l'intoxication due aux cultures virulentes qui pullulent dans l'appendice.

Dans ces formes terribles il faut agir, et au plus tôt; il faut surveiller le pouls d'heure en heure, tout en remontant le malade par le sérum, la caféine, l'huile camphrée, et si le pouls s'accélère, il faut intervenir. Il n'y a pour moi aucun doute à cet égard, et ce qu'il y a de plus difficile dans ces cas, ce n'est point de prendre la décision d'agir, c'est de les reconnaître.

Faut-il agir toujours? Ici se pose la question si délicate de l'intervention dans les cas extrêmement graves, chez les mourants. Après être intervenu bien souvent, je me demande s'il ne vaut pas mieux s'abstenir. Sans doute, on peut voir des interventions désespérées suivies de succès, — mais on peut voir aussi des mourants revenir à la vie sans intervention, — et je me demande avec beaucoup d'autres si, dans ces conditions, un malade n'a pas plus de chances de guérir spontanément que de guérir par une intervention. Mais vous comprenez qu'il est impossible de poser ici des limites et de décider quels sont les cas dans lesquels l'intervention donne au malade plus de chance de vie que le traitement médical. C'est là que l'expérience, que l'inspiration personnelle, que l'impression fugitive que nous fait le malade sont, avec notre conscience, les seuls guides auxquels nous puissions obéir.

Mais si l'état du malade, sans être désespéré, est seulement grave, ou même très grave, — il n'y aucun doute : — il faut agir.

La forme péritonéale est moins grave que la forme scepticémique. Ici, le péritoine réagit, la défense s'organise, la lutte s'engage, lutte d'où bien souvent le malade sort triomphant. Il y a, il est vrai, des cas également très graves, qui succèdent généralement à des perforations appendiculaires soit par ulcération calculeuse, soit par gangrène toxique. Dans ces conditions l'inoculation massive du péritoine peut le trouver sans défense et tuer le malade par septicémie péritonéale. Elle peut, au contraire, provoquer un appel leucocytaire formidable et donner lieu à une inondation péritonéale de liquides séro-purulents plus ou moins riches en globules blancs. Cette forme laisse plus d'espoir que la précédente et le malade peut encore guérir soit après laparotomie, soit spontanément, plutôt spontanément peut-être, s'il était mourant à l'heure où on commence à le traiter.

Mais en dehors de ces cas terribles, le pronostic est moins sombre, le mal se localise, des fausses membranes viennent de toutes parts isoler le foyer et l'appendicite peut marcher sans encombre vers son refroidissement régulier.

Nous n'avons plus à nous étonner de voir du pus se stériliser, puis se résorber et disparaître. Il se passe ici ce qui se passe dans les infections des annexes. Toutes les fois qu'il y a dans la fosse iliaque ce plastron que vous connaissez, il y a du pus. Or, presque toujours, ce plastron disparaît, le pus se résorbe, la guérison se fait. Il ne faut donc pas dire comme on le fait souvent : « Il y a du pus collecté, il faut ouvrir ». Telle est la puissance de réparation du péritoine qu'on aurait plutôt le droit de dire : « Il y a du pus collecté, il faut attendre ». Car, lorsqu'il y a du pus collecté, c'est que le péritoine a limité lui-même le foyer d'infection, c'est qu'il peut continuer son action préservatrice, le stériliser et le dissoudre.

Mais de ce que la disparition d'un foyer appendiculaire soit fréquente, il ne s'ensuit pas qu'elle soit constante, et si beaucoup d'appendicites se terminent par la guérison spontanée et refroidissent parfaitement, toutes ne le font pas. Et c'est à nous de voir quels sont les cas qui menacent de mal tourner.

Ici, Messieurs, je crois que les difficultés sont moindres que partout ailleurs.

Persuadez-vous bien qu'un foyer appendiculaire qui doit guérir marche normalement et marche vite vers la guérison.

Au bout de quatre, cinq, six jours au plus, la fièvre est tombée, le pouls est normal, la douleur a disparu. Un foyer qui, le sixième jour, ne va pas mieux est un foyer à surveiller de très près, je dirai même est un foyer à ouvrir. Si le pouls est très bon, lent, bien frappé, je veux bien qu'on attende encore. Mais si le pouls monte un peu, si la fièvre reprend, si la douleur s'accentue, il faut agir — et agir immédiatement.

La douleur a une grande importance. Un foyer d'appendicite qui refroidit, c'est-à-dire qui tend vers la résolution, n'est pas douloureux. Il est sensible à la pression, il n'est pas spontanément douloureux. Ce qui fait souffrir le malade, c'est la tension du foyer, c'est le pus sous pression et ce pus sous pression est dangereux, — il faut lui donner issue.

Je crois donc que, autant vous pouvez, autant vous devez temporiser quand tout va bien, autant vous devez agir, et agir vite, quand il y a quelque incident, quelque trouble dans l'évolution naturelle vers la guérison spontanée. Si dans les premiers jours de la crise, du second au huitième en moyenne, la température ne baisse pas, si le pouls reste fréquent, si les douleurs persistent, si le facies reste mauvais, agissez, agissez sans hésitation. Faites de même, intervenez à plus forte raison, si un de ces symptômes, quel qu'il soit, s'accentue et s'affirme. Si le pouls devient plus fréquent et plus petit, si la fièvre monte, si les douleurs augmentent, si des vomissements apparaissent, si le visage s'altère.

Sachez que tout foyer qui ne refroidit pas peut entraîner subitement des accidents terribles et sans remède. Ne lui laissez pas le temps de le faire. C'est à vous de le devancer.

Lorsque tout va bien, la marche normale vers la guérison apparaît avec une sorte d'évidence : on ne discute pas sur une appendicite qui refroidit régulièrement.

Lorsqu'on discute, c'est qu'il y a quelque chose d'insolite, quelque complication qui se prépare, et l'on peut dire, en vérité, que lorsqu'on se demande s'il faut intervenir, c'est qu'il faut intervenir.

Vous le voyez, comme je vous le disais au début, nous n'avons ici pour nous guider ni règles fixes, ni lois formelles. Nous n'avons que des impressions, qui valent souvent mieux, en médecine, que les règles et que les lois.

Est-ce à dire que vous n'aurez jamais de surprises douloureuses. Non, Messieurs, vous en aurez, et de lamentables, mais c'est en suivant les quelques conseils que je viens de vous donner que, j'en ai le ferme espoir, vous en aurez le moins.

Les phénomènes de la maladie sont toujours d'une complexité singulière, et ne peuvent se plier, comme ceux de la physique et de la chimie, à des lois presque mathématiques.

Les puissances de la mort et les forces de la vie sont innombrables, et la lutte tumultueuse qui les met aux prises revêt des aspects d'une variété infinie. Voilà pourquoi nous ne pouvons pas, nous ne devons pas, lorsqu'il s'agit d'intervenir dans cette bataille, nous enfermer dans des règles absolues et obéir à des lois intangibles, quelle que soit la conviction, la valeur ou l'éloquence de ceux qui les ont formulées. Notre rôle est plus haut et plus difficile, et c'est dans la juste appréciation de ce que nous devons faire que réside précisément cette partie délicate et subtile de notre art difficile, qui l'élève parfois à des hauteurs que ne sauraient atteindre des sciences plus précises.

Chaque nouveau malade devant lequel nous nous trouvons est un nouveau problème à résoudre, problème dont les données sont incertaines et fugitives, dont les inconnues sont redoutables puisque, parmi elles, se trouve la Mort.

La décision que nous avons à prendre peut être une source de salut ou une condamnation sans appel. Prenons-la dans toute l'indépendance de notre esprit. Examinons comme il doit être examiné celui dont nous tenons l'existence entre nos mains, — et puis descendons en nous-mêmes et suivons la voix de notre conscience.

QUATRIÈME PARTIE

CHIRURGIE DU RECTUM

L'EXTIRPATION SACRO-PÉRINÉALE DU RECTUM

Messieurs,

Le malade que j'ai l'intention d'opérer aujourd'hui devant vous n'a que trente-cinq ans. Cela ne l'empêche pas d'être atteint d'un épithélioma du rectum, et d'un des plus graves qu'il m'ait été donné de voir.

Il souffre depuis plus d'un an, et bien qu'il ait encore l'air assez solide, il a maigri dans des proportions considérables. Il y a environ trois mois, mon collègue et ami Riche, pour atténuer ses souffrances, lui a fait un anus iliaque. A cette époque on pouvait avec le doigt dépasser la limite supérieure de son néoplasme. Aujourd'hui, dès que le doigt pénètre dans l'anus, il tombe sur la tumeur qui est située immédiatement au-dessus de lui. Mais le doigt ne peut pénétrer plus haut et dépasser le mal, non que celui-ci soit trop étendu, mais parce que le rectum, envahi circulairement, est rétréci, induré et que le doigt ne peut forcer le passage sans arracher des cris au malade. Les deux premières phalanges pénètrent seules.

Le néoplasme paraît immobile, mais il n'en faut pas conclure qu'il a envahi tous les tissus voisins. Les tumeurs situées très près de l'anus sont, en effet, très peu mobiles parce que l'anus, enchâssé dans le périnée est lui-même à peu près complètement immobilisé, et comme il n'y a ni ganglions sensibles, ni troubles urinaires qui puissent faire craindre un envahissement sérieux de la prostate ou du bas-fond de la vessie, nous sommes en droit d'espérer que cette tumeur ne s'est pas encore irrémédiablement propagée aux parties voisines.

Telle est, Messieurs, la situation de ce malade. Que faut-il faire en présence de ces lésions vraiment terribles? Il n'y a que deux partis à prendre : ou l'abandonner à son sort et le laisser mourir, ou entreprendre, pour essayer de le sauver, une opération qui pourra précipiter sa fin. En pareil cas, mon habitude n'est pas d'hésiter. Je crois que contre le cancer il faut lutter jusqu'au bout et que, tant qu'on peut entrevoir des chances de guérison, on a le devoir d'opérer. C'est ce que je vais faire. Mais auparavant, laissez-moi vous dire comment je compte m'y prendre pour mener à bien cette opération.

Ce malade, je vous l'ai dit, est déjà porteur d'un anus iliaque, et je m'en félicite, car si cet anus n'existait pas, j'estime qu'il faudrait le faire. Il est, en effet, très important de dériver les matières pendant les jours qui précèdent l'extirpation du rectum, et surtout pendant les jours qui la suivent. L'existence préalable d'un anus iliaque permet en effet de nettoyer complètement le bout inférieur du rectum, de le désinfecter dans une large mesure et diminuer ainsi d'une façon sensible les chances d'infection opératoire. Pendant les jours qui suivent l'opération, l'anus artificiel est plus précieux encore, en mettant la plaie à l'abri de souillures incessantes. Lorsque la guérison est obtenue, on peut l'oblitérer par une opération secondaire en rendant au malade l'usage de son anus périnéal ou sacré. On peut aussi le conserver purement et simplement à titre d'anus définitif. Je n'entrerai pas ici dans la discussion des raisons qui militent en faveur de l'un ou de l'autre parti. Je vous dirai simplement qu'à tout prendre un bon anus iliaque n'est ni plus incommode, ni plus difficile à nettoyer et à obturer qu'un anus périnéal ou sacré dépourvu de sphincter, et je crois qu'en somme le mieux que puisse faire un malade qui possède un anus iliaque et n'a plus de rectum, c'est encore de garder son anus iliaque pendant le reste de ses jours.

Si donc mon malade guérit, je lui donnerai le conseil de garder indéfinimeut son anus.

Dans ces conditions je n'ai plus à me préoccuper que de lui extirper, et le plus largement possible, l'extrémité inférieure du rectum.

C'est là, Messieurs, une opération qui m'a toujours paru assez simple. Je ne sais s'il en sera de même dans le cas actuel, à cause des adhérences possibles à la prostate et au bas-fond de la vessie. Ce sont là de mauvaises conditions et qui peuvent compliquer singulièrement l'opération, comme aussi en compromettre les résultats immédiats ou définitifs. Si ces difficultés se produisent, je verrai à les surmonter de la façon qui me paraîtra la meilleure, et il est possible que je n'y parvienne pas; mais, dans les cas ordinaires de cancer du rectum non adhérent ou peu adhérent aux parties voisines, l'opération, je vous le répète, m'a toujours paru d'une grande simplicité.

Il est, il est vrai, nécessaire, pour ne pas se heurter à des difficultés sérieuses, de suivre une technique particulière et qui me paraît en général fort mal connue.

Le principe en est bien facile à saisir.

Je l'ai toujours employée, depuis le premier cas que j'ai opéré. Malgré de nombreuses recherches je n'ai cependant vu ce procédé décrit nulle part, et la première mention imprimée que j'en connaisse est celle que j'ai écrite moi-même dans le traité de chirurgie de Duplay et Reclus[1].

D'une manière générale, les chirurgiens abordent le cancer du rectum *de bas en haut*. Après incision du périnée, ils remontent dans l'épaisseur du plancher pelvien, en circonscrivant autant que possible la tumeur rectale dont les limites latérales et surtout supérieures sont fort difficiles à préciser. On perd ainsi du temps, on perd du sang, on marche à tâtons, on hésite d'autant plus qu'on pénètre plus profondément dans le bassin, et on éprouve, en somme,

1. *Tr. de chir.*, t. 7, p. 879, 1898.

beaucoup de difficultés à faire une opération qui a des chances sérieuses de demeurer incomplète.

Ce n'est pas ainsi qu'il faut procéder : pour enlever un cancer du rectum, il faut l'attaquer *de haut en bas*. Il faut d'abord, avant tout, dépasser ses limites supérieures et aller à la recherche du rectum *sain*, au-dessus du néoplasme. Lorsqu'on l'a trouvé, lorsqu'on est sûr que toute la tumeur à enlever est au-dessous du point où l'on se trouve, on n'a plus qu'à descendre vers le périnée où l'on peut tout enlever, et où l'on ne risque quelque chose que vers la prostate et le bas-fond de la vessie. De plus, les gros troncs vasculaires ayant été pincés dans la partie supérieure, au niveau du méso-rectum, au-dessus de la tumeur, toute l'opération se fait sans qu'on soit sérieusement gêné par le sang, tandis qu'au contraire, lorsqu'on remonte de bas en haut dans l'épaisseur du périnée, on s'attaque aux branches artérielles avant de s'attaquer aux troncs, et l'on est sans cesse inondé de sang.

Ce mode de procéder a encore un autre avantage, celui de permettre à l'opérateur de s'arrêter si les lésions, plus étendues qu'il ne le croyait, remontent trop haut dans le bassin et paraissent trop diffuses. Il s'en aperçoit ainsi dès le début de son opération et n'a qu'à s'arrêter avant d'avoir fait des délabrements importants.

Rappelez-vous donc de ce principe sur lequel je ne saurais trop insister, et qui, je le répète, est fort peu connu, les cancers du rectum doivent être attaqués *par en haut*. Et je crois qu'on ne peut donner à cette opération de nom meilleur que celui d'*extirpation sacro-périnéale* du rectum, qui indique clairement qu'elle commence par le sacrum pour finir par le périnée.

Tel est, Messieurs, le principe de cette opération. Voyons maintenant quelle est la meilleure manière d'en poursuivre l'application.

Il faut d'abord que le malade soit commodément placé. La position qui me paraît la meilleure est la suivante : le malade est couché sur le côté droit et un peu sur le ventre, la jambe droite étendue, la cuisse gauche repliée, le genou appuyant sur la table d'opération. La région sacrée doit être en un mot bien exposée et faisant avec le plan du lit un angle d'environ 45°. Dans cette situation, qu'il faut maintenir aussi rigoureusement que possible pendant toute la durée de l'opération, le chirurgien a la plus grande facilité pour agir sur toute la région périnéo-sacrée.

Il peut être utile, dès ce moment, ou même avant de mettre le malade en position, d'introduire dans l'urèthre une sonde en métal ou un Béniqué qu'un aide sera chargé de surveiller et de maintenir en place. Cette précaution pourra être d'un grand secours si les manœuvres deviennent délicates vers la prostate et le bas-fond de la vessie. Mais il faut autant que possible éviter cette manœuvre, et pour ma part je m'en suis, jusqu'ici, toujours passé.

Suivant le conseil de Quénu, conseil excellent, on faufilera alors autour de l'anus une grosse soie qui sera serrée à fond de façon à l'oblitérer complètement et à empêcher toute issue de matières septiques pendant l'opération.

On fait alors sur la ligne médiane une longue incision qui, du périnée, remonte jusque vers le milieu du sacrum. Au niveau de l'anus, l'incision se bifurque pour le contourner. On incise alors sur le sacrum jusqu'à l'os, on sectionne d'un coup de ciseaux les parties molles situées le long du bord gauche du sacrum et du coccyx et, d'un coup de pince de Liston, on fait sauter le coccyx et la pointe du sacrum. Cette excision du sacrum donne beaucoup de jour. Je ne crois pas qu'elle ait un seul inconvénient. Je conseille, par conséquent, de la faire de parti pris. Si le cancer est bas situé, comme chez notre malade, il suffira d'inciser la pointe du sacrum : s'il est plus haut, on pourra, et même on devra en enlever davantage, de façon à pouvoir atteindre facilement les parties saines du rectum, aussi haut qu'elles soient placées.

Cette sorte d'opération préliminaire est très rapide, et on a vite fait de mettre quelques pinces sur les vaisseaux qui donnent, et en particulier sur l'artère sacrée moyenne qu'on trouve en général sectionnée et dont le jet apparaît immédiatement contre la face antérieure du sacrum.

Il faut alors, sans s'occuper du néoplasme, aller à la recherche du rectum sain. Il est en général très facile à trouver, noyé dans le tissu cellulaire qui remplit la concavité sacrée. Ce tissu cellulaire est facile à effondrer et à dilacérer, surtout si l'on prend soin d'agir sur la ligne médiane. Si l'on se tient un peu sur le côté, on risque en effet, ainsi que l'a parfaitement montré Farabeuf, d'être arrêté par l'aponévrose qui recouvre les vaisseaux pelviens et vient se fixer sur le sacrum au niveau des trous sacrés. Pour peu qu'elle soit résistante, on peut alors se perdre en dehors dans les régions vasculaires, loin du rectum. C'est donc vers la ligne médiane qu'il faut diriger ses recherches. Le rectum se reconnaît facilement à sa consistance, à sa forme, à sa direction. On le saisit avec les doigts, au besoin avec une pince à mors plats, et on l'attire dans la plaie pour mieux le reconnaître. Parfois, à ce moment, si l'on est un peu haut, on déchire le péritoine. Il ne faut pas s'en préoccuper. C'est un accident presque fatal, je dirais même que c'est une condition nécessaire à une bonne opération. Il faut, en effet, pour être bien sûr d'être en haut sur le rectum sain, remonter jusqu'à sa portion péritonéale et par conséquent ouvrir le péritoine.

On aperçoit alors et on reconnaît la face antérieure du rectum, recouverte de sa séreuse, avec les fibres longitudinales qui le caractérisent. Si quelque anse grêle apparaît, on la refoule dans la profondeur avec une compresse.

On s'assure alors par une exploration soignée que l'on est bien au-dessus du néoplasme, et lorsqu'on est bien fixé sur ce point, on se met en devoir de couper le rectum.

Il faut, à ce moment, sous peine d'accidents opératoires sérieux et même graves, éviter de laisser couler quoi que ce soit dans la plaie. Il faut que le rectum reste fermé, et bien fermé. J'ai coutume de l'enserrer entre deux ligatures à la soie forte situées à deux centimètres environ l'une de l'autre. Si ces ligatures me paraissent ne pas devoir serrer assez, à cause du volume du rectum, ou de la graisse qui infiltre ses parois, j'appuie ces ligatures d'un clamp solide et fermant bien. Mais en général de bonnes ligatures à la soie forte suffisent parfaitement. Entre les deux ligatures, le rectum est sectionné, soit aux ciseaux, soit au thermo-cautère dont la lame aseptise les surfaces muqueuses qui peuvent apparaître.

Si la ligature placée sur le bout supérieur de l'intestin paraît très solide, je crois qu'on peut la laisser ainsi et fixer ce bout supérieur dans le haut de la plaie. Il est en effet destiné à s'y ouvrir tôt ou tard pour y donner lieu à une insignifiante fistule. Le principal est qu'il ne s'ouvre point dans les premiers jours, avant que la plaie bourgeonnante ne soit fermée du côté du péritoine. Or une ligature circulaire solide tient pendant plusieurs jours. Si l'on a quelque crainte, on peut la remplacer par un surjet solide sur l'extrémité de l'intestin.

Ceci fait, on n'a plus qu'à extirper le bout inférieur du rectum, et, avec lui, le néoplasme.

On a, chemin faisant, pincé ou lié quelques troncs artériels situés dans le méso-rectum, et le reste de l'opération ne donne que peu de sang. C'est encore un des gros avantages de cette manière de procéder.

On reconnaît la tumeur, souvent mobile, entourée pour ainsi dire de tous côtés par la graisse, et il est parfois extrêmement simple, en attirant dans la plaie le rectum séparé du bout supérieur de l'intestin, d'isoler complètement le néoplasme. Chez la femme, il n'y a quelque difficulté qu'au niveau de la cloison recto-vaginale qu'il faut dédoubler avec soin. Dans un cas où elle était prise, j'ai pu très facilement l'enlever en bloc avec le néoplasme. Chez l'homme il faut faire attention lorsqu'on arrive au niveau du bas-fond de la vessie et de la base de la prostate. C'est ici que le cathéter métallique qu'on a mis dans l'urètre peut au besoin rendre des services. Quand le néoplasme est bien limité, la vessie et la prostate se décollent bien. Souvent même on ne voit pas la vessie, mais la face postérieure des vésicules séminales qu'on reconnaît à leurs bosselures séparées par des sillons peu profonds. Mais s'il y a des adhérences inflammatoires et à plus forte raison une infiltration néoplasique, les conditions opératoires deviennent beaucoup plus mauvaises et on peut être entraîné à ouvrir la vessie et à blesser l'urèthre. Si ces accidents arrivent, on les répare de son mieux par des sutures minutieuses. Mais l'opération en devient immédiatement beaucoup plus grave et beaucoup plus aléatoire dans ses résulats définitifs.

Lorsqu'on a la certitude de cette infiltration vésico-prostatique, il me paraît évident qu'il vaut mieux s'abstenir, mais comme dans le doute il faut, à mon avis, opérer, il faut dans certains cas s'attendre à la rencontrer et agir en conséquence.

Dans cette extirpation de l'extrémité inférieure du rectum, les seules parties qui, en dehors des adhérences pathologiques, offrent quelque résistance et demandent un coup de ciseaux, sont les fibres du releveur de l'anus. Il faut, en les sectionnant, s'éloigner autant que possible du rectum de peur qu'un coup de ciseaux malencontreux ne vienne intéresser sa paroi.

On arrive ainsi peu à peu jusqu'au périnée déjà incisé, et le rectum avec le néoplasme qui l'infiltre et avec l'anus lui-même, est enlevé en masse sans avoir été ouvert et sans que la plaie, lorsque l'opération en a été régulière, ait été souillée par son contenu.

Ceci fait, il ne reste qu'à réparer la brèche. Le bout supérieur du rectum est fixé dans l'angle supérieur de la plaie, dans lequel il pourra s'ouvrir quelques jours plus tard. Je crois, en effet, que la conduite la plus simple et la meilleure, consiste à conserver ce bout supérieur tel qu'il est. Lorsque l'anus iliaque fonctionne bien, aucune matière n'y pénètre, il sécrète simplement quelques mucosités qui s'écoulent par le bout inférieur et ne constituent qu'une gêne insignifiante. Quant à l'extirper en totalité, soit directement, soit par le procédé du retournement qu'a conseillé Quénu, et qui, dans quelques cas rares, peut être indiqué, je crois que c'est, en général, compliquer l'opération et l'aggraver sensiblement pour un bénéfice problématique.

On fixera donc ce bout supérieur dans l'angle de la plaie. Le péritoine sera fermé aussi exactement que possible. Si l'on craint qu'il ait été contaminé pendant l'opération, on y laissera un drain. Si la brèche est trop large on pourra se borner à tamponner avec soin. Chez la femme, on peut se servir de l'utérus pour combler la brèche en suturant les lambeaux péritonéaux aux bords et au fond de cet organe.

On réunira la peau au niveau du périnée et de la région sacrée.

Mais il sera prudent de drainer largement cette vaste plaie dans laquelle il est presque fatal qu'on ait laissé quelque agent infectieux.

En fait la plaie suppure presque toujours plus ou moins, mais la cicatrisation secondaire ne s'en obtient pas moins dans le plus grand nombre de cas.

Sans doute, Messieurs, comme toutes les grandes opérations pour cancer, c'est là une opération grave. Mais les malades ne se comptent plus, opérés de cancer du rectum et dont la guérison est définitive. Et parce que les récidives sont malheureusement très fréquentes, nous n'avons pas le droit de renoncer à la lutte.

En tout cas je suis convaincu que la façon de procéder que je me suis efforcé de vous exposer clairement rendra cette récidive plus rare. J'insiste encore sur ce point, parce que c'est avant tout ce que je voudrais vous voir retenir cette leçon. L'attaque du cancer du rectum *de haut en bas*, au niveau du rectum sain, des profondeurs du bassin vers le périnée facilite singulièrement son extirpation : et quand une opération de cette nature devient facile, elle possède, à mon avis, la qualité première qui doit la faire préférer à toutes les autres, parce que les procédés opératoires qui permettent d'opérer le cancer avec facilité sont les seuls qui peuvent nous donner l'espoir de les opérer assez bien pour les extirper sans retour.

CINQUIÈME PARTIE

CHIRURGIE DE L'UTÉRUS ET DES ANNEXES

SUR LES AVANTAGES DE LA CASTRATION TOTALE DANS LES SUPPURATIONS ANNEXIELLES

Messieurs,

La malade que je vais opérer devant vous est une jeune femme à laquelle M. Reclus a pratiqué, il y a près d'un an, une laparotomie pour une affection bilatérale des annexes. L'opération, qui a consisté dans l'extirpation des ovaires et des trompes malades, a été faite dans des conditions excellentes et quelque temps après la malade est sortie de l'hôpital complètement guérie. Mais cette guérison n'était qu'apparente. Au bout de peu de temps notre jeune femme a recommencé à souffrir. Elle a vu apparaître des écoulements incessants, des hémorragies rebelles qui ont résisté à deux curettages successifs. Elle souffre constamment, se plaint de douleurs dans les reins, le bas-ventre et les cuisses. Elle est obligée de garder le lit et se trouve, en somme, à peu près aussi malade qu'avant son opération. Il est certain qu'elle n'est plus exposée aux complications graves qui menacent toute femme atteinte de suppurations annexielles. Mais l'état d'inflammation chronique et d'infection profonde dans lequel se trouve son utérus suffit à faire de cette femme une véritable infirme, et la fait assez souffrir pour qu'elle soit elle-même venue demander instamment une opération qui la débarrasse des troubles divers que je viens de vous rappeler.

L'histoire de cette malade est celle de beaucoup d'autres et il est certain qu'un grand nombre de femmes ayant subi l'extirpation bilatérale des annexes ont présenté dans la suite des troubles assez sérieux pour nécessiter l'ablation secondaire de l'utérus. J'en ai personnellement opéré plusieurs et, par une coïncidence étrange, nous avons actuellement dans le service une seconde malade, qui est pour le moment en observation, et chez laquelle il est très probable que je me déciderai à agir. Pour ne vous citer qu'un chiffre qui me paraît correspondre à peu près à la réalité des faits, Richelot, sur 300 castrations bilatérales, a dû pratiquer 53 fois l'hystérectomie secondaire. Un sixième de ses malades avaient donc conservé des troubles assez sérieux pour motiver une seconde intervention.

Il serait d'ailleurs étrange qu'il en fût autrement. Il est de toute évidence que, si l'ablation des annexes peut avoir une certaine influence sur la nutrition de l'utérus, si elle amène parfois sa diminution de volume, et même son atrophie, elle ne saurait avoir qu'une influence très restreinte sur son infection. Vous savez combien sont tenaces les lésions de métrite chronique qui résistent parfois longtemps aux nettoyages, aux drainages et aux pansements intra-utérins les plus attentifs, et qui, lorsqu'un traitement bien dirigé a pu les guérir, se reproduisent souvent avec une ténacité désespérante.

Il n'y a aucune raison pour voir disparaître ces accidents après l'ablation des annexes, et les femmes guéries de leurs salpingites continuent à souffrir de leur infection utérine.

La simple métrite est, en effet, une affection qui, si elle n'est pas grave, est douloureuse et insupportable. Les écoulements leucorrhéiques, les hémorragies en sont encore les inconvénients les plus tolérables. Mais les souffrances, mais les pesanteurs abdominales, mais les douleurs dans les reins, dans les cuisses et le périnée, douleurs qui ne se calment ou ne s'atténuent que par le repos complet, condamnent les malades à l'inaction constante et à la chaise longue perpétuelle. Sans doute, c'est là un tableau un peu assombri et il est bien souvent des métrites plus légères. Il n'en est pas moins vrai que la métrite chronique est une affection des plus pénibles et que les femmes qui, débarrassées de leur salpingo-ovarite, présentent des accidents de métrite chronique, ne sont pas des femmes guéries et restent presque aussi malades qu'avant leur opération.

L'hystérectomie secondaire les débarrasse à la fois de leurs écoulements et de leurs douleurs, mais il est évident qu'il eût mieux valu, dans ces conditions, pratiquer l'hystérectomie immédiate qui eût évité aux malades les chances toujours incertaines d'une seconde opération.

La fréquence de ces métrites rebelles, persistant malgré l'opération, a conduit un grand nombre de chirurgiens à préférer, dans les cas de lésions bilatérales, la castration totale, c'est-à-dire l'extirpation de l'utérus et des annexes, à la simple castration annexielle. « Pourquoi », disent ces chirurgiens, dont le nombre s'accroît de de jour en jour, « pourquoi conserver un utérus que la disparition des annexes a rendu sans objet et qui ne peut plus servir à autre chose qu'à faire souffrir celle qui le porte? Mieux vaut pratiquer systématiquement la castration totale et débarrasser la malade à la fois de ses annexes dangereuses et de son utérus inutile et qui peut devenir le siège de nouveaux accidents ».

La grande vogue dont a joui dans ces dernières années l'opération de Péan, c'est-à-dire l'hystérectomie vaginale appliquée aux suppurations des annexes, a beaucoup contribué au succès de cette manière de voir. Elle a peu à peu habitué les chirurgiens à l'idée du sacrifice de l'utérus dans la cure des lésions annexielles. De plus, l'excellence des résultats thérapeutiques obtenus par l'hystérectomie vaginale dans les cas où l'extirpation des annexes avait été possible, et même dans bien des cas où, par suite de difficultés opératoires, cette extirpation avait été incomplète, est encore venue plaider en faveur de l'importance qu'il faut attacher à la suppression de l'utérus.

Bien des malades, atteintes de lésions utérines graves et de lésions annexielles relativement faibles ont, en effet, vu leurs douleurs disparaître complètement, à la suite de l'hystérectomie, malgré une extirpation incomplète des annexes. Si bien qu'il est permis de se demander si, dans ces cas, les malades ne souffraient pas de leurs lésions utérines beaucoup plus que de leurs lésions annexielles, et qu'on a pu dire que, pour guérir bien des suppurations pelviennes, mieux vaut enlever l'utérus sans les annexes que les annexes sans l'utérus.

Cependant beaucoup de chirurgiens, restés fidèles à la laparotomie, préféraient encore la voie haute à l'hystérectomie vaginale pour le traitement des salpingites suppurées, et la plupart d'entre eux n'avaient, par ce fait même, aucune tendance à pratiquer systématiquement l'extirpation de l'utérus en même temps que des annexes.

Les perfectionnements de la technique de l'hystérectomie abdominale ont fait tomber, chez un grand nombre d'entre eux, les dernières résistances, et il est certain que la castration abdominale totale se généralise de plus en plus.

Je ne veux pas discuter ici les avantages qu'elle peut présenter sur l'hystérectomie vaginale, ou réciproquement. Ce sera l'objet d'une clinique ultérieure. Je veux simplement discuter devant vous les raisons qui me semblent militer en faveur de la castration totale. Cette discussion ne saurait s'appliquer qu'aux cas dans lesquels on pratique la laparotomie, puisque, lorsqu'on croit devoir pratiquer l'opération de Péan, l'ablation de l'utérus constitue précisément le premier temps de l'opération.

Personnellement je suis fermement convaincu de la supériorité de l'hystérectomie abdominale sur la simple extirpation des annexes. Et je voudrais examiner avec vous les principaux éléments de ma conviction. Il va sans dire que cette discussion ne saurait s'appliquer qu'aux cas dans lesquels il s'agit de lésions manifestement bilatérales. Lorsque les annexes d'un côté peuvent être conservées en totalité ou en partie et que, tout en ayant l'espoir d'une guérison complète, on peut conserver à la femme ses facultés génératrices, il est évident qu'il faut le faire et qu'il ne saurait être question d'enlever l'utérus.

Je me suppose donc placé dans ces cas très fréquents où, la laparotomie étant faite, les annexes étant sous les yeux du chirurgien, celui-ci, ayant constaté qu'elles sont des deux côtés trop malades pour être conservées, n'a plus qu'à décider s'il se contentera d'enlever les annexes ou s'il fera sauter l'utérus avec elles.

Les chirurgiens qui sont demeurés partisans de l'extirpation simple des annexes donnent à l'appui de leur manière de faire un nombre d'arguments qui demandent à être discutés avec soin.

Et d'abord, disent-ils, pourquoi compliquer une opération en général assez facile, puisque cette opération facile donne des résultats excellents. Et un grand nombre d'entre eux apportent à l'appui de leur dire de nombreuses statistiques qui prouvent qu'entre leurs mains l'extirpation des annexes donne des résultats brillants et que sa gravité, de moins en moins redoutable, donne un chiffre de guérisons opératoires que l'on peut évaluer en moyenne à 95 p. 100. Il est très facile de comprendre que ces chirurgiens, satisfaits de ces résultats qui sont incontestablement très bons, n'aient qu'une confiance restreinte dans la possibilité de leur amélioration et s'en tiennent à une manière de faire qu'ils jugent bonne et qui l'est.

Il n'en est pas moins vrai que les faits dont je vous ai parlé au début subsistent intégralement et que nombre de femmes opérées de leurs salpingites continuent à souffrir de leur utérus infecté. Les résultats obtenus sont donc bons, mais ils pourraient être meilleurs, et on ne peut contester que les femmes qui souffrent assez pour qu'on juge nécessaire de leur faire une hystérectomie secondaire, eussent singulièrement bénéficié, lors de la première opération, d'une intervention radicale.

D'ailleurs, disent encore les partisans de la castration simple, s'il est vrai que l'on voit quelquefois des malades, simplement privées de leurs annexes, continuer à souffrir, il n'est pas rare d'en voir qui, elles aussi, souffrent sérieusement après avoir subi la castration totale. Il est certain que quelques malades sont dans ce cas, et qu'il arrive de rencontrer des femmes qui, privées de leur utérus et de leurs annexes, se plaignent de souffrir encore. Mais ce sont presque toujours des nerveuses, des femmes atteintes de ces névralgies pelviennes rebelles et qui ne cèdent guère à aucun traitement. Encore, si elles se plaignent de souffrir, n'ont-elles pas les inconvénients multiples qui résultent des pertes et des hémorragies. Opérées par la castration simple, elles n'en auraient pas moins continué à souffrir, avec quelques misères en plus. Et si la castration totale ne donne pas chez elles un résultat parfait, elle est encore supérieure à la castration simple.

Du reste, ces quelques faits négatifs ne sauraient en aucune façon infirmer les nombreux faits positifs dans lesquels des malades, souffrant encore après la castration simple, ont vu leurs douleurs disparaître après l'hystérectomie secondaire.

Il me paraît donc hors de doute, malgré l'avis très autorisé d'un certain nombre de chirurgiens, que la castration totale est, au point de vue du résultat thérapeutique, plus efficace que la castration annexielle seule, et c'est là un fait qui, à moins d'inconvénients graves, suffirait à lui seul à la faire choisir.

Or, je ne crois pas que ces inconvénients graves existent. Je ne puis, en effet, considérer comme très sérieux le reproche qu'on a fait à la castration totale de constituer, au fond du vagin, une cicatrice parfois défectueuse, irrégulière, douloureuse, et qui met en somme la femme dans de mauvaises conditions pour accomplir les fonctions que comporte son sexe. J'ai interrogé plusieurs opérées qui, sous ce rapport, m'ont très sincèrement déclaré n'avoir pas à se plaindre. Pour un certain nombre d'entre elles, les rapports que leur état maladif rendait autrefois douloureux, avaient, au contraire, recouvré leurs charmes disparus, et je n'en ai rencontré aucune qui m'ait paru se plaindre de l'absence du col utérin qui constitue, paraît-il, au dire de certains chirurgiens, un organe de première nécessité.

Je crois donc ce reproche à peu près sans valeur. Et d'ailleurs l'hystérectomie supra-vaginale, adoptée par un certain nombre de chirurgiens, obvie à cet inconvénient. En enlevant la presque totalité de l'utérus, elle fait disparaître la plupart des phénomènes douloureux dont il est le siège et, en laissant en place le col, elle conserve au fond du vagin sa consistance et sa disposition normales. Et les chirurgiens qui accordent à cet argument une valeur qui me paraît exagérée, n'en pourraient, en tout cas, rien conclure contre l'hystérectomie supra-vaginale qui, si elle me paraît inférieure à l'hystérectomie totale, parce qu'elle laisse le col souvent atteint de métrite tenace, n'en est pas moins, à mon avis, très sensiblement supérieure à la castration simple[1].

Il est un autre argument des partisans de la castration simple qui aurait, lui, la plus grande valeur s'il ne pouvait être victorieusement réfuté.

L'hystérectomie abdominale totale, disent-ils, est plus difficile et plus grave que la castration simple.

Il est possible qu'autrefois, avant l'adoption du plan incliné et les perfectionnements de la technique, la castration abdominale totale ait été, en effet, plus difficile et plus grave. Cela est même certain. Chez une malade placée dans la position horizontale, sans l'aide précieux que nous trouvons dans le plan incliné, l'hystérectomie abdominale était une opération très difficile, beaucoup plus difficile en tout cas que la simple extirpation des annexes.

Mais la position inclinée a changé du tout au tout les conditions de la chirurgie du petit bassin, et de même qu'il est aujourd'hui possible de décortiquer et d'extirper des annexes qu'on n'eût jamais pu libérer autrefois, de même il est devenu facile d'enlever des utérus dont l'extirpation eût, à la même époque, semblé presque impraticable.

Je vais plus loin, et j'affirme que dans tous les cas et surtout dans les cas compliqués, lorsque le petit bassin tout entier est rempli de masses annexielles adhérentes aux organes voisins, il est toujours beaucoup plus facile d'enlever l'utérus avec les annexes que les annexes seules. L'extirpation préalable de l'utérus, ou mieux la section médiane de cet organe et l'extirpation successive des deux moitiés avec les annexes correspondantes, permet d'enlever avec facilité des poches annexielles qu'il serait très difficile de décor-

1. Je suis aujourd'hui convaincu avec la plupart des chirurgiens de la supériorité de l'hystérectomie subtotale. Elle est infiniment plus simple et donne des résultats parfaits. Les arguments que je donnais autrefois en faveur de l'hystérectomie totale n'ont pas la valeur que je leur attribuais alors. Mais depuis cette époque, l'expérience, qui vaut mieux que tous les arguments, m'a convaincu.

tiquer et d'extraire par d'autres procédés. Si bien que, dans ces cas, l'argument qu'opposent les chirurgiens qui n'enlèvent que les annexes à ceux qui enlèvent en même temps l'utérus peut leur être retourné, et qu'on peut dire qu'aux divers motifs de supériorité que présente l'hystérectomie sur la castration simple, il faut ajouter celui d'être presque toujours plus facile, surtout dans les cas compliqués. Et je ne vois pas en vérité qu'il reste aujourd'hui grand'chose de cet argument qui, autrefois, je le reconnais, aurait eu beaucoup de valeur.

Quant au dernier argument, qui serait capital s'il n'était aussi peu exact que les autres, c'est celui qui est tiré de la gravité de l'opération.

Si l'hystérectomie était sensiblement plus grave que la laparotomie simple, il faudrait, malgré sa supériorité évidente, ne la faire qu'à bon escient et dans les cas où l'utérus semblerait par trop compromis. Mais aujourd'hui, comme les autres, cet argument a disparu et, dans un travail tout récent, portant sur 293 cas, avec 12 morts, Hartmann vient de montrer que la mortalité n'était que de 4 p. 100, c'est-à-dire sensiblement la même que celle de la castration simple. Personnellement j'ai fait treize fois cette opération, avec un seul décès. C'est une proportion un peu plus forte, mais dont je me déclare cependant très satisfait, parce que sur ces treize cas il en est cinq ou six, dont celui qui s'est terminé par la mort, qui étaient d'une extrême complication. Je suis convaincu que si je m'étais borné à la castration simple j'aurais eu de moins bons résultats parce que, dans quelques-uns de ces cas, les adhérences étaient telles que, sans enlever l'utérus, il m'aurait été impossible d'enlever les annexes et que j'aurai dû laisser inachevées des opérations qui, loin de donner lieu à des guérisons parfaites, se seraient probablement terminées par des désastres.

L'adoption du plan incliné, la protection des intestins par des compresses, l'isolement du petit bassin ont, je le répète, modifié du tout au tout les conditions de la chirurgie pelvienne. L'infection du péritoine est beaucoup moins à craindre qu'elle ne l'était autrefois, et l'ouverture du vagin, qu'on craignait beaucoup et que certains chirurgiens craignent encore comme source d'infection possible, me paraît au contraire une condition favorable parce qu'elle permet un drainage parfait, au point le plus déclive, drainage que, pour ma part, je fais presque toujours, et que je préfère infiniment au drainage abdominal.

C'est pourquoi je préfère l'hystérectomie totale à l'hystérectomie supra-vaginale. J'ai dit plus haut qu'il valait mieux, à mon sens, enlever l'utérus entier que laisser un col souvent gros, malade et chroniquement infecté. L'extirpation totale a encore cet avantage qu'elle permet un drainage vaginal large et facile. Je sais bien que dans l'hystérectomie supra-vaginale rien n'empêche d'établir un drainage par le cul-de-sac postérieur en effondrant le vagin au-dessous du col. J'aime autant l'établir par le vagin après extirpation de l'utérus [1].

Je crois, Messieurs, vous avoir donné des arguments assez sérieux pour entraîner la conviction. Si, une fois le ventre ouvert, on se trouve en présence de lésions annexielles bilatérales, et si l'on juge qu'il faut sacrifier les annexes, on devra préférer à la castration simple l'hystérectomie abdominale totale avec ablation des annexes.

Elle est plus efficace et donne des guérisons plus parfaites, elle n'est, lorsqu'on sait la faire, ni plus difficile, ni plus grave. Elle est donc meilleure et c'est elle qu'il faut choisir. Je suis convaincu qu'à l'avenir elle gagnera tout le terrain que perdra sa rivale. Elle fait chaque jour de nouveaux adeptes, et je crois que ceux qui lui résistent encore ne le font qu'un peu malgré eux et parce qu'ils se sentent attachés à la castration simple par le souvenir des succès qu'elle leur a donnés et qui sont assez brillants pour contenter les plus difficiles.

1. Voir la note ci-dessus.

HYSTÉRECTOMIE VAGINALE ET LAPAROTOMIE DANS LES SUPPURATIONS ANNEXIELLES

Messieurs,

Je me suis efforcé de vous démontrer dans une précédente clinique que toutes les fois que l'on se trouvait en présence de lésions bilatérales des annexes, il fallait, de parti pris, sacrifier l'utérus, et j'espère vous avoir convaincus que la castration totale est, au point de vue thérapeutique, très supérieure à la simple castration annexielle.

Je voudrais aujourd'hui, très brièvement, discuter devant vous quelle est la meilleure façon de pratiquer la castration totale. Vous savez en effet que de longues discussions se sont établies sur les avantages et les inconvénients réciproques des voies vaginale et abdominale dans le traitement des annexites suppurées, et il y a quelques années à peine les chirurgiens étaient divisés en deux camps bien tranchés. Les laparotomistes qui pensaient que la meilleure façon d'extirper les annexes malades est de les attaquer par le ventre, et les hystérectomistes qui soutenaient qu'il est préférable de les enlever par le vagin, en même temps que l'utérus.

Les arguments invoqués par ces derniers ont été magistralement exposés par Segond qui s'est fait le défenseur ardent, éloquent, convaincu de l'opération de Péan, et a entraîné à sa suite, pendant un certain temps, un grand nombre de chirurgiens.

L'hystérectomie vaginale, disait-il, est moins grave. Nous verrons plus loin ce qu'il faut penser de cette assertion qui, si elle reste vraie dans certains cas de lésions très étendues et très virulentes, est contestable lorsqu'on se trouve en présence de salpingites ordinaires.

La laparotomie, disait encore Segond, s'accompagne d'une cicatrice indélébile qui, sans qu'il y ait besoin d'insister sur ses inconvénients esthétiques, est quelquefois suivie d'une éventration qui peut devenir assez gênante pour nécessiter une opération nouvelle. Cela est vrai, mais il faudrait cependant se garder d'exagérer les inconvénients d'une cicatrice abdominale. Les éventrations gênantes sont rares, et les femmes qui font passer le souci de l'intégrité apparente de leur peau avant celui de leur santé, sont assez peu nombreuses pour qu'on puisse n'en pas tenir compte. Si on sait convaincre une malade de l'utilité qu'il y a à l'opérer autrement que par les voies naturelles, elle sera la dernière à reprocher sa cicatrice au chirurgien qui l'aura guérie, et l'important, en cette affaire, n'est pas de guérir avec ou sans cicatrice, mais de guérir parfaitement. Je crois donc que cet argument n'a qu'une valeur tout à fait restreinte.

Il n'en est pas de même du dernier argument des hystérectomistes qui, à l'époque de ces discussions passionnées, avait incontestablement la plus grande valeur. L'hystérectomie vaginale, disaient-ils, est plus efficace, et les femmes auxquelles on a pratiqué la castration totale sont mieux guéries que celles chez lesquelles on s'est borné à enlever les annexes, et qui, pour les multiples raisons que je vous ai déjà exposées dans une récente clinique, continuent à souffrir de leur utérus.

Cela est vrai, et il est certain que dans bien des cas « mieux vaut enlever l'utérus sans les annexes que les annexes sans l'utérus ». L'extirpation de l'utérus, l'ouverture des poches purulentes qui l'entourent, transforment le petit bassin malade en une cavité parfaitement drainée dont les parois suppurées bourgeonnent, se détergent et guérissent dans les meilleures conditions, si bien qu'il est très fréquent de voir une extirpation incomplète des annexes suivie d'une guérison définitive.

Mais il arrive aussi quelquefois que les fragments d'annexes laissés dans le bassin guérissent mal et deviennent l'origine de fistules, d'inflammations secondaires et même d'accidents sérieux, et il est de toute évidence que, dans ces cas, une opération qui aurait enlevé la totalité des organes eût été préférable.

C'était là un des arguments que les partisans de la laparotomie opposaient aux hystérectomistes. Et ce n'était pas le seul.

L'hystérectomie vaginale, disaient-ils, est une opération difficile. Il est certain que, dans bien des cas, lorsque l'utérus est mobile et facilement abaissable, l'hystérectomie vaginale est une des opérations les plus simples qui se puissent concevoir, à telle enseigne qu'on peut la mener à bien en quelques minutes à peine, et pour ma part il m'est arrivé d'enlever l'utérus en une minute et demie. Mais il n'est pas rare, dans d'autres cas, de se trouver en présence de difficultés extraordinaires. Lorsque l'utérus est enclavé dans le petit bassin au milieu de fausses membranes qui l'immobilisent absolument et s'opposent à son abaissement, lorsqu'il est friable et que les pinces qui saisissent le col dérapent à chaque instant lorsqu'on vient à tirer sur elles, l'hystérectomie vaginale peut devenir extrêmement difficile et même impossible à terminer d'une façon correcte, et c'est à peu près la seule opération dont on puisse dire que, si on sait bien comment on la commence, on ne sait pas toujours au juste comment on la finira. Elle est à la fois la plus facile et la plus difficile de toute la chirurgie.

C'est donc là un argument qui ne manque pas de solidité et qui, s'il n'arrête pas tous les chirurgiens, est cependant susceptible d'en arrêter beaucoup.

D'ailleurs ces difficultés opératoires ne sont pas sans faire courir certains risques à la malade, et l'hémorragie, la blessure de la vessie, des uretères et du rectum, qui sont rares, mais qui se voient de temps en temps, sont des éléments dont il faut évidemment tenir compte.

A ces divers arguments les hystérectomistes répondaient par des arguments du même ordre, disant que, si l'on voit quelquefois des accidents dans l'hystérectomie, on en voit aussi dans la laparotomie, où les déchirures intestinales ne sont pas rares, où la blessure de la vessie peut survenir, accidents auxquels il est d'ailleurs, il faut le reconnaître, beaucoup plus facile de porter remède au cours de la laparotomie qu'à la suite d'une hystérectomie vaginale.

Mais les laparotomistes auraient certainement perdu la bataille s'ils n'avaient eu pour soutenir leur manière de voir un argument de très grande valeur, absolument capital, et contre lequel viennent se briser tous les assauts des hystérectomistes.

La laparotomie, disaient-ils, permet de reconnaître exactement l'étendue des lésions, et de décider en connaissance de cause, avec les pièces sous les yeux si l'opération doit être bilatérale ou si l'on doit au contraire laisser à la malade des annexes qui peuvent être conservées.

Dans l'opération vaginale, au contraire, il n'en est pas ainsi. Le temps préliminaire de l'opération est le sacrifice de l'utérus, et les cas sont fréquents dans lesquels, après avoir enlevé la matrice, ou voit apparaître au fond du vagin des annexes absolument saines, au moins sur un des côtés, annexes qui s'enlèvent avec la plus grande facilité, alors qu'au contraire les annexes malades, retenues par des adhérences solides restent précisément dans le ventre. Au cours d'une laparotomie ce sont ces annexes que l'on eût enlevées, en laissant au contraire en place les annexes saines et avec elles un utérus encore susceptible de remplir la fonction qui lui est dévolue.

Il est très simple, disent les hystérectomistes, d'éviter cette erreur, et pour le faire il suffit de réserver l'hystérectomie vaginale aux cas dans lesquels la bilatéralité des lésions ne fait pas de doute. C'est alors, il faut l'avouer, restreindre singulièrement le champ de l'hystérectomie, car les cas dans lesquels on peut conserver un doute sont vraiment bien fréquents.

D'ailleurs, ajoutent les partisans de la voie vaginale, il n'est pas exact de dire que, lorsqu'on opère par en bas, le sacrifice de l'utérus est fatal et qu'il n'est pas possible de s'arrêter en route.

Lorsque le cul-de-sac postérieur est ouvert, on peut avec le doigt explorer les annexes, et si on reconnaît qu'elles sont saines d'un côté, interrompre son opération, ou la terminer en profitant de cette colpotomie postérieure pour enlever simplement les annexes malades.

Cette ressource n'a pas la valeur que lui ont attribuée les partisans de l'hystérectomie vaginale. L'exploration des annexes par l'incision du cul-de-sac postérieur est la plupart du temps illusoire. Pour peu qu'elles ne soient pas prolabées dans le cul-de-sac de Douglas, on les sent fort mal avec le doigt. Souvent on ne les sent pas du tout. On les voit plus difficilement encore, et c'est aller contre l'évidence des faits que d'affirmer qu'il est possible, par le cul-de-sac postérieur, de se livrer à une exploration sérieuse des annexes de l'utérus.

De même l'extirpation des annexes par le cul-de-sac postérieur, avec conservation de l'utérus, si elle est quelquefois possible, et elle l'est, puisqu'elle a été faite souvent, puisque je l'ai faite moi-même, est loin de l'être dans tous les cas. C'est la plupart du temps une opération impraticable, ou tout au moins aveugle. De sorte que c'est se laisser aller à exprimer ce qui devrait être plutôt que ce qui est, que de dire avec les hystérectomistes, que si, après ouverture du cul-de-sac postérieur, on constate que les annexes d'un côté sont saines, on se bornera à profiter de l'incision qu'on vient de faire pour enlever de l'autre côté les annexes malades. C'est là une conduite tout à fait exceptionnelle, et lorsqu'un chirurgien part avec l'intention d'opérer des suppurations pelviennes par la voie vaginale — en dehors des cas où il se borne à faire une simple colpotomie — quel que soit le résultat de ses explorations et de ses manœuvres, l'opération finit presque toujours par l'extirpation de l'utérus. Quant aux annexes, lorsqu'elles sont saines, elles suivent assez régulièrement l'utérus ; mais, lorsqu'elles sont malades et par trop adhérentes, elles sont enlevées par morceaux et restent même parfois en tout ou en partie dans l'intérieur de la cavité pelvienne.

Voilà, Messieurs, ce qui se passe en général, et ce qui fait que bien des chirurgiens ont, pendant bien longtemps, et avec de bonnes raisons, préféré la laparotomie simple avec extirpation des annexes à la castration totale exécutée par le vagin.

Et cependant, malgré cela, les partisans de l'hystérectomie vaginale gagnent tous les jours du terrain. C'est qu'il est des cas où c'est une opération vraiment incomparable, qui donne des cures presque miraculeuses et qu'aucune autre intervention n'est susceptible de donner.

Ces cas sont ceux dans lesquels le bassin tout entier est rempli de poches purulentes, lorque l'utérus et les trompes sont pour ainsi dire noyés dans des adhérences infiltrées de pus, lorsque les annexes elles-mêmes sont converties en cavités pleines d'un pus septique et virulent. Il n'est pas rare de rencontrer de ces suppurations aiguës, consécutives surtout aux infections puerpérales, et qui, remontant parfois jusqu'à l'ombilic, se présentent avec un caractère d'exceptionnelle gravité. Dans ces conditions, l'hystérectomie vaginale, suivie de l'ouverture des poches purulentes qui remplissent le petit bassin, « ouvre la bonde », suivant l'expression de Péan, et draine aussi parfaitement qu'il est possible de le faire la cavité pelvienne. On assiste dans ces conditions à des cures vraiment merveilleuses, à de véritables résurrections que seule peut donner l'hystérectomie vaginale. Il me paraît en effet de toute évidence qu'une tentative quelconque d'opération abdominale, ou resterait incomplète, ou, si on voulait la poursuivre, serait inévitablement suivie d'une inoculation péritonéale et d'une septicémie mortelle.

Il ne faut pas s'étonner que ces triomphes éclatants de l'hystérectomie vaginale aient provoqué l'enthousiasme des chirurgiens et les aient conduits à étendre les indications de cette opération au delà même des limites qu'ils n'auraient pas dû dépasser.

Mais aujourd'hui, Messieurs, les choses ont changé et la question ne se pose plus dans les mêmes termes.

C'est qu'en effet, grâce aux perfectionnements de la technique opératoire, nous possédons maintenant le moyen de pratiquer la castration abdominale totale dans des conditions de facilité et de bénignité à peu près analogues à celles dans lesquelles les laparotomistes pratiquaient et pratiquent encore la simple castration annexielle. De sorte que ce qu'il faut discuter maintenant ce n'est pas la question de savoir s'il vaut mieux pratiquer la castration simple par la voie abdominale ou la castration totale par la voie vaginale, mais celle de savoir si, pour pratiquer la castration totale, considérée comme l'opération idéale, c'est à la voie abdominale qu'il vaut le mieux avoir recours, ou au contraire à la voie vaginale.

Eh bien, Messieurs, la discussion ne me semble plus possible, et je n'hésite pas à déclarer, après en avoir fait l'expérience, que la voie abdominale est infiniment supérieure.

Le grand argument que les partisans de l'hystérectomie vaginale opposaient autrefois aux laparotomistes, et qu'ils tiraient des avantages innombrables de la suppression de l'utérus, n'existe plus aujourd'hui, puisque la castration abdominale supprime l'utérus comme le fait la castration vaginale. De même les arguments que l'on peut tirer de la gravité moins grande de l'opération vaginale et de l'absence de cicatrice me paraissent n'avoir que bien peu de valeur à côté de ceux qu'on peut leur opposer.

J'ai dit plus haut ce que je pensais de ces objections, et je n'y reviens pas. Je ne crois pas que, dans les cas ordinaires et comparables, la mortalité des deux opérations soit sensiblement différente, et l'on peut sans se tromper de beaucoup la fixer aux environs de 5 p. 100. Quant à la cicatrice, je ne suppose pas qu'il faille y attacher plus d'importance que ne lui en donnent les malades elles-mêmes, qui, lorsqu'elles sont guéries, la supportent d'ordinaire avec une parfaite philosophie.

En revanche les arguments que les partisans de la voie haute opposaient autrefois aux hystérectomistes subsistent dans leur intégralité et les raisons qui doivent faire préférer la castration abdominale à la castration vaginale me paraissent péremptoires et irréfutables.

Et d'abord nous ne voyons plus, en passant par l'abdomen, ces opérations incomplètes qui étaient si fréquentes lorsqu'on passait par le vagin. Il est, en général, assez facile d'enlever parfaitement et complètement, en même temps que l'utérus, les annexes malades. Les adhérences intestinales qu'on a sous l'œil et sous la main peuvent être disséquées avec soin et l'on peut arriver, avec une bonne technique et un peu d'expérience, à nettoyer complètement le petit bassin le plus encombré de poches suppurées. Si une déchirure intestinale se produit, elle est facile à suturer, et les accidents qui peuvent lui faire suite sont tout à fait exceptionnels. En un mot, par la voie abdominale, il est facile de faire des opérations complètes, tandis que par la voie vaginale, il est très fréquent de laisser dans le ventre des annexes malades qui pourront devenir le point de départ de nouveaux accidents.

D'autre part, si la voie abdominale permet de faire des opérations plus complètes, elle permet aussi, et c'est là un argument de la plus grande valeur, et même d'une valeur absolue, si tant est qu'il puisse y avoir quelque chose d'absolu en médecine, elle permet, dis-je, de faire des opérations conservatrices et de s'arrêter en route, si les annexes des deux côtés ne sont pas irrémédiablement compromises. Rien n'est plus simple, en effet, si les lésions sont unilatérales, ce dont il est très facile de se rendre compte par l'exploration des annexes, que de se borner à leur extirpation en laissant en place l'utérus et les annexes saines.

Ce sont là, Messieurs, des avantages de premier ordre, sur l'importance desquels je n'ai pas besoin d'insister et qui font que la voie abdominale me paraît incomparablement supérieure à la voie vaginale lorsqu'on veut pratiquer l'extirpation totale de l'utérus et de ses annexes.

Est-ce à dire, Messieurs, qu'il faille renoncer à l'hystérectomie vaginale. Loin de là, et je crois qu'il est toute une série de suppurations annexielles dans lesquelles il faut l'employer de préférence. C'est qu'en effet, si l'hystérectomie abdominale donne de si bons résultats, ce n'est qu'à condition qu'on l'emploie dans des lésions chroniques et dont la virulence est à peu près éteinte. Je suis convaincu que dans les lésions récentes, dans les poussées aiguës qui s'accompagnent de fièvre et de douleurs vives, lorsqu'en un mot on se trouve en présence des lésions virulentes, la voie abdominale devient alors sensiblement plus grave que la voie vaginale.

Il est en effet difficile de détacher les annexes adhérentes, d'autant plus faciles à déchirer qu'elles sont moins épaisses et moins chroniquement enflammées, sans les érailler plus ou moins, quelquefois même sans les rompre. Cet accident ne laisse pas que d'avoir une certaine gravité lorsque le contenu des annexes malades est chargé de germes septiques et dont la virulence ne s'est pas éteinte, comme elle l'est presque sûrement dans les salpingites chroniques. Dans ces conditions je suis convaincu que la voie abdominale, malgré toutes les précautions qu'on peut prendre pour l'isolement des intestins, favorise beaucoup l'inoculation péritonéale et peut entraîner les accidents les plus graves. La voie vaginale, au contraire, en assurant le drainage des poches purulentes au point le plus déclive, en attirant pour ainsi dire vers le vagin le pus et les produits septiques, évite ces redoutables accidents et les conjure même bien souvent lorsqu'ils ont commencé à évoluer. Ce sont des cas, je le répète, où elle procure des triomphes, alors que toute autre intervention conduirait aux pires désastres. Et c'est pour cela qu'il faut la conserver et qu'il est des cas pour lesquels on ne la remplacera jamais.

Chacune des deux opérations a donc ses indications, mais celles de l'hystérectomie abdominale sont infiniment plus fréquentes, puisque, en dehors de certaines lésions suraiguës et immédiatement menaçantes, il n'est guère permis d'opérer les annexites que lorsqu'elles sont bien et dûment passées à l'état chronique, et que d'après tout ce que je viens de vous dire, les salpingites chroniques, de beaucoup les plus nombreuses, sont justiciables de la castration abdominale.

Et, pour me résumer en quelques mots, que je vous conseille de retenir parce qu'ils me paraissent avoir la plus grande importance pour la guérison et le salut de vos malades, je crois pouvoir poser hardiment les règles suivantes :

Toutes les fois que vous vous trouverez en présence de lésions annexielles menaçantes, aiguës, virulentes, qui ne semblent pas pouvoir attendre et qui, d'autre part, ne paraissent pas justiciables de la simple colpotomie, vous pratiquerez l'hystérectomie vaginale. Lors, au contraire, que vous serez en présence de lésions annexielles chroniques, refroidies, non virulentes, c'est à la castration abdominale que vous aurez recours.

SUR LES AVANTAGES DE L'HÉMISECTION UTÉRINE DANS L'HYSTÉRECTOMIE ABDOMINALE POUR SUPPURATIONS ANNEXIELLES[1]

Messieurs,

Je vous ai montré, dans une précédente leçon, comment, toutes les fois qu'on se trouve en présence de lésions bilatérales des annexes, il vaut mieux enlever avec elles l'utérus toujours infecté et qui ne peut servir qu'à entretenir des douleurs et des troubles de toute sorte. Je vous ai, en même temps, donné les multiples raisons de ma conviction. Quelques jours après, je vous ai expliqué pourquoi, lorsqu'on a décidé de sacrifier à la fois l'utérus et les annexes, il faut préférer la voie abdominale, en réservant la voie vaginale aux suppurations graves, aiguës et virulentes. La voie abdominale, en effet, sans être sensiblement plus grave, présente sur la voie vaginale deux avantages incontestables et dont l'importance prime de beaucoup les légers inconvénients qu'elle peut avoir : d'une part, elle permet de faire des opérations infiniment plus complètes, car, vous savez qu'il est très fréquent, après l'hystérectomie vaginale, de laisser dans le ventre des annexes malades, et, d'autre part, elle permet de s'arrêter à temps, si les lésions pour lesquelles on intervient sont unilatérales, et de conserver en même temps que les annexes saines un utérus encore susceptible de remplir son rôle physiologique.

Je pense donc que nous sommes tous d'accord et que vous

1. Je fais remarquer de nouveau que cette clinique a été faite à une époque où j'exécutais presque exclusivement l'hystérectomie totale, que je ne fais plus qu'à titre tout à fait exceptionnel. Je la publie dans sa forme primitive intégrale, comme témoignage de l'évolution de mes idées. Tout ce qui y est dit sur l'extirpation de l'utérus et des annexes de bas en haut n'en reste pas moins rigoureusement exact et s'applique mieux encore à l'hystérectomie subtotale.

admettez avec moi que le traitement le meilleur et le plus efficace des suppurations annexielles est l'hystérectomie abdominale. Je voudrais, aujourd'hui, vous dire comment il faut la pratiquer, et étudier devant vous quelle est la meilleure technique qui permet de mener à bien cette opération souvent difficile.

Ce que je vous dirai s'applique surtout aux cas un peu compliqués. Dans les cas très simples, tous les procédés sont bons, et, s'il en est d'incontestablement supérieurs aux autres et qui font de l'hystérectomie abdominale une opération d'une surprenante facilité, il n'en est pas moins vrai qu'il y a plusieurs façons de l'exécuter correctement. Mais pour peu que les cas se compliquent, pour peu que les annexes soient volumineuses et adhérentes aux intestins et aux parois pelviennes, il n'en est plus de même, et il y a alors, entre les divers procédés, de très grandes différences au point de vue de la facilité d'exécution, à tel point que l'opération, qui semble presque impraticable par certains procédés, devient possible et presque facile si l'on sait choisir le meilleur.

Pour bien comprendre quelle est la meilleure technique, il faut d'abord se rendre un compte exact des difficultés à vaincre dans cette opération. Il ne s'agit, en somme, pas d'autre chose que de séparer l'utérus et ses annexes malades des tissus et des organes avoisinants. Or, l'utérus et les annexes ne tiennent à ces tissus et à ces organes que par deux moyens d'union : l'un, très résistant, constant, fixe, toujours semblable à lui-même et anatomiquement bien défini : l'insertion vaginale du col; l'autre, irrégulier, inconstant, parfois insignifiant et fragile, parfois au contraire tenace, résistant et presque invincible : les adhérences pathologiques entre les annexes malades et les organes voisins. Il y a, il est vrai, le ligament rond et le pédicule utéro-ovarien; mais, au point de vue pratique, on peut pour ainsi dire faire abstraction de ces deux moyens d'union, tant est facile leur recherche, leur isolement et leur section.

Quant aux vaisseaux utérins, ils ne constituent pas en réalité des moyens d'union sérieux. Ils se déchirent ou se sectionnent au cours de l'opération avec tant de facilité qu'ils ne sauraient mettre un obstacle quelconque à l'extirpation des organes malades. Ils ne peuvent gêner que par le sang qu'ils donnent, et qu'il est toujours possible d'arrêter, soit qu'on recherche les utérines pour les pincer avant de les couper, soit au contraire qu'on les coupe sans s'en préoccuper autrement et qu'on mette une pince sur elles au moment où on les voit saigner. Je ne crois donc pas qu'il faille faire de la recherche des utérines et de leur ligature la manœuvre principale de cette opération. On les pince lorsqu'on les rencontre, au moment qui semble le plus favorable, avant ou après leur section; mais il est beaucoup plus important, à mon sens, de diriger ses efforts vers les deux manœuvres capitales de cette opération : la recherche et la section du vagin d'une part, et, d'autre part, la libération des adhérences.

Nous nous trouvons ici, Messieurs, en présence de deux grandes méthodes d'hystérectomie, méthodes qu'il faut bien comprendre, parce que les différents procédés qu'on a coutume d'employer gravitent pour ainsi dire autour d'elles. L'une enlève les parties malades en les attaquant de *haut en bas*, des annexes vers le vagin; l'autre, au contraire, les attaque de *bas en haut*, du vagin vers les annexes.

La seconde, je le dis immédiatement, est de beaucoup supérieure, parce qu'elle s'attaque d'abord à l'obstacle principal, fixe, invincible, au vagin solide et résistant, que les doigts les plus habiles ne peuvent décoller, et que les tractions les plus énergiques ne peuvent déchirer. Tant que l'insertion vaginale est intacte, il est impossible d'enlever l'utérus, et toutes les manœuvres que l'on fait dans ce but sont des manœuvres impuissantes. Au contraire, lorsque le vagin est sectionné, tout est fini, et l'utérus ne tient pour ainsi dire plus. Les ligaments larges et les pédicules utéro-ovariens sont, en effet, souples et plastiques; on les saisit entre deux doigts et, d'un coup de ciseaux, on les tranche sans difficultés. Seules les adhérences pathologiques tiennent encore; mais on comprend que leur diversité infinie ne puisse s'accommoder de règles fixes permettant leur décollement, et la seule règle qu'on puisse établir, c'est qu'il est infiniment plus facile de les décoller et de les rompre lorsque l'utérus est déjà libéré, lorsqu'il est mobile, facile à incliner en tous sens, c'est-à-dire lorsque son insertion vaginale est sectionnée et qu'on peut l'attirer facilement vers le haut en désobstruant le fond du petit bassin ; c'est encore que les annexes sont beaucoup plus faciles à décoller de bas en haut que de haut en bas, parce qu'on les aborde par l'intérieur du ligament large, au niveau duquel les adhérences sont insignifiantes ou nulles.

Je n'insiste pas davantage sur ce point; mais je vous prie, Messieurs, de le bien retenir et d'y attacher toute l'importance qu'il mérite. La manœuvre principale dans l'hystérectomie abdominale totale est donc, je le répète, la désinsertion du vagin, parce que l'insertion vaginale du col est le seul moyen de fixité qui unisse sérieusement l'utérus aux organes voisins. Une fois le vagin désinséré, l'extirpation de l'utérus et des annexes n'est plus qu'un jeu, il se décolle de bas en haut avec la plus grande facilité, et se laisse enlever avec les annexes, retenues seulement par les adhérences pathologiques aux organes voisins. Je vous répète, pour n'y plus revenir, que les annexes sont infiniment plus faciles à enlever lorsqu'on les attaque de bas en haut et que la main plonge dans le fond du petit bassin pour les décoller par-dessous. L'hystérectomie abdominale pratiquée de bas en haut, après désinsertion du vagin, me paraît, en un mot, par la facilité qu'elle donne, infiniment supérieure à l'extirpation de haut en bas qui commence par décoller les annexes et garde pour la fin la désinsertion vaginale.

Cette extirpation *de haut en bas*, dont je veux vous parler d'abord pour vous en montrer les écueils, ne peut guère s'exécuter que par un seul procédé qui présente, il est vrai, de nombreuses variations de détails, assez insignifiantes et qui ne changent en rien la physionomie de l'opération. Ce procédé auquel nous donnons en France, et à juste titre, le nom de Delagenière, est d'ailleurs extrêmement simple, au moins en théorie. Il n'en est pas toujours de même en pratique.

On commence par enlever, des deux côtés, les annexes malades, en les isolant avec des pinces, en dehors au niveau du pédicule utéro-ovarien et de l'insertion pelvienne du ligament large, et en dedans au niveau de la corne utérine et du bord de l'utérus. Puis, lorsque les annexes sont enlevées, on incise transversalement le péritoine, en avant un peu au-dessus de la vessie et en arrière à une hauteur correspondante. On ménage ainsi une collerette péritonéale qui, après extirpation de l'utérus, servira à fermer le fond du petit bassin. Cette collerette doit être décollée avec le doigt aussi bas que possible, ce qui conduit au niveau des culs-de-sac vaginaux. On recherche alors et on lie les artères utérines, puis on ouvre le vagin au niveau du cul-de-sac postérieur, on le désinsère circulairement, et il ne reste plus qu'à terminer l'opération par l'hémostase et la suture du vagin et du péritoine.

En principe, rien n'est plus simple que cette opération, et, en effet, lorsque les annexes sont peu adhérentes, elle ne présente aucune difficulté véritable. Mais dès que le cas devient un peu compliqué et pour peu qu'il y ait entre les annexes et les parties voisines des adhérences sérieuses, le premier temps de cette opération, l'extirpation des annexes, peut présenter de très grandes difficultés précisément parce que, dans ce procédé, on se prive de la manœuvre qui facilite le plus le décollement et l'extirpation des annexes, je veux dire leur attaque de *bas en haut*, et de dedans en dehors. En gardant l'utérus pour la fin, on se prive en outre de la grande commodité que procure son extirpation première, qui, en laissant la place libre au milieu du petit bassin, permet à la main d'évoluer avec la plus grande facilité. Cette extirpation préalable de l'utérus est en effet très importante et dans les cas compliqués facilite beaucoup l'extirpation des annexes. C'est ce que mon collègue et ami Villar, de Bordeaux, a parfaitement compris. Il la recommande chaleureusement, et il a raison de la recommander, car dans tous les cas un peu compliqués il est réellement beaucoup plus facile d'enlever les annexes avec l'utérus que les annexes seules, à condition d'enlever l'utérus en premier lieu et de se servir de la brèche que laisse son extirpation pour manœuvrer dans le fond du petit bassin et attaquer les annexes par leur côté le plus vulnérable[1].

1. A l'époque où cette clinique a été faite (fin 1899), le procédé que Terrier a systématisé et qui consiste précisément à faire l'extirpation préalable de l'utérus n'avait point encore été décrit. Il n'a été publié qu'en 1901, dans la thèse de Delage. C'est ce qui explique que je n'aie point à ce sujet prononcé le nom de ce maître. Mais le principe qui a inspiré Terrier dans la conception de son procédé n'en est pas moins explicitement contenu dans ce paragraphe, publié en janvier 1900 dans le *Journal des Praticiens*.

Voilà donc, Messieurs, le gros reproche qu'on peut faire au procédé de Delagenière. En extirpant les annexes en premier lieu, il court au-devant des difficultés principales de l'opération, et se prive des grandes facilités que donne, pour leur ablation, l'extirpation première de l'utérus, qui permet à la main d'évoluer dans le fond du petit bassin, et l'attaque des annexes de bas en haut, qui permet leur décollement plus facile.

Delagenière, pour enlever l'utérus, qui reste seul après l'ablation des annexes, ouvre le vagin par le cul-de-sac postérieur. Lorsque les annexes n'y sont plus, cette ouverture est en général simple et facile, même sans l'aide d'une pince directrice introduite par la vulve. On peut d'ailleurs, si le cul-de-sac postérieur est trop profond ou obstrué par des adhérences, attaquer le vagin soit par le cul-de-sac antérieur, soit par le cul-de-sac latéral. Cela n'a aucune importance. Mais il est certain que dans les cas compliqués et difficiles auxquels je fais surtout allusion ici, lorsque la physionomie du petit bassin est complètement modifiée par les adhérences qui l'encombrent, cette ouverture du vagin peut n'être pas très commode et peut quelquefois, surtout lorsqu'on est obligé de l'attaquer par côté, donner des craintes pour l'uretère, dont il est souvent difficile, au milieu des adhérences, de déterminer l'exacte situation. Nous verrons tout à l'heure qu'il existe un procédé qui supprime complètement ces craintes relatives à l'uretère, et les difficultés possibles dans la recherche et l'ouverture du vagin.

Tel est le procédé général d'extirpation *de haut en bas* susceptible d'ailleurs de recevoir diverses modifications de détail, mais qui ne changent rien à sa physionomie générale.

Les procédés d'extirpation *de bas en haut* en diffèrent complètement. Ils vont au contraire s'attaquer d'abord à l'insertion vaginale du col, qui est le principal moyen d'union de la masse utéro-annexielle aux organes environnants. Puis, l'insertion vaginale étant détachée, ils enlèvent l'utérus et les annexes en les attaquant par-dessous.

De ces procédés le principal et le plus connu est celui de Doyen, qui, comme vous le savez, commence par ouvrir le cul-de-sac postérieur, puis, attirant par l'ouverture ainsi faite le col utérin, sectionne tout autour l'insertion vaginale. Dès ce moment, l'utérus ne tient pour ainsi dire plus que par les adhérences, qu'il ne reste qu'à détacher.

Le procédé de Doyen, qui, à mon avis, est parfait pour l'extirpation des fibromes, lorsque l'utérus volumineux peut se renverser sur le pubis, lorsque le cul-de-sac de Douglas est libre et très accessible, et qui permet alors d'enlever un utérus énorme en quelques minutes à peine, ce procédé est ici beaucoup moins avantageux et souvent même impraticable. C'est qu'en effet, dans les suppurations annexielles, le cul-de-sac de Douglas, qui doit être libre pour la bonne exécution du procédé de Doyen, est presque toujours encombré par les annexes prolabées et adhérentes qui l'obstruent complètement et le rendent inaccessible. Dans ces conditions, il faut se livrer, pour atteindre le cul-de-sac vaginal postérieur, à un travail de décortication préliminaire des annexes, travail souvent fort long et pour lequel on rencontre les mêmes difficultés que dans le procédé de Delagenière. Si bien que, dans un grand nombre de cas, on se trouve avoir, pour ainsi dire, enlevé les annexes au moment où on aborde le vagin, en se privant ainsi des facilités que donne, pour cette extirpation des annexes, la désinsertion première du col utérin, qui constitue précisément l'originalité et la supériorité du procédé de Doyen appliqué à l'extirpation des fibromes.

De plus, pour peu que les adhérences péri-utéro-annexielles soient étendues et l'utérus immobilisé, il est très difficile, sinon impossible, d'attirer celui-ci en haut et de pénétrer dans le Douglas, même débarrassé des annexes, pour aborder le cul-de-sac vaginal postérieur et l'ouvrir.

En somme, dès que le cas est un peu compliqué, le procédé de Doyen présente de grandes difficultés, et pour l'ouverture et la désinsertion du vagin qu'on n'aborde qu'avec peine, et pour le décollement des annexes qu'on ne peut bien souvent attaquer de bas en haut, puisqu'on a été dans l'obligation de commencer par les isoler, avant même d'avoir ouvert le vagin et de faire, en réalité, une opération à peu près identique à celle de Delagenière.

Ce sont ces difficultés qui ont conduit Hartmann à modifier le procédé de Doyen et à commencer, avant d'ouvrir le cul-de-sac postérieur, par isoler méthodiquement les annexes en sectionnant les ligaments utéro-ovariens. Ce n'est que lorsque les annexes ont été libérées qu'il ouvre le cul-de-sac postérieur et désinsère le vagin pour enlever en un seul bloc l'utérus et les annexes qui lui sont fixées. Ce procédé est, en somme, une combinaison de ceux de Doyen et de Delagenière, et il ne diffère guère de ce dernier que parce qu'après avoir isolé les annexes du côté externe, il ne les sépare pas de l'utérus et les conserve pour les enlever avec lui. Je sais qu'il a donné à son auteur d'excellents résultats. Je ne lui fais pas moins le reproche que j'ai fait aux procédés précédents de décortiquer les annexes de haut en bas, de se priver du secours qu'offre pour cette décortication, qui est capitale, la désinsertion préalable de l'insertion vaginale du col et l'enlèvement de l'utérus, et d'exposer le chirurgien, qui recherche le vagin pour l'ouvrir, à des tâtonnements toujours ennuyeux et à des manœuvres qui peuvent ne pas être toujours innocentes.

Frappés de la difficulté qu'il y a à aborder le vagin par le cul-de-sac postérieur, certains chirurgiens, et en particulier Richelot et Jonnesco, l'abordent par le cul-de-sac antérieur. Dans les suppurations annexielles cela est en général beaucoup plus facile. Le cul-de-sac vésico-utérin est, en effet, le plus souvent libre d'adhérences, et les trompes, presque toujours situées en arrière, dans le Douglas, ne gênent pas. On peut donc facilement refouler la vessie en bas et ouvrir le cul-de-sac antérieur. Jonnesco ne le fait qu'après avoir isolé les annexes, toujours de haut en bas, et avec les inconvénients qui s'attachent à cette façon de procéder. Richelot commence, au contraire, par là, et désinsère immédiatement la tranche vaginale en attirant le col en haut et en avant. Cette manœuvre est assez difficile parce que l'utérus ne bascule pas aussi facilement en arrière, qu'il bascule en avant dans le procédé type de Doyen, et il est de ce fait plus malaisé d'atteindre l'insertion du vagin sur sa partie postérieure. Mais, dans le plus grand nombre des cas, la manœuvre, quoique pénible, est praticable. Richelot décortique alors les annexes de bas en haut, ce qui permet de les attaquer par le ligament large. Cela est bien, je vous l'ai déjà dit. Mais, ici, la présence de l'utérus, qui remplit le petit bassin, gêne les évolutions de la main chargée de décoller les annexes. Si bien que ce décollement est souvent difficile. En somme, je crois, dans les suppurations annexielles, le procédé de Richelot supérieur au précédé type de Doyen, parce que, à difficultés égales dans la décortication des annexes, attaquées dans les deux cas de bas en haut, il est beaucoup plus facile d'aller ouvrir le vagin par le cul-de-sac antérieur, presque toujours libre, que par le cul-de-sac postérieur, presque toujours obstrué.

Il y a, Messieurs, un procédé intermédiaire aux procédés d'extirpation de haut en bas et de bas en haut, procédé qui jouit actuellement d'une grande faveur et qui la mérite à plus d'un titre. C'est le procédé que nous appelons, en France, le procédé américain. C'est en effet un procédé intermédiaire, puisque d'un côté il décortique les annexes en les attaquant de haut en bas, tandis que de l'autre côté, au contraire, il les attaque de bas en haut. A vrai dire le procédé américain type, décrit par Howard A. Kelly, laisse le col utérin, sans ouvrir le vagin, et constitue en réalité une hystérectomie sus-vaginale. Segond l'a un peu modifié en enlevant le col.

Pour l'exécuter, on commence par sectionner le pédicule utéro-ovarien du côté droit, par exemple, puis on isole les annexes droites et on les sépare des parois pelviennes en descendant dans le ligament large, jusque sur le cul-de-sac latéral du vagin. On ouvre celui-ci soit directement, soit sur une pince directrice introduite par la vulve, et on désinsère sa moitié droite : on bascule alors l'utérus vers la gauche, on sectionne la moitié gauche du vagin, en l'attaquant par sa face muqueuse, puis on décortique les annexes gauches en remontant cette fois de bas en haut, jusqu'au pédicule utéro-ovarien qu'on pince et qu'on sectionne. Cette seconde partie de l'opération, dès la bascule de l'utérus, est en général extrêmement facile, parce que, l'utérus étant renversé, la main agit librement dans le petit bassin, et peut facilement aller décoller les annexes en les attaquant par-dessous. On profite donc intégralement, du côté gauche, de l'avantage qu'il y a à décortiquer les annexes de bas en haut, et à manœuvrer dans un petit bassin privé de son utérus. Mais, si l'opération est en général extrêmement facile pour le côté gauche, il n'en est pas de même pour le côté droit, où nous retrouvons toutes les difficultés qu'il peut y avoir à décortiquer les annexes de haut en bas, et pendant que le corps utérin encombre le petit bassin. De plus, ce procédé ne supprime aucune des difficultés qu'on peut rencontrer dans la recherche et l'ouverture du vagin qu'il faut aborder par côté, dans une région où la situation de l'uretère est en général assez indécise.

L'opération sus-vaginale, telle que la pratique Kelly et avec lui beaucoup de chirurgiens, supprime, il est vrai, cette dernière difficulté. Mais je ne veux pas discuter ici sur les avantages ou les inconvénients de la conservation du col utérin, et c'est de l'hystérectomie totale que je veux exclusivement m'occuper.

Ainsi, Messieurs, de tous les procédés que je viens de passer en revue devant vous, il n'en est pas un qui permette de lever facilement tous les obstacles qui s'opposent à l'extirpation de l'utérus et de ses annexes. Ces obstacles, je vous l'ai dit au début de cette leçon et je vous le répète, sont, d'une part, l'insertion vaginale du col, et, d'autre part, les adhérences pathologiques. Or, dans les suppurations annexielles, aucun des procédés dont je vous ai entretenus ne permet en même temps d'aborder sûrement et facilement le vagin pour couper son insertion utérine, et de décortiquer les annexes en les attaquant par dessous et en les décollant de bas en haut, après que l'extirpation de l'utérus a rendu le champ libre.

Le procédé de Delagenière décortique de haut en bas et avant l'extirpation de l'utérus qui n'est séparé du vagin qu'à la fin de l'opération.

Le procédé de Doyen n'est presque jamais exactement applicable et nécessite presque toujours, lui aussi, le décollement des annexes de haut en bas avant la désinsertion vaginale, souvent fort difficile elle-même à cause de la fixité relative de l'utérus.

Les procédés d'Hartmann et de Jonnesco décortiquent également les annexes de haut en bas et peuvent ménager quelques difficultés dans la recherche et l'ouverture du vagin.

Le procédé de Richelot, s'il décortique les annexes de bas en haut, ne donne aucune facilité pour le faire à cause de la présence de la masse utérine qui ne peut basculer et laisser le champ libre qu'après la décortication laborieuse des annexes d'un des côtés.

Enfin le procédé américain, qui me paraît le meilleur de ceux que je vous ai énumérés jusqu'ici, ne permet la décortication idéale de bas en haut que dans la seconde moitié de l'opération, en vérité très facile. Mais, dans la première moitié, il se heurte, lui aussi, aux difficultés de la décortication de haut en bas et aux ennuis que l'on peut rencontrer dans la recherche et l'ouverture du vagin, dont rien ne vient montrer d'une façon précise les limites exactes et près duquel on craint toujours de rencontrer l'uretère.

Eh bien, Messieurs, il existe un dernier procédé d'une extrême simplicité et qui permet, lui, d'aller toujours et en premier lieu droit à l'obstacle principal, l'insertion vaginale du col, de trouver et d'ouvrir le vagin sans aucune difficulté et sans aucun risque de rencontrer l'uretère, de sectionner cette insertion vaginale, puis de renverser l'utérus en se donnant dans le fond du petit bassin la place nécessaire pour manœuvrer facilement et pour attaquer les annexes par-dedans, en les décollant de bas en haut, aussi bien à droite qu'à gauche. Ce procédé, je ne crains pas de le dire, accumule toutes les facilités et réalise l'idéal de la simplicité opératoire. C'est le procédé d'hystérectomie abdominale totale par *section médiane de l'utérus* que j'ai décrit il y a deux ans, et dont je vous demande la permission de vous exposer rapidement les avantages.

Je vous rappelle en deux mots la façon de l'exécuter. Le ventre ouvert, on saisit le fond de l'utérus avec deux bonnes pinces à griffes placées de chaque côté de la ligue médiane, et on attire le plus possible l'utérus vers le haut. D'un coup de ciseaux on incise alors le péritoine au-dessus du cul-de-sac vésico-utérin et on refoule la vessie aussi bas que possible, de façon à arriver approximativement au-dessous du col utérin. Avec de forts ciseaux droits on sectionne alors l'utérus sur la ligne médiane du haut en bas, du fond vers le col. Si l'on a soin de se guider sur la cavité utérine, on arrive en quelques coups de ciseaux jusque dans le vagin qui se trouve ouvert en avant et en arrière sur la ligne médiane. J'ai l'habitude de saisir alors les tranches vaginales antérieure et postérieure avec des pinces appropriées, qui ne dérapent jamais et sont très utiles pendant le reste de l'opération pour retrouver le vagin, rechercher les utérines, faciliter les ligatures, etc.

L'utérus se trouve alors divisé en deux moitiés sur toute sa hauteur, y compris le col dont on aperçoit, en général, les deux moignons avec la plus grande netteté.

Une bonne pince à griffes vient alors saisir la moitié cervicale droite et l'attire vers le haut. Sous l'influence de cette traction, qu'il ne faut pas craindre de faire énergique, la moitié droite du vagin qui s'insère sur le col se tend. En quelques coups de ciseaux courbes, qui viennent l'aborder par sa face muqueuse, on sectionne la paroi vaginale. Le col se laisse alors attirer plus haut encore. L'artère utérine est alors sectionnée, ou pincée, si on ne l'a déjà fait, et, en tirant toujours vers le haut sur la pince qui tient le col, on déroule pour ainsi dire l'utérus et on le renverse vers le haut en s'aidant de la main gauche qui manœuvre facilement et librement dans le fond du petit bassin, grâce à la brèche que donne l'hémisection de l'utérus. On coupe ou on déchire le ligament rond, et on n'a plus qu'à vaincre les adhérences des annexes avec les organes voisins. Sans doute, il peut y avoir alors des difficultés considérables suivant l'importance de ces adhérences. Mais comme on peut attaquer les annexes par-dessous, j'affirme qu'on a beaucoup plus de facilité à les décoller que lorsqu'on les aborde par-dessus, et les choses se passent ici comme dans le second temps du procédé américain, après renversement de l'utérus.

Lorsque les annexes sont décortiquées et isolées, elles ne tiennent plus que par le pédicule utéro-ovarien, qu'on tranche d'un coup de ciseaux.

Les annexes droites sont ainsi enlevées avec la moitié utérine à laquelle elles sont fixées. On répète à gauche la même manœuvre, traction du col vers le haut, désinsertion vaginale, décollement et renversement de la moitié utérine, décortication des annexes, et l'extirpation de la masse utéro-annexielle se trouve terminée. On n'a plus qu'à achever l'opération et à faire l'hémostase, la suture du péritoine et le drainage suivant ses goûts et ses habitudes.

Dans les cas ordinaires et même dans des cas compliqués, ce procédé permet d'enlever l'utérus et les annexes avec une facilité surprenante. Il présente, en effet, sur tous les autres procédés des avantages évidents dans les deux temps principaux de l'opération, la désinsertion du vagin et la décortication des annexes.

Pour la désinsertion du vagin, il est impossible de n'être pas frappé de la facilité qu'il donne. Et d'abord il supprime toutes les hésitations, toutes les difficultés qu'il peut y avoir dans la recherche et l'ouverture de ce canal. En se guidant sur la cavité utérine que permet de découvrir le premier coup de ciseaux donné sur le fond de l'utérus, on est en effet conduit directement, sûrement et pour ainsi dire fatalement dans le vagin. On ne peut pas arriver ailleurs. De plus, loin de risquer de s'égarer sur les côtés, vers l'uretère, on arrive exactement sur la ligne médiane, toujours au même point, loin des uretères qu'on ne peut blesser. Cette facilité extraordinaire dans la découverte et l'ouverture du vagin n'est pas le seul avantage. La traction vers le haut du col hémisectionné permet, en effet, d'aborder la tranche vaginale par sa face muqueuse et de l'inciser pour ainsi dire à ciel ouvert en se rendant un compte exact de ce que l'on fait, ce qui n'arrive pas toujours, loin de là, lorsqu'on commence la désinsertion vaginale par le cul-de-sac postérieur ou par le cul-de-sac latéral, de l'extérieur du vagin vers l'intérieur. De plus, la direction même de la traction exercée sur le col éloigne celui-ci, et par conséquent son insertion vaginale, de l'uretère. Celui-ci reste en bas et en dehors, tandis que l'insertion vaginale du col est attirée en haut et en dedans. Les ciseaux s'éloignent donc au maximum de l'uretère qui n'a plus aucune chance d'être blessé.

Pour la libération des adhérences et la décortication des annexes, les avantages ne sont pas moins grands. La brèche ouverte dans le petit bassin par l'hémisection de l'utérus et le renversement de chaque moitié permet à la main d'évoluer avec la plus grande facilité et d'aller prendre les annexes par-dessous, par l'intérieur du ligament large. On les déroule ainsi beaucoup plus facilement. Sans doute, dans les cas compliqués, on peut avoir des difficultés et même des accidents. Mais j'affirme que, d'une manière générale, ces difficultés sont beaucoup moins grandes que lorsqu'on aborde les annexes directement par en haut, et dans un bassin dont la partie centrale est obstruée par l'utérus.

Il suffit d'avoir fait une seule fois cette manœuvre pour se rendre compte de l'aisance avec laquelle on peut ainsi décortiquer des annexes, qu'on ne sait par quel côté prendre lorsque l'utérus est encore en place. D'ailleurs, je ne suis plus seul à être de cet avis et mon ami Francis Villar, de Bordeaux, auquel la technique moderne est redevable de nombreux perfectionnements qui témoignent d'un excellent esprit chirurgical, n'a pas craint de s'en expliquer publiquement au dernier congrès de chirurgie avec une éloquence et une chaleur dont je tiens à le remercier.

Dans les cas compliqués, lorsque le petit bassin tout entier est rempli d'adhérences qui unissent l'utérus et les annexes aux intestins et aux parois pelviennes, lorsqu'on ne sait en réalité par où commencer à attaquer les annexes, qu'il est même souvent impossible de distinguer, l'hémisection de l'utérus permet de mener à bien, et quelquefois facilement, des opérations qui semblent impraticables par tous les autres procédés. Le plus difficile est parfois de découvrir le fond de l'utérus. Lorsqu'on le tient, rien n'est plus simple que de gagner le vagin, en passant au centre même du bloc utéro-annexiel, à travers l'utérus lui-même, en un point où la voie est toujours libre, et où, grâce à la présence de la cavité utérine, il est impossible de s'égarer.

Le vagin sectionné, l'utérus renversé, on sera même souvent étonné de la facilité avec laquelle s'énucléeront des annexes qui semblaient presque inaccessibles, mais dont on triomphe facilement en les attaquant par-dessous.

D'ailleurs, dans certains cas exceptionnellement compliqués, rien n'empêche de renoncer au besoin à l'hystérectomie totale et de pratiquer tout simplement l'*hystérectomie supra-vaginale*. Il suffit, au lieu de conduire l'hémisection utérine jusque dans le vagin, de l'arrêter au-dessus du col. Un coup de ciseaux de dedans en dehors, de la cavité vers le bord de l'utérus permet de trancher la moitié utérine au niveau de l'isthme. On la renverse comme s'il s agissait de la moitié tout entière et on peut encore, comme dans l'hystérectomie totale, attaquer les annexes par dessous en profitant de la place laissée libre au milieu du petit bassin.

L'hémisection utérine donne donc également de très grandes facilités pour pratiquer l'hystérectomie supra-vaginale que préfèrent beaucoup de chirurgiens. Elle est même plus facile encore que l'hystérectomie totale, puisqu'il n'y a pas à pratiquer la désinsertion vaginale, et elle présente sur tous les autres procédés l'avantage de faciliter la section transversale de l'utérus que l'on tranche exactement où l'on veut et à coup sûr, puisqu'on l'attaque du côté de sa cavité, et de permettre des deux côtés la décortication des annexes de bas en haut.

L'hémisection utérine présente donc de très grands avantages, aussi bien dans l'hystérectomie totale que dans l'hystérectomie supravaginale ou subtotale, et elle rend cette opération si aisée qu'il est permis d'affirmer qu'en général il est plus facile, par ce procédé, d'extirper les annexes avec l'utérus que les annexes seules.

Tels sont, Messieurs, les avantages de ce procédé. Il n'est passible que d'une seule objection et on n'a pas manqué de la lui faire.

L'ouverture de l'utérus, et d'un utérus souvent infecté, est une cause d'infection possible. Ce serait là, au dire de certains chirurgiens, un inconvénient très grave et qui suffirait à faire rejeter ce procédé.

Je ne crois pas, pour ma part, qu'un léger degré d'infection soit bien à craindre dans le fond du petit bassin où on n'opère jamais en milieu aseptique, car ni le vagin, ni les mains, ni les trompes ne sont jamais parfaitement stériles, n'ayant été, que je sache, ni bouillis, ni passés à l'étuve. Je crois en outre que, si l'ouverture de la cavité utérine peut parfois devenir une cause d'infection, elle évite très souvent cette infection que l'on redoute tant, en permettant, par les facilités qu'elle donne, d'enlever les trompes sans les crever, comme il arrive trop souvent. Je ne veux pas discuter sur ce point où on ne peut faire que des hypothèses, et j'admets que la cavité utérine soit toujours infectée. Je prétends seulement qu'on peut très facilement supprimer les risques qu'elle fait courir en la stérilisant d'une manière absolue.

Il suffit en effet de la toucher au thermocautère.

Pour que cette cautérisation soit parfaite et qu'on ne puisse douter de son efficacité, j'ai prié M. Collin, dont vous connaissez tous l'inépuisable complaisance, de me faire une lame de thermocautère longue de huit ou dix centimètres et épaisse de cinq ou six millimètres.

Dès le début de l'hémisection, dès le premier coup de ciseaux qui coupe l'utérus sur une hauteur de 15 à 20 millimètres, j'ouvre à peine le fond de la cavité utérine. J'y introduis alors mon thermocautère, que j'insinue dans les cornes utérines et que j'enfonce tout entier dans la cavité jusqu'au niveau du col, en frottant énergiquement et à plusieurs reprises sur toute sa hauteur la muqueuse utérine.

La muqueuse est ainsi complètement détruite au fer rouge, sur toute son étendue, dans toute son épaisseur, et il est évident que la cavité utérine se trouve dès lors stérilisée et aussi aseptique que peut l'être un organe quelconque, plus stérile certainement que le vagin, les trompes et les mains de l'opérateur.

Il me paraît donc certain qu'après qu'on lui a fait subir ce traitement énergique et qu'il faut faire de parti pris, elle ne saurait devenir une cause d'infection quelconque, et que l'objection qu'on a pu de ce chef faire à mon procédé se trouve absolument détruite.

Il est évident qu'à défaut de la pointe spéciale que j'ai fait faire, une lame ordinaire de thermocautère permet, bien qu'un peu moins commodément, de stériliser parfaitement la cavité utérine, mais je ne saurai trop, sous ce rapport, conseiller d'employer une lame longue analogue à celle que j'ai fait construire.

J'ai fini, Messieurs, et je m'excuse d'avoir été peut-être un peu long, mais j'ai pensé que la question valait la peine de vous être exposée complètement. J'ai tâché de vous faire toucher du doigt les obstacles à vaincre et par cela même de vous faire comprendre la meilleure façon de le faire. J'espère vous avoir convaincu. Pour moi, je le suis sincèrement, profondément, et si je crois pouvoir vous affirmer que, dans les suppurations annexielles difficiles, le meilleur procédé est celui que je viens de vous décrire, ce n'est pas, croyez-le bien, par amour propre d'auteur, mais parce que l'expérience me l'a démontré. Un avenir prochain se chargera, je l'espère, de me donner raison.

L'HYSTÉRECTOMIE SUBTOTALE PAR SECTION PREMIÈRE DU COL[1]

Messieurs,

Je voudrais, à propos de la malade que je vais opérer aujourd'hui, discuter devant vous quelques points du traitement chirurgical des fibromes utérins. Je me garderai de traiter à fond cette question, ce qui m'entraînerait beaucoup trop loin. Mais il y a sur la technique des interventions qu'on peut opposer aux fibromes assez de choses intéressantes à dire, pour que je puisse me borner à vous les exposer sans entrer dans la discussion bien connue des indications opératoires elles-mêmes.

La malade que j'ai l'intention d'opérer est âgée de quarante-sept ans. Sa santé a toujours été assez satisfaisante. Mais elle est aujourd'hui terriblement anémiée par d'incessantes pertes de sang qui, depuis environ trois ans, ont fait leur apparition et augmentent de plus en plus. En outre, elle commence à souffrir et à présenter quelques troubles de compression. Bref, elle entre dans la période d'intolérance de son mal. Il suffit de mettre la main sur son bas-ventre pour sentir, immédiatement au-dessus du pubis, une tumeur dure et arrondie qui vient faire saillie jusque sous la paroi. Au-dessus elle semble moins superficielle et elle se perd, non loin de la ligne ombilicale, dans les profondeurs du ventre. Le toucher vient corroborer ces sensations. Le col est sain, petit, effacé, pressé contre la symphyse. Il est débordé de tous côtés, et surtout

1. Cette leçon a été publiée dans le *Bulletin médical* du 7 novembre 1900. Elle est donc postérieure d'un an environ à la leçon précédente. Pendant le cours de cette année, mes idées ont évolué et je me suis rallié à l'hystérectomie subtotale, dont je suis resté depuis lors un partisan convaincu.

en arrière, par une tumeur dure et arrondie, qui reste à peu près immobile et semble remplir l'excavation pelvienne dans laquelle elle paraît enclavée.

Je ne veux pas discuter ici un diagnostic évident. Une tumeur de ce volume, de cette consistance, s'accompagnant d'hémorragies aussi abondantes, ne peut être qu'un fibrome. Je ne veux pas discuter davantage les indications opératoires et j'admets, avec l'immense majorité des chirurgiens, que tout fibrome qui donne lieu à des hémorragies et commence à faire souffrir la malade qui le porte doit être opéré.

Mais si presque tous les chirurgiens sont d'accord sur la nécessité d'enlever les fibromes qui commencent à provoquer des accidents, les divergences commencent dans le choix de l'intervention et du meilleur procédé opératoire. C'est de ce point particulier que je voudrais vous entretenir aujourd'hui. J'estime, en effet, qu'il est d'une importance capitale. Les mêmes opérations sont souvent très faciles ou très difficiles, suivant qu'on s'y prend bien ou mal pour les exécuter, et on s'y prend bien ou mal suivant qu'on connaît bien, ou, au contraire, qu'on ignore les procédés appropriés aux cas devant lesquels on se trouve. Or, il est de toute évidence, toutes choses égales d'ailleurs, qu'il y a le plus grand intérêt, dans un cas déterminé, à choisir le procédé qui permet d'exécuter l'opération avec le plus de facilité.

Et d'abord, dans le cas qui nous occupe, je repousse toute opération vaginale. Excellente lorsque le fibrome est petit, allongé, lorsque l'utérus s'abaisse facilement, l'hystérectomie vaginale, qui permet alors d'enlever un fibrome en quelques minutes, et dans des conditions d'extrême bénignité, devient difficile, longue et périlleuse lorsque l'utérus est volumineux, et surtout lorsqu'il est développé en largeur et s'abaisse mal sous l'action des pinces amarrées sur le col.

Or, tel est le cas de notre malade. C'est donc à la voie abdominale qu'il faut avoir recours chez elle. Nous avons, par cette voie, le choix entre deux interventions : l'hystérectomie totale, par laquelle on enlève l'utérus tout entier, et l'hystérectomie supra-vaginale, ou encore, pour employer un néologisme commode, l'hystérectomie subtotale, dans laquelle on laisse un petit moignon du col, qui ferme le fond du vagin. Ce moignon cervical doit être aussi petit que possible, et la section de l'utérus doit passer immédiatement au-dessus des insertions vaginales.

L'hystérectomie subtotale compte des partisans de jour en jour plus nombreux. Pour ma part, depuis quelque temps je la fais très volontiers, et j'ai, comme beaucoup d'autres, une tendance à abandonner de plus en plus l'hystérectomie totale, qui n'en reste pas moins, je me hâte de le dire, une excellente opération, et que beaucoup de chirurgiens, et non des moindres, continuent à préférer à sa rivale.

L'hystérectomie totale présente certains avantages incontestables. Et d'abord, disent ses partisans, mieux vaut extirper l'utérus en totalité que laisser un moignon de col dans lequel peut se développer ultérieurement un noyau fibromateux oublié, ou, ce qui est plus grave, un épithélioma. Cela est certain. Mais, vraiment, si le fait existe, il est bien exceptionnel, et, en pratique, je ne pense pas que cet argument ait une bien grande valeur.

L'ouverture large du vagin, qui suit nécessairement l'hystérectomie totale, permet un bon drainage du petit bassin, drainage qui, dans certains cas où le fibrome est compliqué d'infections annexielles, peut être de la plus grande importance. Cela est vrai et c'est encore un des arguments des partisans de l'hystérectomie totale. Il est facile de leur répondre que, si l'on croit devoir drainer, ce qui est parfois indiqué, rien n'est plus simple que d'ouvrir le vagin au fond du cul-de-sac de Douglas, ou même encore d'inciser sur la ligne médiane la lèvre postérieure du col et la paroi vaginale jusqu'au point le plus déclive du petit bassin.

Ces deux arguments ont, en somme, peu de valeur à mes yeux. Il n'en est pas de même du troisième qui, au moins dans certaines circonstances, en a beaucoup. Il est, en effet, des cas très compliqués et très difficiles, ceux, par exemple, où le fibrome est accompagné de suppurations annexielles, ou dans lesquels le col utérin, débordé de tous côtés, ne fait aucune saillie appréciable sur la tumeur. Dans ces cas, la meilleure façon de se reconnaître, et quelquefois même la seule, consiste à prendre pour point de repère le vagin, qu'on ouvre, au besoin, sur une pince introduite par la vulve. On se trouve ainsi tout naturellement conduit à pratiquer l'hystérectomie totale parce qu'elle seule permet au chirurgien de terminer correctement son opération. Dans ces conditions, l'hystérectomie totale est incontestablement supérieure à sa rivale. Mais ces conditions ne sont pas communes, et c'est là, en somme, une indication exceptionnelle.

En revanche, on peut faire à l'hystérectomie totale divers reproches, d'ailleurs d'inégale importance. Il y a d'abord celui de laisser après elle un vagin dont le fond, privé de col, serait moins favorable à l'accomplissement normal des seules fonctions qu'une maternité impossible lui permettre encore de remplir. Sans lui accorder plus d'importance que de raison, il est certain que ce n'est pas là une considération négligeable.

Un reproche plus sérieux est celui qui consiste à dire que l'ouverture du vagin expose à l'infection. Il est incontestable que les lavages les plus soigneux et la préparation la plus méticuleuse ne peuvent arriver à stériliser le vagin, et que toutes les fois qu'on l'ouvre, comme on le fait nécessairement dans l'hystérectomie totale, on risque d'inoculer le petit bassin. Cela est vrai, mais dans les conditions ordinaires, cette inoculation est en somme très légère et les malades ne semblent pas en souffrir très sérieusement. Il n'en est pas moins vrai que l'hystérectomie totale s'éloigne plus que sa rivale du type des opérations aseptiques.

Enfin il est certain, et c'est encore un reproche fondé que l'on peut faire à l'opération totale, que la désinsertion du vagin nécessite la section d'un certain nombre de branches artérielles qui sont respectées lorsqu'on laisse le col utérin. L'hémostase des tranches vaginales complique l'opération, ou tout au moins la prolonge. Les ligatures sont souvent difficiles à mettre à cette profondeur et il n'est pas de chirurgien qui n'ait souvent perdu de longues minutes en plaçant sur les tranches vaginales des catguts qui s'obstinent souvent à ne pas vouloir tenir. C'est là un inconvénient sérieux de l'hystérectomie totale. Sans doute il est des cas dans lesquels l'hémorragie est très légère, il en est même dans lesquels elle est peut être moindre que dans l'hystérectomie subtotale. Mais il est impossible de ne pas reconnaître que le plus souvent l'hémostase est beaucoup plus simple dans l'hystérectomie supravaginale que dans l'hystérectomie totale. L'économie de temps qui en résulte est souvent très appréciable. Moins de sang répandu, moins de temps perdu, moins de manœuvres intra-abdominales et, par conséquent, moins de chances d'infection, ce sont là des arguments sérieux en faveur de l'hystérectomie subtotale.

Celle-ci, dans le plus grand nombre des cas, est aussi plus facile. Il est plus simple, pour peu que l'on sache se reconnaître dans un petit bassin, de couper transversalement le col au-dessus des insertions vaginales que d'entrer dans le vagin pour désinsérer ses attaches cervicales.

Peut-être est-ce à ces diverses circonstances qu'il faut rapporter la gravité un peu moindre de l'hystérectomie subtotale. Si l'on en croit la statistique fournie par Ricard dans son rapport au Congrès de chirurgie, la mortalité dans l'hystérectomie totale serait de 9 p. 100, alors qu'elle ne serait que de 4 p. 100 dans l'hystérectomie subtotale.

Vous savez, Messieurs, que des causes innombrables peuvent vicier les statistiques et qu'il faut se garder d'y attacher trop d'importance. A ce même Congrès, dans lequel Ricard nous a donné son rapport, je me suis permis de faire observer que si la statistique de l'hystérectomie subtotale paraissait meilleure que celle de l'hystérectomie totale, cela ne tenait peut-être pas seulement à ce que, dans la première, on laisse un moignon de col qui dispense d'ouvrir le vagin. Dans des opérations où tant de facteurs divers peuvent influer sur la gravité, il est vraiment bien difficile d'affirmer quoi que ce soit en faveur de l'un d'eux, et je me demande si la gravité plus considérable de l'hystérectomie totale ne tiendrait pas tout simplement à ce qu'elle s'adresse peut-être à des cas plus graves. Bien souvent, en effet, dans les fibromes enclavés, compliqués de suppurations, dans les cas difficiles en un mot, on est entraîné à aller chercher dans le vagin un point de repère précis et à pratiquer l'hystérectomie totale, de sorte que, si cette dernière opération paraît plus grave que sa rivale, ce n'est peut-être pas parce qu'elle enlève le col et ouvre le vagin, mais tout simplement parce que la plupart des cas compliqués et graves par eux-mêmes viennent charger sa statistique.

Quoi qu'il en soit, il n'en résulte pas moins des relevés de Ricard que l'hystérectomie subtotale est une opération au moins aussi bénigne que l'hystérectomie totale.

Aussi ne faut-il pas s'étonner qu'il y ait actuellement, parmi les chirurgiens, une tendance de plus en plus marquée à la pratiquer. Pour ma part, depuis quelques mois, je l'ai employée assez souvent, en particulier dans des cas de salpingites suppurées traitées par la castration utéro-annexielle, et les résultats que j'ai obtenus, tout en étant sensiblement les mêmes que ceux que m'a donnés jusqu'ici l'hystérectomie totale, sont assez bons pour m'engager à continuer, surtout, et j'insiste sur ce point, parce qu'en général l'opération m'a paru plus simple et qu'elle s'accompagne d'une hémostase moins longue et moins ennuyeuse.

Étant donné, Messieurs, que j'ai, chez notre malade, l'intention de pratiquer une hystérectomie subtotale, il reste à savoir maintenant quelle est la meilleure façon de la faire.

Comme pour l'hystérectomie totale, je crois que les divers procédés d'hystérectomie subtotale doivent être distingués les uns des autres, non pas, comme le fait Ricard, suivant qu'ils se font avec ou sans hémostase préalable, mais bien suivant qu'ils attaquent l'utérus de haut en bas ou de bas en haut. C'est là le point qui, dans toute hystérectomie, me paraît capital. Peu importe, en effet, qu'on lie une artère utérine ou utéro-ovarienne avant ou après sa section. Si on la voit au moment de la sectionner, il est évidemment plus simple de la saisir avec une pince avant de l'avoir ouverte; si on ne la voit pas, on la saisit après sa section, en se guidant sur le jet de sang, voilà tout; et, pour ma part, je ne vois pas bien l'importance que peut avoir cette considération.

Je vois fort bien, au contraire, l'importance qu'il peut y avoir à enlever un utérus avec plus ou moins de facilité. Or, et c'est là, Messieurs, un point sur lequel j'ai souvent insisté devant vous, il est infiniment plus facile d'enlever un utérus en l'attaquant de bas en haut, du vagin sur la partie supérieure des ligaments larges, que des ligaments larges vers le vagin.

C'est cette considération qui fait que dans les fibromes je préfère, pour l'hystérectomie totale, le procédé de Doyen, qui s'attaque d'abord aux insertions vaginales du col, à tous les autres procédés. Le procédé américain, qui a l'avantage d'agir de bas en haut d'un seul côté seulement, me paraît, par ce fait même, inférieur au procédé de Doyen, mais supérieur au procédé ordinaire de ligatures en étages de haut en bas du ligament large et de section dernière du vagin, qui est le procédé le plus ancien et peut-être encore le plus communément employé. Quant au procédé d'hémisection utérine que j'ai décrit et qui permet, lui aussi, d'agir de bas en haut des deux côtés, il est incomparable, au moins dans les cas dificiles, pour les suppurations annexielles, alors que l'utérus est petit, mais dans les cas de fibromes, il est certainement inférieur à tous les autres et je ne vous en parle que pour vous en détourner.

Pour l'hystérectomie subtotale, ce que je viens de dire reste vrai, et j'estime qu'il y a un grand avantage, lorsque la chose est possible, à attaquer l'utérus de bas en haut. Ici, ce n'est pas le vagin qu'il s'agit de désinsérer en premier lieu, puisqu'on se garde d'y toucher, c'est le col qu'il faut sectionner au-dessus des insertions vaginales, au niveau de l'isthme ou même un peu plus bas. Lorsque le col est sectionné, l'utérus ne tient plus que par les ligaments larges, dont le décollement de bas en haut n'est plus qu'un jeu, sauf adhérences pathologiques ou enclavement exceptionnel. Tout doit donc, si l'on veut faciliter l'hystérectomie subtotale, tendre à sectionner *en premier lieu* le col utérin au point le plus favorable, immédiatement au-dessus des insertions vaginales.

Ici, Messieurs, le procédé de Doyen n'est plus applicable, puisque sa caractéristique est précisément d'entrer avant tout dans le vagin par le cul-de-sac et de sectionner les insertions vaginales en pratiquant une hystérectomie totale. Il n'y a que deux procédés qui permettent de pratiquer la section première du col : celui dans lequel on l'attaque par devant, après refoulement de la vessie, et celui dans lequel on l'attaque par derrière, après bascule de l'utérus en avant. Le procédé ordinaire, avec section des ligaments larges de haut en bas jusqu'au col qu'on coupe transversalement, et le procédé américain ne permettent d'attaquer le col qu'après la section d'un ou des deux ligaments larges, en second ou en dernier lieu, par conséquent. Ils ne sont donc pas compatibles avec la section première du col. L'attaque du col par devant est un bon procédé. Je l'ai appliqué dans un cas où des fibromes, débordant le col de tous côtés, et le recouvrant en arrière, empêchaient de l'attaquer autrement. Mais pour peu que le fibrome soit un peu gros, cette attaque par devant devient assez difficile et c'est pourquoi, dans la plupart des cas, l'attaque du col par derrière me paraît supérieure. C'est un procédé qui, lorsqu'il est bien indiqué, est d'une facilité et d'une élégance extraordinaires. J'ai eu l'occasion de l'employer pour la première fois le 1er octobre dernier (1899), et comme je ne sache pas qu'il ait encore été décrit, comme je n'en ai, du moins, trouvé aucune trace, malgré des recherches multipliées, je crois devoir profiter de l'occasion actuelle pour vous le décrire brièvement.

Il est particulièrement commode à appliquer dans les cas où le fibrome, volumineux et mobile, bascule facilement en avant et où il est assez simple, par suite de la vacuité du cul-de-sac de Douglas, d'atteindre le col au niveau de sa partie postérieure.

La malade étant en position inclinée, le fibrome attiré en haut avec le tire-bouchon et renversé autant que possible sur le pubis, les intestins maintenus par des compresses, on explore rapidement le cul-de-sac de Douglas qu'on débarrasse, le cas échéant, des adhérences qui peuvent l'encombrer. Il est alors facile, au moins lorsque l'utérus est bien renversé en avant, de se rendre compte du point où finit le col utérin et où commence le vagin. L'œil y suffit et le col se reconnaît facilement, encadré qu'il est par les ligaments utéro-sacrés, mais il est plus prudent d'y porter le doigt et de sentir, en suivant de haut en bas la face postérieure du corps utérin, le point où brusquement le col vient à manquer. Si on avait des doutes sur ce point on pourrait se repérer sur une pince introduite par la vulve et venant faire saillie dans le cul-de-sac postérieur, mais avec un peu d'habitude, cette manœuvre est inutile. En quelques coups de ciseaux courbes portés à 2 centimètres environ au-dessus du point où on voit et où on sent la dépression qui marque le vagin, on tranche le col au niveau de son isthme. Il est bon, dès le premier coup de ciseaux, de saisir, avec une bonne pince à traction, la lèvre supérieure de la section commencée de façon à avoir ainsi une prise solide sur le pôle inférieur de l'utérus qu'on peut ainsi attirer en haut et en arrière.

Il est facile de se rendre compte du moment où la section du col est achevée. Il suffit pour cela d'un peu d'attention. Dès ce moment, l'opération, ou tout au moins l'extirpation de l'utérus, est pour ainsi dire finie, à moins d'adhérences anormales. Il ne reste plus, en effet, qu'à introduire les doigts entre le moignon cervical et le corps utérin. Ils vont perforer le péritoine au niveau du cul-de-sac vésico-utérin et embrasser toute l'épaisseur du ligament large droit, qu'on ramasse entièrement entre le pouce et l'index et qu'on coupe après l'avoir saisi entre les mors d'une pince. Il suffit alors de basculer l'utérus à gauche. Il se déroule et se décolle des tissus sous-jacents, ne tenant bientôt plus aux parois pelviennes que par le ligament rond et le pédicule utéro-ovarien gauches qu'on coupe après les avoir pincés. Cette seconde partie de l'opération, dès la section du col utérin, est extrêmement simple et extrêmement rapide. Il se passe, en somme, ici, ce qui se passe dans les procédés d'extirpation de l'utérus de bas en haut et, en particulier, dans le procédé de Doyen, après la désinsertion vaginale du col. Mais ce procédé d'hystérectomie subtotale est plus simple et plus rapide que le procédé d'hystérectomie totale de Doyen. Il est, en effet, plus facile et plus rapide de trancher le col au niveau de son isthme que d'ouvrir le vagin pour le désinsérer. On y gagne, en outre, après l'enlèvement de la tumeur, d'avoir une hémostase moins compliquée.

Mais cela n'est vrai qu'autant que le col utérin présente une certaine longueur. Quand il se continue sans ligne de démarcation avec le fibrome, l'hystérectomie totale devient, à son tour, plus facile et le procédé de Doyen qui est, à mes yeux, le meilleur, reprend tous ses avantages. En revanche, dans les cas ordinaires, je trouve que ce procédé *d'hystérectomie subtotale par section première du col* lui est supérieur en élégance et en rapidité.

Dans le premier cas où je l'ai appliqué, j'ai pu, sans me presser, pratiquer l'extirpation de l'utérus en trois minutes à peine, et, à cause de la facilité de l'hémostase, l'opération totale n'a pas duré plus d'une demi-heure. Dans le second cas, et je n'ai encore pratiqué ce procédé que deux fois, l'extirpation de l'utérus, rendue plus difficile par quelques adhérences, n'a cependant demandé que cinq minutes, et l'opération totale se terminait en moins d'une demi-heure, vingt-sept minutes exactement.

Si je vous cite ces chiffres, ce n'est pas, Messieurs, croyez-le bien, parce que j'attache une grande importance à ce que l'extirpation de l'utérus dure quelques minutes de plus ou de moins, mais parce qu'il me paraît évident que la rapidité avec laquelle un procédé permet d'enlever l'utérus est la meilleure preuve qu'on puisse donner de sa facilité. Or, il n'est pas indifférent, loin de là, d'employer, pour pratiquer une opération, un procédé facile, et la facilité que donne une bonne technique est certainement une des meilleures conditions du succès.

L'utérus enlevé, chacun peut terminer l'opération suivant ses goûts et ses habitudes, et il n'y a sur ce point aucune règle particulière à formuler. Dans les cas douteux j'ai l'habitude de drainer, soit par l'abdomen, soit, si j'ai des doutes sur l'asepsie du petit bassin, par une incision cervico-vaginale postérieure. Puis, lorsque faire se peut, je ferme le petit bassin aussi exactement que possible, accolant par un surjet au catgut les deux lèvres de la plaie péritonéale.

Je n'insiste pas sur ces différents points, où je n'aurais rien à vous dire que vous ne sachiez déjà.

En somme, Messieurs, ce procédé diffère des autres procédés d'hystérectomie subtotale en ce qu'il vise, avant tout, à libérer la tumeur utérine de ses attaches inférieures *par la section première du col*. Lorsque le col est sectionné, la fin de l'opération est, dans les cas ordinaires, tellement simple, que je ne puis pas ne pas considérer cette section première du col comme une manœuvre précieuse. Mais il faut qu'elle soit facile. S'il faut, pour trancher le col avant toute autre manœuvre, se donner plus de mal et courir plus de risques que pour le sectionner après avoir coupé un des ligaments larges de haut en bas, comme dans le procédé américain, par exemple, il est évident qu'il vaut mieux y renoncer et pratiquer d'emblée ce procédé lui-même.

Mais lorsque le col est facilement accessible, soit par derrière, comme dans le procédé que je viens de vous décrire, soit par devant, après décollement de la vessie, comme je l'ai d'ailleurs exécuté dans un cas de fibrome enclavé et difficile où l'attaque du col par devant m'a permis de terminer très simplement une opération laborieusement commencée, lorsque le col est, dis-je, facilement accessible, j'estime qu'il y a le plus grand avantage à commencer par lui.

Ce procédé s'inspire, en somme, du même principe que le procédé de Doyen, puisque, comme celui-ci, il tend, avant tout, à séparer l'utérus de ses attaches inférieures, afin de profiter ensuite des très grandes facilités que donne le décollement de l'utérus de bas en haut. Mais il est encore plus facile et plus rapide, puisqu'il est beaucoup plus simple de trancher le col au niveau de son isthme, que de désinsérer circulairement le vagin, et puisque, dès l'utérus enlevé, on peut faire plus rapidement l'hémostase par suite de l'absence d'une tranche vaginale saignante et qui nécessite souvent des ligatures multiples et difficiles à mettre en place.

Tel est, Messieurs, le procédé que je vais essayer d'employer sur notre malade. Mais vous savez combien toutes ces opérations peuvent réserver de surprises. Il faut avoir plusieurs procédés en main de façon à pouvoir, suivant les difficultés particulières en présence desquelles on se trouve, changer sa manière d'agir et les combiner au besoin, si bien que, dans le cas présent, partant avec l'intention de commencer mon opération par la section première du col, je serai peut-être forcé de la commencer autrement, et bien heureux, en fin de compte, de la terminer comme je pourrai.

L'HYSTÉRECTOMIE ABDOMINALE PAR DÉCOLLATION

Messieurs,

Le temps passe, et voici trois ans bientôt que j'ai décrit ce procédé[1]. Je suis cependant, que je sache, toujours le seul à le mettre en pratique. Ce n'est pas que je n'en aie parlé en maintes circonstances : dans un petit livre sur la *Chirurgie des Annexes*[2], au Congrès de Rome[3], au Congrès de Madrid[4], ailleurs peut-être encore. Mais les choses les plus simples ne sont pas toujours lues, et lorsqu'elles sont lues elles sont souvent les plus longues à être comprises. C'est pourquoi je me console sans peine de mon isolement, en songeant que cette méconnaissance est conforme à la loi commune, et que les seuls qui aient à en souffrir sont, après tout, ceux qui se privent d'un moyen d'action qui pourrait bien souvent leur être de quelque utilité.

Je veux cependant m'efforcer d'attirer de nouveau l'attention sur ce procédé, non pas que je l'aie perfectionné en quoi que ce soit, — car dans cette leçon il n'a de nouveau que son nom, — mais parce qu'il est bon, et digne d'être connu de tous ceux qui s'intéressent à cette admirable technique gynécologique, qui est la partie la plus merveilleuse et la plus féconde de la chirurgie tout entière.

Le nom d'*hystérectomie subtotale par section première du col*, que j'avais donné à ce procédé et qui avait l'avantage de mettre en

1. L'hystérectomie subtotale par section première du col, in *Bulletin médical*, 7 novembre 1900.
2. *Chirurgie des annexes de l'utérus*, Paris, 1902, p. 272.
3. Tuberculose génitale, *Congrès de Rome*, 1902.
4. Sur la technique de l'hystérectomie abdominale, *Congrès de Madrid*, 1903.

relief la manœuvre capitale qui fait son originalité et lui donne toute sa valeur, me paraît devoir être remplacé. La dénomination d'*hystérectomie abdominale par décollation*, plus brève et tout aussi explicite, me semble préférable, et c'est elle que j'emploierai désormais.

Le principe sur lequel repose ce procédé est bien simple. C'est cette vérité démontrée, évidente même pour tous ceux qui se sont donné la peine de la contrôler, qu'il est infiniment plus facile d'enlever l'utérus et les annexes qui lui sont fixées en les abordant de *bas en haut* qu'en les abordant de haut en bas, et que, toutes les fois qu'il est possible de le faire, le bloc utéro-annexiel doit être attaqué *par son pôle inférieur*.

Je ne veux pas entrer ici dans l'examen des raisons anatomiques et anatomo-pathologiques qui montrent qu'il n'en saurait être autrement, et dont la principale est la disposition même de l'artère utérine qu'il vaut mieux aborder en côtoyant et décollant son tronc qu'en se heurtant à ses branches, mais c'est un fait indiscutable.

Il est non moins indiscutable et non moins évident que, en dehors des adhérences pathologiques qui peuvent fixer l'utérus et les annexes aux parties voisines, le principal moyen d'union de l'utérus, le seul même pourrait-on dire, est l'insertion vaginale du col qui fixe celui-ci d'une manière invincible aux parties molles, mais inébranlables, du plancher pelvien.

Dans l'hystérectomie subtotale, qui, en dehors du cancer et de certains cas exceptionnels, comme les fibromes envahissant les lèvres du col, par exemple, est la seule qu'il faille exécuter, il ne faut pas, bien entendu, toucher à l'insertion vaginale du col. Mais la section du col au niveau de l'isthme utérin, infiniment plus simple et plus rapide, a les mêmes effets, et dès que le col est séparé du corps, celui-ci, avec les annexes qui l'accompagnent, ne tient plus aux parois pelviennes que par les ligaments larges, souples, élastiques, malléables, faciles à saisir avec une pince et à trancher d'un coup de ciseaux.

La manœuvre capitale à exécuter dans ce procédé consiste donc, avant tout, à aller sectionner l'isthme utérin et à débarrasser ainsi de leurs attaches inférieures l'utérus et les annexes, qu'il est alors extrêmement simple d'extirper complètement en coupant les ligaments larges.

Il est de toute évidence que le col ne peut être attaqué directement, avant section des ligaments larges, que *par devant* ou *par derrière*. L'attaque du col *par devant* présente certaines indications particulières et d'une très grande importance. J'y reviendrai plus loin. Mais, dans le plus grand nombre des cas, c'est *par derrière* qu'il faut attaquer l'isthme.

Il est donc nécessaire, pour y parvenir, qu'il n'y ait pas d'adhérences trop intimes entre l'utérus et les annexes et les parties voisines, et en particulier le rectum. Ces cas correspondent aux fibromes mobiles et faciles à attirer en avant, quel que soit leur volume, ainsi qu'aux annexites légères avec lésions prédominantes du côté des ovaires, ovarites scléro-kystiques ou petits kystes des deux ovaires, en un mot dans tous les cas de lésions bilatérales qui, tout en laissant libre et facilement accessible le cul-de-sac de Douglas, entraînent cependant le sacrifice de l'utérus.

C'est donc, en somme, aux cas faciles, que s'applique ce procédé, et on lui fera peut-être le reproche de ne répondre précisément qu'aux cas dans lesquels tous les procédés sont bons. J'en conviens, mais on m'accordera que si, dans les cas simples, tous les procédés permettent de faire bien, il n'est pas défendu de chercher à faire mieux, et c'est faire mieux, à mon avis, que d'apporter dans une opération, sans faire courir à la malade aucun risque supplémentaire, plus de facilité, plus de rapidité et, si j'ose employer ce mot, qui, dans notre art à la fois si large et si personnel, ne saurait être déplacé, une plus parfaite élégance.

Ceci posé, voici, dans toute sa simplicité, la façon dont s'exécute l'hystérectomie par décollation.

Supposons, pour fixer les idées, qu'il s'agisse d'un fibrome de moyen volume, facilement mobilisable. Les choses se passeraient d'ailleurs d'une façon identique s'il s'agissait d'un fibrome gros ou petit, ou d'annexites bilatérales peu adhérentes aux parties voisines.

La malade étant sur le plan incliné à 45° au minimum, le

ventre ouvert et largement écarté, soit par la valve sus-pubienne, que je préfère, soit par tout autre appareil, qu'il est permis à d'autres de préférer, le chirurgien étant à gauche de la malade, la tumeur est attirée au dehors et renversée autant que possible sur le pubis, soit avec un tire-bouchon, soit avec une pince appropriée.

Dans ces conditions, le cul-de-sac de Douglas se présente libre et facilement accessible, surtout si les anses intestinales sont bien refoulées vers le diaphragme avec les compresses que l'on emploie d'ordinaire pour cet usage. Quant l'œil plonge jusqu'au fond du Douglas, rien n'est plus simple que de voir l'isthme utérin. Les ligaments utéro-sacrés, dont la saillie antéro-postérieure est toujours facile à voir et à reconnaître, viennent en effet, à droite et à gauche, s'insérer sur les côtés du col, et la région lisse et légèrement bombée qu'on aperçoit entre les insertions antérieures de ces deux ligaments n'est autre chose que la face postérieure du col. Immédiatement au-dessous est la paroi vaginale, dans la région du cul-de-sac postérieur. Sous l'influence de la traction de l'utérus vers le haut, elle apparaît plane et même concave, contrastant singulièrement avec la convexité du col situé immédiatement au-dessus.

Plus haut, au-dessus du col, est la face postérieure de l'utérus qui va en s'élargissant de plus en plus. Entre la face postérieure du col et la face postérieure du corps utérin, au niveau du bord supérieur des ligaments utéro-sacrés qui convergent vers ce point, est une partie légèrement rétrécie, très facile à reconnaître quand on l'a vue une seule fois, et qui correspond précisément à l'isthme utérin. C'est sur ce point que devra porter la section.

Lorsqu'il s'agit d'un utérus normal, comme dans une annexite double, ou d'un fibrome régulier, il n'est pas possible de se tromper. Mais s'il s'agit d'un corps utérin plus ou moins irrégulièrement bosselé par des noyaux fibromateux de volume variable, il peut devenir un peu plus difficile de découvrir l'isthme utérin. On le reconnaît alors non pas à l'œil, mais au doigt. L'index porté dans le fond de Douglas, entre les deux ligaments utéro-sacrés, déprime en avant la paroi postérieure du vagin, souple et inconsistante. En remontant vers l'utérus, le doigt sent bientôt la saillie du col qui résiste et ne saurait être confondue avec la paroi vaginale. A deux centimètres au-dessus du point où commence le col, se trouve l'isthme utérin.

Celui-ci, je le répète, est très facile à repérer et à découvrir. Si on n'y parvient pas, comme cela peut arriver dans certains utérus bosselés et irréguliers, il faut renoncer à ce procédé et en

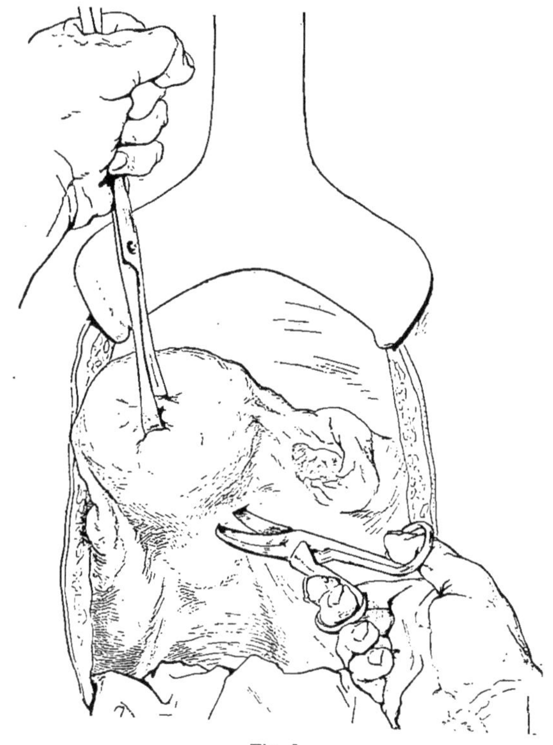

Fig. 8.

employer un autre, et parmi les autres le meilleur est celui de Kelly, auquel nous avons, en France, pris l'habitude de donner le nom de procédé américain.

Lorsqu'on est sûr de bien avoir sous les yeux la face postérieure de l'isthme utérin, on prend de gros ciseaux courbes à pointes mousses et, en deux ou trois coups, quelquefois même en un seul, on tranche cet isthme utérin (fig. 8). C'est la manœuvre capitale, la *section première* du col, comme je disais autrefois, la *décollation utérine*, comme je tiens à dire aujourd'hui.

Il est extrêmement facile de faire cette section sans risque aucun pour la vessie. D'abord, dans les cas ordinaires, c'est précisément au niveau de l'isthme que se trouve le cul-de-sac péritonéal vésico-utérin et que cesse, par conséquent, le contact de la vessie et de l'utérus, de sorte que si même l'on dépassait, en avant, la face

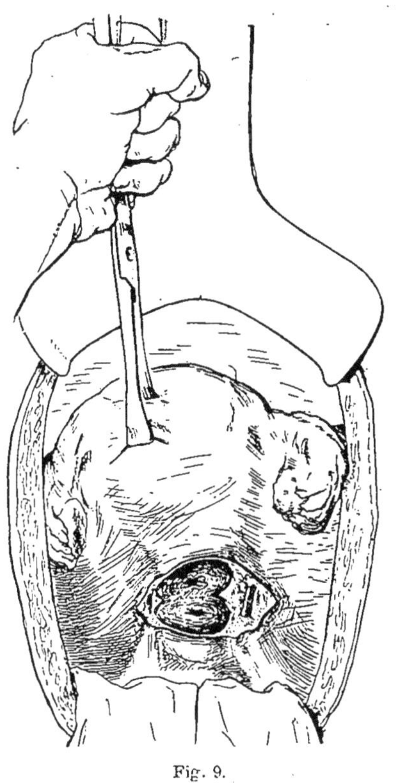

Fig. 9.

antérieure de l'utérus, on tomberait au niveau du cul-de-sac vésico-utérin lui-même ou même au-dessus de ce cul-de-sac, sans risquer d'intéresser la vessie. Mais il y a mieux, et il est très facile de se rendre un compte exact de la profondeur à laquelle on se trouve dans l'épaisseur du tissu de l'isthme utérin. La traction sur le corps de l'utérus fait en effet bâiller en arrière l'incision de l'isthme, la cavité centrale bientôt atteinte sert de point de repère, et, je le répète, à moins d'agir avec une impardonnable brutalité, il est pour ainsi dire impossible de blesser la vessie.

Dès ce moment, le col et le corps utérin se trouvent séparés l'un de l'autre, et si l'on tire sur le corps, on sent que la résistance invincible qui le maintenait fixé au fond du bassin a complètement disparu, et qu'il se laisse attirer vers le haut, retenu seulement par les ligaments larges, souples, et qui se prêtent avec une admirable élasticité à tous les mouvements que l'on veut imprimer au corps de l'utérus (fig. 9).

On peut alors, si l'on veut (et c'est une manœuvre que je recommande), saisir avec une pince de Museux la tranche du col utérin, de façon à l'avoir immédiatement sous la main dans la suite de l'opération. On peut aussi, si l'on y tient, cautériser dès maintenant, avec le Paquelin, la cavité utérine qui apparaît au centre de la section du col. Mais ces deux manœuvres ne sont pas indispensables, et j'ai coutume de ne les exécuter qu'immédiatement après m'être débarrassé des organes à enlever.

J'en dirai tout autant de la conduite à tenir vis-à-vis des artères utérines. En général, je ne m'en occupe que lorsque l'utérus est dans le bassin destiné à le recevoir. Il est cependant bon de connaître les diverses éventualités qui peuvent se produire.

Quelquefois — rarement — les ciseaux attaquant l'isthme peuvent sectionner une des artères utérines, qui montent parallèlement aux bords de cet isthme. Un jet de sang, qui n'a rien de bien terrible, en avertit, et rien n'est plus simple, si on tient à l'arrêter, que de pincer le vaisseau, qui est presque toujours bien visible dans l'angle de l'incision, avec une pince dont les mors doivent être assez courts et les branches assez longues. Puis on reprend la décollation, qui n'en pas plus compliquée.

Souvent, la décollation une fois terminée, les utérines donnent un peu de sang de chaque côté, et on peut, si l'on craint que l'hémorragie ne soit trop forte, l'arrêter immédiatement.

Souvent enfin, et c'est peut-être là le cas le plus fréquent, les utérines ne donnent rien. La section portant uniquement sur le col ne les a pas intéressées. Elles ont été déchirées pendant les manœuvres finales qu'il me reste à décrire, et lorsque la tumeur est enlevée, on les aperçoit toutes deux, de chaque côté du col, donnant à peine quelques gouttes de sang et prêtes à recevoir une pince ou une ligature.

Parfois enfin, comme nous le verrons plus loin, les utérines ne sont pas touchées, et il n'y a pas à s'en occuper.

Nous voici donc au moment où la décollation est terminée et où l'utérus ne tient plus que par les ligaments larges. Le feuillet

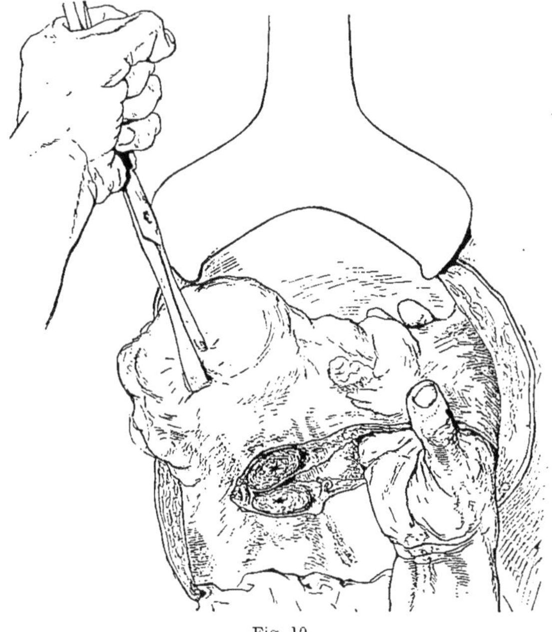

Fig. 10.

péritonéal qui tapisse la partie postérieure de l'utérus et des ligaments larges est coupé transversalement au niveau de l'isthme sur quatre ou cinq centimètres environ. Le feuillet antérieur qui passe devant l'utérus et les ligaments larges et au niveau du cul-de-sac vésico-utérin est encore intact.

Dès ce moment, les manœuvres deviennent d'une simplicité plus grande encore et l'extirpation de l'utérus et des annexes n'est plus qu'une affaire de quelques secondes.

La main gauche soulevant toujours l'utérus avec énergie, de

façon à ouvrir le plus largement possible l'espace qui sépare les deux segments de l'utérus divisé, on pousse alors délibérément deux ou trois doigts de la main droite, — index et médius, — index, médius et annulaire, au besoin, — d'arrière en avant, la face palmaire en haut. Le bout des doigts vient immédiatement buter contre le feuillet péritonéal antérieur, au niveau du cul-de-sac vésico-utérin qu'il effondre. Les doigts se trouvent alors en avant de l'utérus

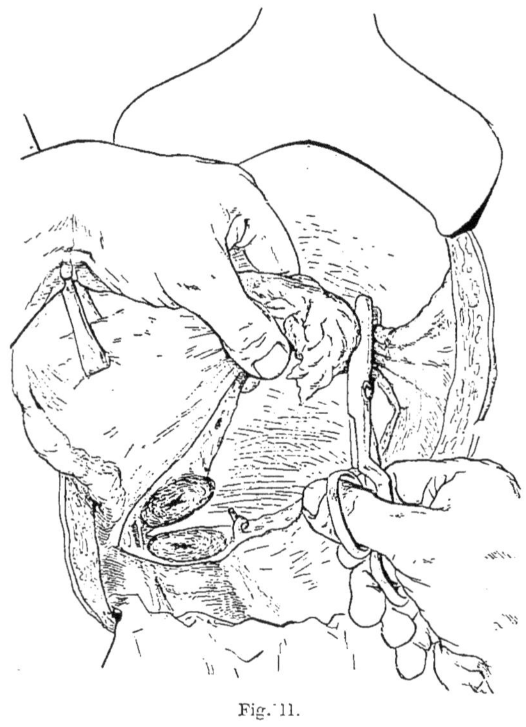

Fig. 11.

et des ligaments larges, le pouce étant resté en arrière. En portant la main vers la droite, on ramasse entre le pouce et l'index le ligament large droit qui se trouve ainsi pédiculisé, et rien n'est plus simple que de l'isoler, en le soulevant de bas en haut, jusqu'à son insertion sur la paroi pelvienne en dehors des annexes (fig. 10).

Dans cette manœuvre, on entraîne souvent l'artère utérine, dont les petites branches se rompent au moment où l'artère s'écarte des bords de l'utérus. Mais le tronc de l'artère ne se rompt pas, et il n'y a pas une goutte de sang, car l'anse tout entière est reportée en dehors, et sectionnée seulement près de son anastomose avec l'utéro-ovarienne ou même complètement épargnée.

On saisit alors, avec la main gauche, le ligament large pédiculisé, pendant que la main droite, qui s'est armée d'une pince

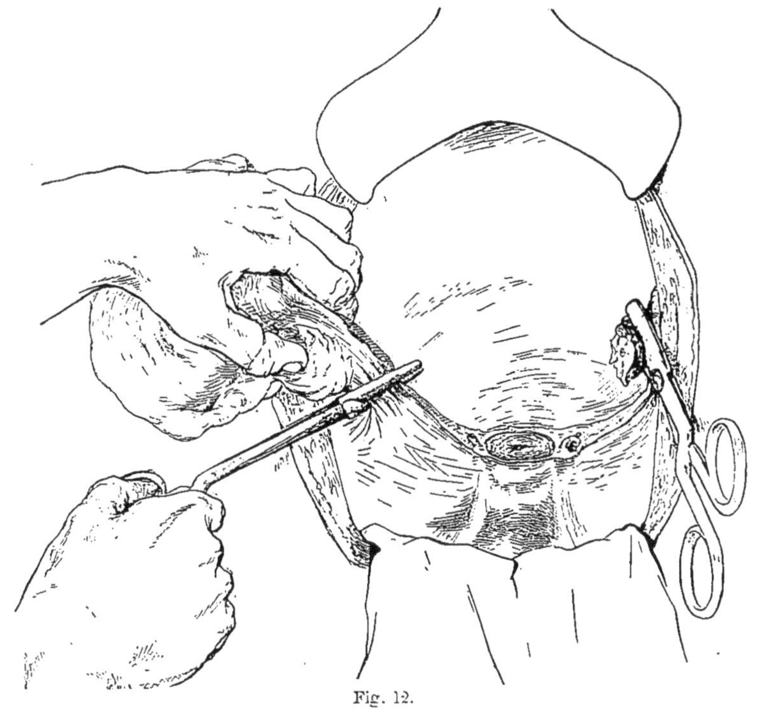

Fig. 12.

forte, étreint ce pédicule qu'on tranche ensuite d'un coup de ciseaux (fig. 11).

L'utérus ne tenant plus à droite est alors basculé vers la gauche, le ligament large gauche se déroule, une pince le pédiculise en dehors des annexes et un dernier coup de ciseaux suffit à séparer complètement le bloc utéro-annexiel (fig. 12).

La première partie de l'opération est terminée. Il ne reste plus qu'à faire les ligatures, à fermer par des surjets attentifs le col et le péritoine pelvien et à achever l'opération de la façon qui paraît à chacun la meilleure et la plus correcte.

Telle est l'hystérectomie par décollation, extrêmement simple, je le répète, qu'il s'agisse d'un fibrome ou d'annexites doubles peu adhérentes et facilement mobilisables.

Mais la décollation utérine n'est pas seulement applicable aux cas simples. Il est, en effet, toute une série de cas, et des plus difficiles, dans lesquels elle peut rendre d'inappréciables services et permettre de mener à bonne fin des opérations presque impratica-

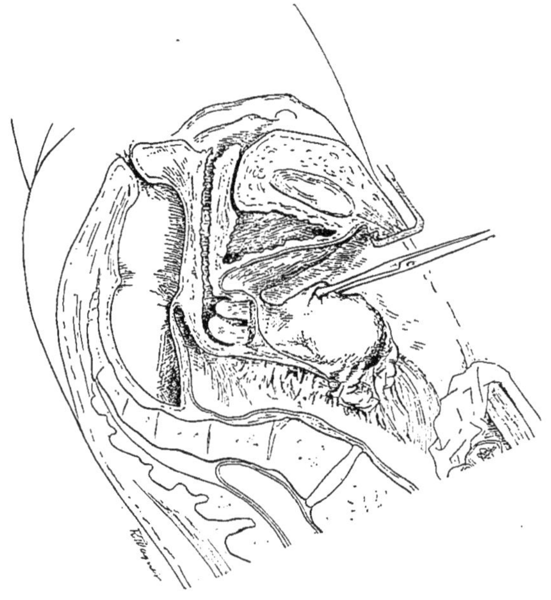

Fig. 13.

bles par tous les autres procédés. Ce sont les cas, qu'il s'agisse de fibromes ou d'annexites, dans lesquels la tumeur, loin d'être libre et accessible par derrière, au niveau du Douglas, est, au contraire, adhérente en arrière, enclavée, rétrofléchie, et où il est, en un mot, absolument impossible de l'attirer en avant, fixée qu'elle est d'une manière invincible, soit par des adhérences, soit par quelque autre mécanisme, au rectum et aux parties profondes de l'excavation sacrée.

Dans ces conditions, ce n'est plus par derrière que le chirurgien ira, avant toute autre manœuvre, sectionner le col, c'est *par devant*, au niveau du cul-de-sac vésico-utérin, qui est presque toujours très facilement accessible et même parfois comme projeté en avant, derrière la symphyse pubienne (Voir fig. 13).

Dans ces conditions, une bonne pince de Museux est amarrée sur la partie inférieure du corps de l'utérus, au-dessus de l'isthme, à un centimètre au-dessus du cul-de-sac vésico-utérin, puis, avec des ciseaux courbes, on sectionne l'isthme *d'avant en arrière*, ce qui

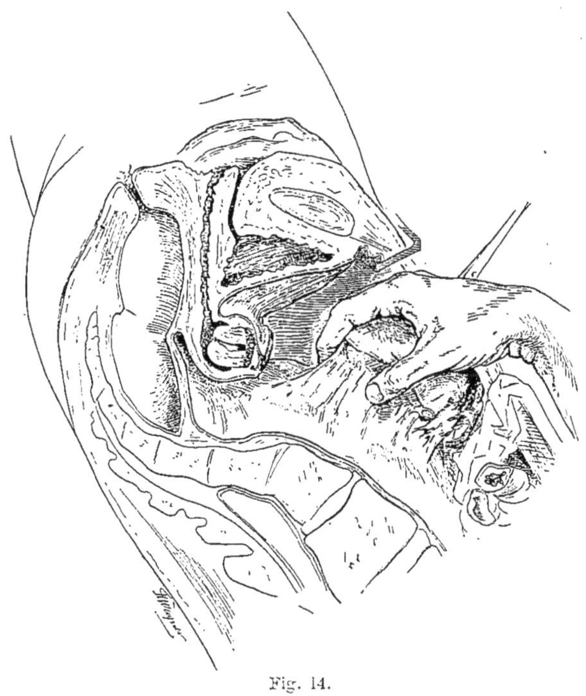

Fig. 14.

se fait sans risques comme sans difficultés. Il est alors, en général, assez simple, et je le dis par expérience, d'amener en avant la partie inférieure du corps de l'utérus, d'introduire les doigts derrière lui, et de décoller ainsi, en allant de bas en haut, des adhérences qui paraissaient presque invincibles lorsqu'on voulait les attaquer de haut en bas; cela est d'autant plus facile à comprendre que très souvent, presque toujours même, pourrait-on dire, le fond du Douglas, dans lequel on pénètre immédiatement dès la décollation utérine, est libre d'adhérences, et que la face postérieure du corps utérin ne tient pas aux parties voisines, même lorsque le fond de l'utérus et les annexes leur sont unis par un épais feutrage d'adhérences inextricables (fig. 14).

Je n'insiste pas davantage sur ce point qui, d'ailleurs, n'est pas inconnu. Howard A. Kelly l'a bien vu, et il a publié[1] une très belle figure à l'appui de l'observation d'un fibrome dont le pôle supérieur adhérait aux intestins, et qu'il enleva, ne pouvant l'isoler vers le haut, en commençant par sectionner transversalement le col, d'avant en arrière. La tumeur fut ensuite isolée de bas en haut, ce qui facilita singulièrement une opération très difficile.

Le même chirurgien conseille encore[2], dans certaines annexites englobant complètement l'utérus, de couper d'abord transversalement le col, toujours d'avant en arrière, pour pouvoir ensuite diviser l'utérus de bas en haut sur la ligne médiane et pratiquer, en fin de compte, une hémisection complète.

Dans ces cas difficiles et dans lesquels les lésions anatomiques affectent une disposition tout à fait particulière, les indications de la décollation utérine par voie antérieure sont donc des plus évidentes, puisqu'elle seule permet de sortir avec aisance d'une situation pleine de difficultés. Mais il faut reconnaître que ces indications sont assez rares. Dans les autres cas, les cas faciles dont j'ai parlé au début, la décollation, par voie postérieure cette fois, présente des indications moins urgentes, puisque tous les procédés permettent, en somme, de mener à bien ces opérations faciles; mais elle donne à l'hystérectomie abdominale un tel caractère de simplicité, de facilité et d'élégance, que je ne puis m'empêcher de la recommander chaleureusement.

D'ailleurs, je puis apporter à l'appui de ma conviction autre chose que des raisons théoriques. J'ai pratiqué jusqu'à ce jour trente quatre fois, au moins, l'hystérectomie par décollation. Je dis « au moins » parce que, malgré la bonne volonté des internes que j'ai eu le plaisir d'avoir dans les divers services où m'ont appelé mes fonctions, je crains bien que quelques observations ne se soient égarées en route.

1. *John Hopkins Hospital Bulletin* (mars 1900).
2. Howard A. Kelly, Some further notes on the extension of the principle of bisection in abdominal surgery, *St-Paul medical Journal* (juin 1901).

Sur ces 34 opérations, 16 ont été faites pour des fibromes plus ou moins volumineux et 18 pour des lésions annexielles, salpingo-ovarites ou ovarites scléro-kystiques bilatérales.

Sur ces 34 opérations, 30 ont été des décollations postérieures, d'arrière en avant, pour cas non adhérents et relativement faciles, et quatre, deux fibromes et deux annexites compliquées, adhérentes en arrière et complètement immobilisées, ont été des décollations antérieures, d'avant en arrière, par attaque de l'isthme au niveau du cul-de-sac vésico-utérin.

Une seule malade a succombé. Encore s'agissait-il d'une femme qui portait un énorme fibrome, que j'ai même longtemps hésité à opérer, à cause de son mauvais état général, et qui a succombé le quatrième jour à des phénomènes de broncho-pneumonie, sans trace d'accidents péritonéaux.

Ce sont là des chiffres satisfaisants, et sans prétendre en aucune façon que d'autres procédés eussent donné de moins bons résultats, il me paraît difficile d'admettre qu'ils en eussent fourni de meilleurs. Encore m'est-il permis de penser que les quatre cas très adhérents et très difficiles dans lesquels j'ai été obligé d'attaquer le col par-devant, ne se seraient peut-être pas aussi bien terminés si je n'avais eu à ma disposition que les autres procédés, que je connais cependant bien.

Mais, en revanche, il est un point par lequel ce procédé l'emporte sur tous les autres : c'est l'extraordinaire rapidité avec laquelle il permet d'opérer. Je n'attache pas à celle-ci plus d'importance qu'elle n'en mérite, mais je suis loin de penser que ce soit une qualité négligeable. C'est, en tout cas, une garantie évidente de la facilité de l'opération, car une opération ne peut être rapide qu'à condition d'être facile, et s'il peut être, dans une certaine mesure, inutile d'avoir en main un procédé rapide, il n'est nullement indifférent de pouvoir employer un procédé facile.

La simplicité de ce procédé est telle, qu'elle m'a permis de constater, dans plusieurs cas de fibromes où j'ai eu la curiosité de mesurer le temps nécessaire à l'extirpation de la tumeur, qu'il était possible, je dirai même facile, en opérant sans précipitation, de déposer la tumeur dans le bassin destiné à la recevoir, soixante-quinze, soixante-cinq, cinquante-cinq secondes après avoir donné dans la peau de la ligne blanche le premier coup de bistouri.

Dans ces trois cas, la durée totale de l'opération, jusqu'à la dernière suture, a été respectivement de dix-huit minutes, treize minutes et demie, quinze minutes. Et je n'entends pas parler ici d'opérations hâtives et négligées, mais bien d'opérations parfaitement finies, avec six ligatures séparées sur les deux utérines, les deux pédicules utéro-ovariens, les deux ligaments ronds, avec un surjet oblitérant la tranche cervicale, avec un surjet reconstituant le péritoine pelvien, avec enfin deux plans de suture sur la paroi, l'une au catgut sur les plans profonds, l'autre au crin de Florence, sur la peau.

Pour les annexites, je n'ai pas eu la curiosité de mesurer exactement le temps que demande l'exérèse. Il y a d'ailleurs presque toujours, dans ces cas, un examen minutieux de l'état des annexes, afin de se rendre compte de leur conservation possible, examen qui demande un certain temps et enlève toute valeur comparative aux chiffres que l'on pourrait obtenir; mais je ne crois pas exagérer en disant qu'une fois la décision prise d'enlever l'utérus et les annexes, après les avoir examinés, le ventre déjà ouvert, par conséquent, il ne faut pas, pour les enlever, plus de vingt secondes environ. Ce que je sais, c'est que l'opération tout entière, finie et bien finie, avec, je le répète, six ligatures séparées sur les six pédicules vasculaires, un surjet sur le col, un surjet sur le péritoine, et, cette fois, trois plans de suture : un en surjet sur le péritoine pariétal, un formé de huit ou dix catguts séparés sur les muscles et l'aponévrose, un formé d'un nombre égal de crins de Florence sur la peau, demande en moyenne, dans les cas où des difficultés spéciales ne viennent pas compliquer les choses, vingt, vingt-deux, vingt-cinq minutes au maximum.

Les chiffres, dit-on, ne prouvent rien. Cela est vrai, bien souvent; cela est faux quelquefois. Ceux que je viens de donner ici me paraissent démontrer que la décollation permet d'opérer vite;

ceux que j'ai donnés plus haut sur les résultats obtenus, prouvent qu'elle permet aussi d'opérer sûrement. Et je voudrais que ces qualités évidentes parussent suffisantes à ceux qui m'écoutent et qui me liront pour ne pas rester plus longtemps le seul à employer un procédé que sa simplicité rend accessible à tous.

TECHNIQUE DE L'HYSTÉRECTOMIE ABDOMINALE DANS LES SUPPURATIONS ANNEXIELLES

Messieurs,

Les deux malades que je vais opérer aujourd'hui devant vous, sont l'une et l'autre atteintes de lésions inflammatoires des annexes. Mais, autant que j'aie pu m'en rendre compte, si ces lésions entraînent chez nos deux malades des troubles à peu près identiques de la santé générale, elles sont anatomiquement très différentes.

Chez la première, qui est peut-être celle qui souffre le plus, les lésions sont légères. Les annexes, bien qu'extrêmement sensibles, sont à peine augmentées de volume. Nous nous trouvons en présence de ces ovarites scléro-kystiques, dont les lésions macroscopiques sont parfois si difficilement appréciables que, même lorsqu'on a les annexes sous les yeux, on peut hésiter sur le parti à prendre. Dans ces conditions, c'est, à mon avis, l'intensité de la douleur, bien plus que l'état apparent des annexes, qui doit nous guider. C'est, en somme, parce qu'elles souffrent que nous opérons les malades, et non pour les débarrasser de lésions chroniques qui, lorsqu'elles sont indolentes, ne constituent qu'un danger très relatif et peuvent être indéfiniment tolérées sans que la santé générale en soit ébranlée.

Chez la seconde malade, si les douleurs sont peut-être moindres et si la vie de chaque jour est moins entravée, les lésions sont en revanche très considérables. Il y a de chaque côté de l'utérus, qui est immobilisé dans le bassin, des masses annexielles volumineuses, et, bien que ces lésions soient anciennes et complètement apyrétiques, il me paraît y avoir chez cette femme des trompes kystiques à contenu depuis longtemps stérile, accolées contre l'utérus et ayant contracté des adhérences étendues avec les parois pelviennes et sans doute aussi avec le rectum et les anses intestinales.

Ces deux malades me paraissent l'une et l'autre devoir être traitées de la même façon, et je compte, chez toutes les deux, pratiquer une laparotomie pour enlever à la fois l'utérus et les annexes enflammées. Je ne veux pas étudier ici les raisons qui me font préférer dans ces deux cas l'hystérectomie abdominale à toute autre opération; mais je tiens à profiter de cette occasion pour vous dire comment je conçois la technique de cette intervention et quelles sont les règles suivant lesquelles j'ai la conviction, — j'ose presque dire la certitude, — qu'elle doit être pratiquée.

Il est très probable que, si le but que je veux atteindre chez nos deux malades est le même, les moyens dont je me servirai pour y parvenir seront tout à fait dissemblables, et que, pour faire la même opération, c'est-à-dire pour arriver, en fin de compte, à extirper chez ces deux malades l'utérus et les annexes, j'emploierai chez l'une et chez l'autre des procédés très différents.

C'est qu'en effet, Messieurs, tous les procédés d'hystérectomie abdominale n'ont pas la même valeur, ou plutôt la valeur de chacun d'eux varie infiniment suivant les cas auxquels on l'applique, et tel procédé qui sera excellent en présence de certaines lésions anatomiques pourra devenir détestable en face de lésions différentes.

C'est là un fait qui me paraît évident, et qui cependant ne me semble pas avoir attiré l'attention de la plupart des chirurgiens. Vous ne trouverez cette question discutée nulle part, et la courte communication que j'ai faite sur ce sujet au mois d'avril dernier, au Congrès de Madrid, et que vous trouverez brièvement résumée dans quelques journaux, me paraît être, sauf erreur, la seule étude critique qui existe sur ce point capital de technique opératoire.

Bien plus, et vous entendez à chaque instant des chirurgiens, et non des moindres, des hommes de grande expérience et de valeur incontestée, affirmer que, pour enlever l'utérus et les annexes, il importe fort peu d'employer tel ou tel procédé, — que le meilleur est celui dont on a coutume de se servir et qu'on a bien en main, — qu'avec un peu d'habitude et d'expérience tous les procédés sont bons, et que le besoin de mettre en œuvre des procédés variés tient peut-être à ce que l'on connait mal les ressources que peut offrir chacun d'eux.

Je ne saurais trop m'élever contre cette façon de voir, parce qu'elle n'est pas conforme à la réalité des faits. Sans doute, avec un même procédé, on vient à bout de tout, et on réussit à enlever les utérus les plus difficiles; mais on y réussit bien ou mal, et quelquefois plus mal que bien. Non, le meilleur procédé n'est pas toujours celui dont on a coutume de se servir et que l'on connaît le mieux. Non, l'habitude et l'expérience ne suffisent pas toujours à se tirer de tous les mauvais pas, et le mieux est encore, pour triompher de certaines difficultés, de s'arranger de façon à ne les point rencontrer. Et pourquoi, dans des cas où les lésions sont comparables, tel chirurgien exécute-t-il sans difficulté apparente une opération difficile, alors que tel autre se heurte à des obstacles imprévus, sinon parce qu'ils ont conduit leur intervention de façon différente et n'ont pas employé des procédés identiques.

Nous ne devons pas, dans le choix des procédés opératoires, nous laisser guider par nos habitudes ou nos préférences individuelles, mais par la nature même des lésions que nous avons sous les yeux et par la disposition anatomique des parties malades que nous voulons sacrifier.

Ces questions de technique sont capitales. Une hystérectomie très simple, si l'on sait choisir le procédé le mieux approprié aux lésions en face desquelles on se trouve, peut être extrêmement difficile et presque impraticable si l'on s'obstine à en employer un autre; la première façon d'agir donnera des succès, la seconde pourra conduire à des catastrophes.

Il est évident que, toutes choses égales d'ailleurs, la gravité d'une opération est proportionnelle à sa difficulté, et la Chirurgie n'est pas déjà un art si commode que nous ne devions nous efforcer d'en atténuer autant que possible les multiples difficultés. Or, nous pouvons y parvenir dans une large mesure, grâce à la perfection instrumentale actuelle, et surtout grâce au choix des procédés les mieux adaptés aux lésions que nous avons à combattre. C'est là une vérité évidente et qui n'est nulle part plus éclatante que dans le cas qui nous occupe, et lorsqu'il s'agit de mener à bien une hystérectomie abdominale pour lésions inflammatoires chroniques des annexes de l'utérus.

Je pose d'abord en principe qu'en face de lésions bilatérales des annexes, il faut, en même temps que les annexes, enlever l'utérus. J'ajoute que c'est à l'*hystérectomie subtotale* qu'il faut avoir recours : elle est beaucoup plus simple et plus rapide, et les suites en sont plus bénignes. C'est un point que je considère comme démontré, qui est d'ailleurs à peu près universellement admis et que j'ai assez longuement discuté ailleurs pour n'avoir point à y revenir ici.

Quel est donc le moyen le meilleur de pratiquer dans les annexites bilatérales une hystérectomie subtotale avec extirpation des annexes malades? Tel est le problème que nous avons à résoudre.

La solution en est des plus simples. Il n'y a pas de « meilleur procédé ». Il y a plusieurs procédés qui ont, suivant les cas devant lesquels on se trouve, une inégale valeur. Chacun d'eux peut être, suivant les circonstances, le meilleur ou le pire. Il faut les connaître tous et savoir, dans chaque cas particulier, se décider pour le bon. J'espère vous démontrer que cette décision est facile à prendre, pourvu que l'on veuille bien se conformer aux quelques principes élémentaires sur lesquels repose, à mes yeux, toute la technique de l'hystérectomie abdominale. Quand je dis « aux quelques principes », j'exagère; je devrais dire « au seul principe », car il n'y en a qu'un, — mais il est capital, — et c'est le suivant : *pour extirper facilement les annexes, il faut les attaquer par dessous.*

Il n'y a sur ce point aucune contestation possible, et il suffit d'avoir fait quelques opérations en se conformant à cette manière de faire pour être convaincu de l'exactitude de cette proposition. Il est certain que les annexes adhérentes se décortiquent et se détachent infiniment mieux lorsqu'on commence à les décoller par en bas. C'est en bas que sont les espaces libres et les plans de clivage. C'est en haut que sont les adhérences solides et dangereuses, celles, en particulier, que les annexes contractent avec les anses intestinales. La raison en est, je crois, dans la vascularisation beaucoup plus active des anses intestinales, infiniment mieux irriguées que le péritoine qui tapisse les parois pelviennes, et cela est si vrai que les seules adhérences solides qu'il y ait dans le fond du bassin sont celles qui unissent les annexes au rectum. Il est tout naturel que le péritoine intestinal, sous lequel courent d'innombrables vaisseaux, réagisse beaucoup plus activement que le péritoine pelvien au contact des annexes malades, et c'est à cette particularité anatomique qu'il faut attribuer, je crois, l'organisation plus complète et la solidité plus grande des adhérences intestinales. Quoi qu'il en soit, c'est là un fait incontestable, et, si l'on veut rencontrer le minimum de difficultés, dans l'extirpation du bloc utéro-annexiel, c'est par son pôle inférieur qu'il faudra l'attaquer.

Il faut donc avant tout, dans l'opération qui nous occupe, *gagner par la voie la plus courte et la moins encombrée le pôle inférieur du bloc utéro-annexiel.* Tout est là, et c'est précisément parce que la voie la moins encombrée n'est pas toujours la même que nous devons, pour y parvenir, employer, suivant la dispositions des lésions, des procédés différents.

Permettez-moi, Messieurs, pour mettre dans cette description toute la clarté nécessaire, de schématiser quelque peu la question; cela diminuera beaucoup ma tâche et vous permettra, j'en suis convaincu, de saisir très facilement dans toute leur simplicité les quelques règles opératoires auxquelles il faut se conformer.

Dans les cas faciles, dont le type est constitué par les ovarites scléro-kystiques, lorsque l'utérus et les annexes, sans grosses lésions, sans adhérences, se laissent attirer et mobiliser en tous sens, tous les procédés sont bons. Il n'y a aucune difficulté, et c'est ici qu'on peut se dispenser d'attaquer les annexes par dessous, puisque l'absence de toute adhérence les rend accessibles de tous les côtés. Cependant, dans ces conditions, il y a une façon de faire que je préfère à toutes les autres pour son élégance et sa rapidité; l'utérus est saisi avec une pince et porté en avant, vers la symphyse. Un coup de ciseaux, attaquant l'utérus par derrière, au niveau de l'isthme, sépare le col du corps. L'utérus, dès lors, ne tient plus que par les ligaments larges. La main droite, passant entre le col et le corps, d'arrière en avant, effondre le péritoine du cul-de-sac vésico-utérin et ramasse le ligament large droit, qui est tranché d'un coup de ciseaux. L'utérus est alors basculé à gauche,

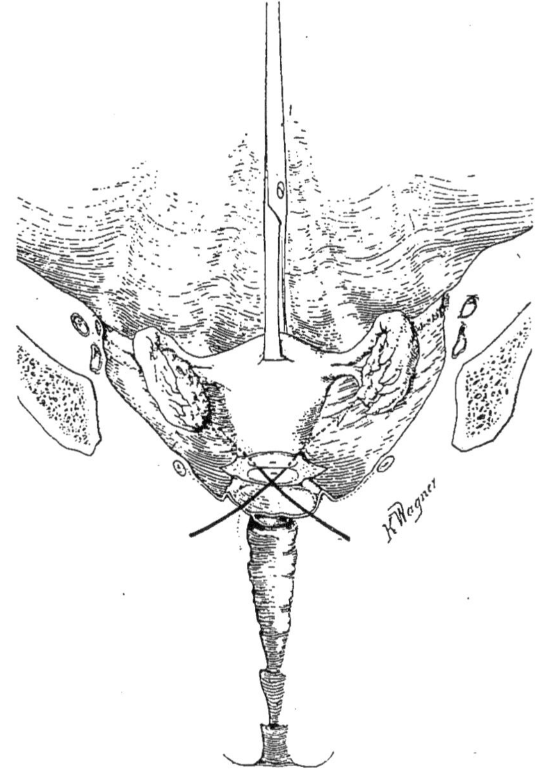

Fig. 15. — Hystérectomie par décollation. Vue postérieure. Le col est sectionné, les annexes vont être attaquées des deux côtés *de bas en haut et de dedans en dehors*, suivant le sens des flèches.

le ligament large gauche saisi, pincé et coupé en dehors des annexes, et l'utérus et les annexes sont ainsi enlevés en quelques secondes à peine. C'est l'*hystérectomie par section première du col ou par décollation* que j'ai décrite il y a quatre ans (fig. 15).

Tel est le procédé que je recommande dans les cas faciles, parce que c'est lui qui permet de pratiquer le plus simplement de bas en haut le décollement bilatéral des annexes; mais il n'est, je le répète, nullement indispensable, et dans ces cas sans difficutés sérieuses tous les procédés sont bons.

Il n'en est pas de même lorsque les annexes sont adhérentes aux parties voisines. Ici, Messieurs, il faut de toute nécessité les atta-

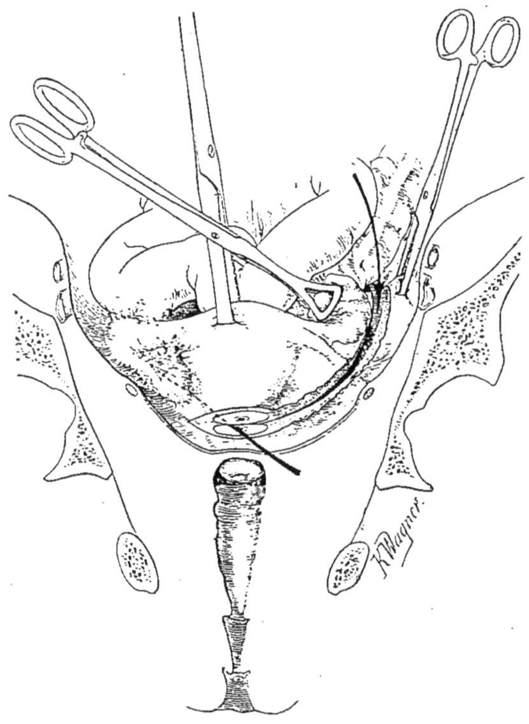

Fig. 16. — Procédé de Howard A. Kelly. Vue antérieure. Les annexes gauches, libres, ont été détachées *de haut en bas*; le col est sectionné. L'utérus va être basculé à droite et les annexes droites vont être attaquées *de bas en haut et de dedans en dehors*.

quer par dessous sous peine de voir se multiplier les difficultés, les risques d'accidents et les déchirures. Mais comme les adhérences aux parties voisines peuvent être très variables, nous devons modifier notre procédé suivant la disposition des lésions et employer toujours celui qui nous permettra d'aller par la voie la moins encombrée priver le bloc utéro-annexiel de ses attaches inférieures, de façon à pouvoir ensuite le décoller de bas en haut.

Si, comme il arrive souvent dans les annexites, un des côtés est très adhérent aux parois pelviennes et que l'autre soit, au contraire, à peu près libre ou très facile à détacher, c'est le *procédé de Howard A. Kelly*, auquel nous donnons, en France, le nom de *procédé américain*, qu'il faudra choisir. Il sera facile, en effet, de descendre de haut en bas, du côté le moins malade, en séparant des parois pelviennes les annexes non adhérentes, d'arriver sur l'isthme, de trancher le col et d'attaquer le côté où les annexes sont adhérentes, le côté difficile, de bas en haut, comme il doit être attaqué (fig. 16).

Mais les choses ne sont pas toujours aussi simples et les cas sont très nombreux dans lesquels les annexes sont *des deux côtés* très adhérentes aux parois pelviennes et difficiles à décortiquer. Dans ces conditions, le procédé de Kelly devient insuffisant, du moins pendant la première moitié de l'opération, puisqu'il ne permet pas d'attaquer de bas en haut des annexes qu'il est très difficile de décoller autrement. Celles-ci doivent être des deux côtés décollées de bas en haut et abordées de dedans en dehors. Pour y parvenir, il faut, de toute nécessité, se donner du jour au centre du bassin.

Ici, Messieurs, nous avons le choix entre deux procédés. Si les annexes adhérentes aux parois pelviennes ne font pas corps avec l'utérus, et s'il est possible, en sectionnant le point d'insertion de la trompe sur la corne utérine, de passer entre les annexes et l'utérus, on peut, à l'exemple de Terrier, laisser les annexes en place, sectionner des deux côtés leur pédicule utérin, isoler l'utérus et trancher son col au niveau de l'isthme. On peut alors, grâce au jour que donne au centre du bassin l'extirpation de l'utérus, s'attaquer aux annexes et les décoller en les attaquant des deux côtés de dedans en dehors et de bas en haut. Lorsque les annexes n'adhèrent pas à l'utérus et que celui-ci est facile à isoler, ce procédé, qui est le *procédé de Terrier*, du nom du maître qui l'a systématisé, est parfait, et n'est passible d'aucune objection sérieuse (fig. 17).

Mais bien souvent les annexes, collées aux parois pelviennes et aux intestins, adhèrent également à l'utérus dont il est très difficile de les séparer. C'est dans ces cas compliqués avec adhérences bilatérales étendues, qu'il ne reste plus qu'un parti à prendre et un procédé à employer. Puisque la voie est obstruée partout, entre les annexes et les parois pelviennes, entre les annexes et l'utérus, il faut s'ouvrir, vers le pôle inférieur de tous côtés inaccessible, une voie sûre, facile et toujours praticable, il faut passer à travers

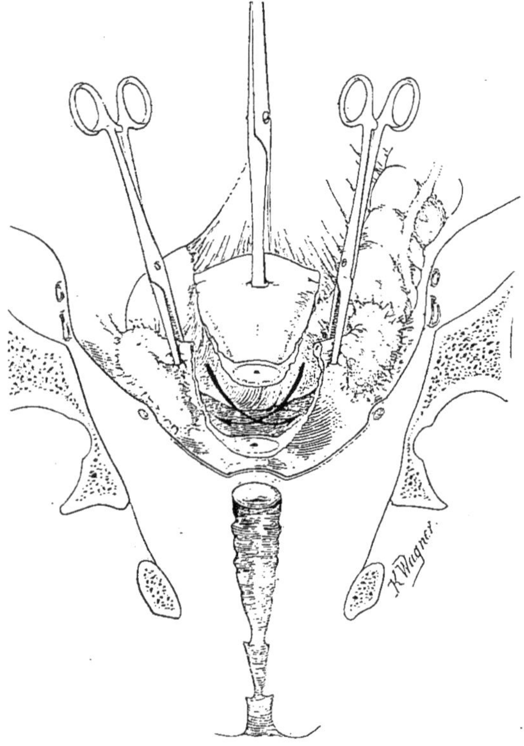

Fig. 17. — Procédé de Terrier. Vue antérieure. L'utérus est enlevé, les annexes vont être attaquées des deux côtés *de bas en haut et de dedans en dehors*.

l'utérus. On le sectionne sur la ligne médiane, du fond vers le col, jusqu'à l'isthme. Arrivé à l'isthme, on coupe transversalement chaque moitié utérine qu'on renverse vers le haut. Le centre du bassin est ainsi désobstrué, et il est possible d'attaquer de dedans en dehors et de bas en haut les annexes malades, qu'on décolle en général facilement et qu'on enlève avec la moitié utérine correspondante. C'est l'*hémisection utérine* que j'ai décrite il y a six ans déjà (fig. 18).

Tous les cas justiciables du procédé de Terrier, c'est-à-dire tous ceux dans lesquels les annexes adhérentes aux parois pelviennes sont faciles à séparer de l'utérus, sont également justiciables de l'hémisection. Je crois même celle-ci supérieure au procédé de Terrier pour deux raisons. Elle est plus facile, parce qu'il est infi-

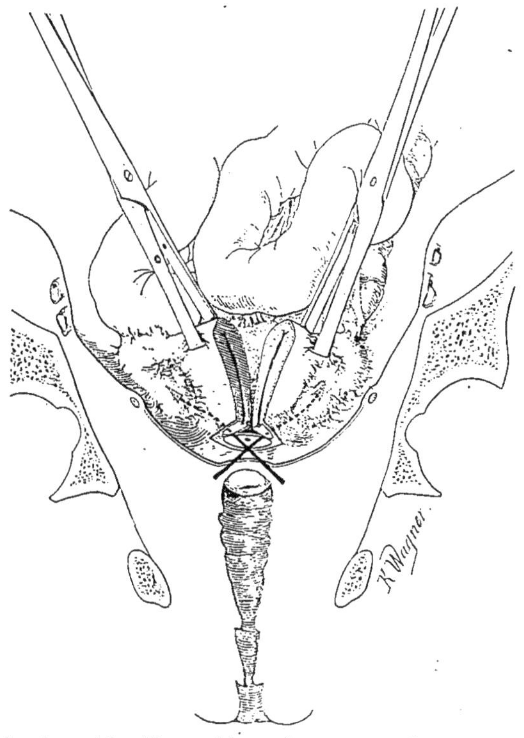

Fig. 18. — Hémisection utérine. Vue antérieure. Les annexes adhèrent partout. L'hémisection utérine est achevée. Les annexes de chaque côté vont être attaquées *de dedans en dehors et de bas en haut*, et enlevées avec la moitié utérine correspondante.

niment plus simple et plus sûr de sectionner l'utérus sur la ligne médiane que de le séparer sur les côtés d'annexes sur les adhérences desquelles on n'est pas toujours bien fixé. En outre, la moitié utérine sectionnée au niveau de l'isthme et renversée vers le haut donne une prise excellente pour attirer et décoller les annexes qui lui sont fixées. On risque moins de les déchirer ainsi que lorsqu'on est obligé de saisir, après section de l'insertion de la trompe sur la corne utérine, le moignon tubaire souvent malade, distendu, déjà kystique, et qui peut se rompre facilement.

L'objection qu'on a faite à ce procédé, d'ouvrir la cavité utérine, tombe devant ce fait qu'il est facile de stériliser celle-ci d'une façon absolue avec le thermocautère, et d'ailleurs, sur un très grand nombre d'hystérectomies par hémisection que j'ai déjà faites, je n'ai jamais vu un seul accident imputable à l'ouverture de la cavité.

Quoi qu'il en soit, si l'hémisection utérine est, à mon avis, meilleure que le procédé de Terrier, si elle est plus simple et s'applique à un plus grand nombre de cas, celui-ci n'en est pas moins un procédé excellent et qu'on peut appliquer dans de nombreuses circonstances.

Dans les cas intermédiaires où, d'un côté, les annexes adhèrent aux parois pelviennes sans adhérer à l'utérus, et où, de l'autre côté, les annexes adhèrent à la fois à l'utérus et aux parois pelviennes, le procédé de Terrier n'est plus applicable, et l'hémisection est encore le procédé de choix. Cependant, surtout si on juge qu'il peut y avoir quelque inconvénient à sectionner l'utérus, comme il peut arriver, par exemple, lorsque celui-ci est bourré de petits fibromes, on se trouvera bien de combiner entre eux ces divers procédés.

On pourra passer entre les annexes de l'utérus du côté peu adhérent, comme Terrier, gagner le col, le sectionner en travers, enlever par bascule latérale l'utérus entier et les annexes adhérentes, comme Kelly, et garder pour la fin les annexes primitivement séparées de l'utérus que la désobstruction du bassin permet d'attaquer par dedans, et de bas en haut (fig. 19).

Enfin, Messieurs, il est un dernier cas, le plus difficile de tous. C'est celui dans lequel l'utérus, en rétroversion irréductible, est basculé avec les annexes adhérentes dans le cul-de-sac de Douglas. Dans ce cas, ni le procédé américain, ni le procédé de Terrier, ni même l'hémisection ne sont applicables puisqu'ici les annexes et le fond de l'utérus lui-même sont inaccessibles. Il n'y a qu'un moyen de salut, c'est encore la *décollation*. Mais cette fois, c'est la décollation d'avant en arrière. Le col est attaqué en avant, au niveau du cul-de-sac vésico-utérin qui est, pour ainsi dire, toujours libre. Le col sectionné, on saisit la tranche utérine, on attire en avant le corps utérin libéré de ses attaches inférieures, on peut ainsi introduire les doigts derrière lui et décoller, *toujours de bas en haut*, les annexes profondément cachées dans le Douglas et que

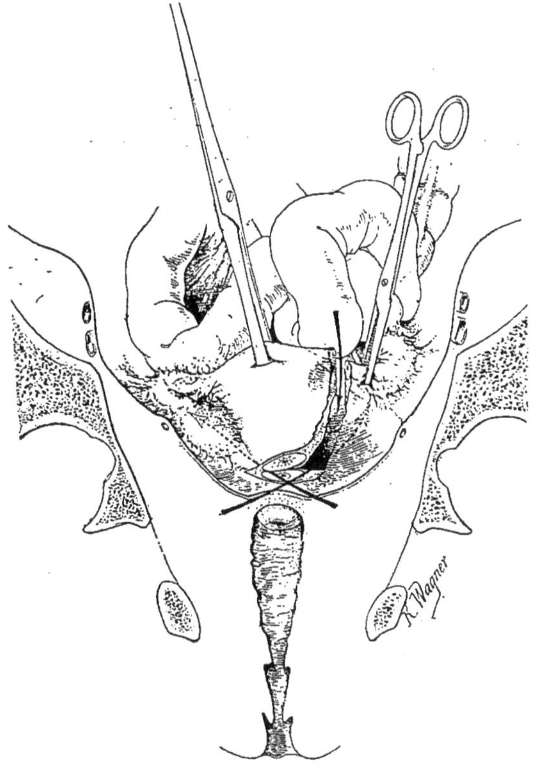

Fig. 19. — Vue antérieure. Attaque à gauche entre les annexes et l'utérus. Celui-ci sera basculé à droite et les annexes droites seront attaquées *de dedans en dehors et de bas en haut*. Les annexes gauches seront ensuite attaquées de la même façon.

la section première du col a ainsi rendues accessibles. On peut même, dans certains cas très difficiles, comme Kelly l'a fait, et comme je l'ai fait moi-même, sectionner encore l'utérus sur la ligne médiane, mais cette fois de bas en haut, à partir de la tranche cervicale, de façon à se donner du jour au milieu du bassin, et à pouvoir aborder les annexes que cette manœuvre peut seule rendre accessibles au doigt et à la vue (fig. 20).

J'ai fini, Messieurs. Comme vous le voyez, nous sommes bien armés dans cette lutte contre les difficultés techniques de l'hystérectomie abdominale pour suppurations annexielles. Mais nous devons connaître toutes nos armes. J'ai la conviction absolue que c'est en suivant les quelques règles que je viens de vous exposer que vous arriverez à pratiquer simplement cette chirurgie souvent

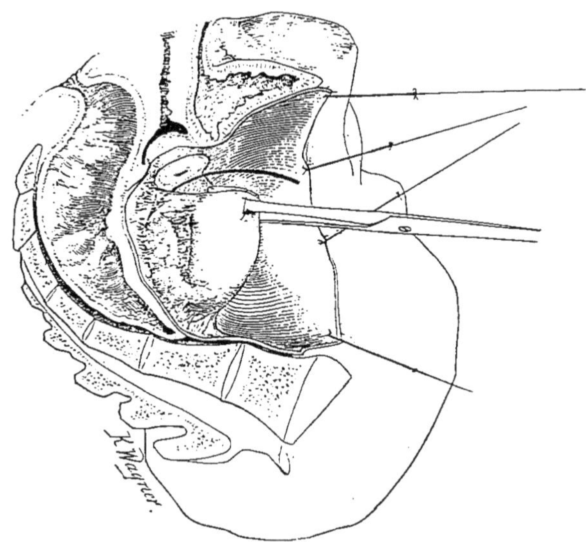

Fig. 20. — Décollation antérieure. Vue latérale. Plan incliné. Les annexes et le fond de l'utérus adhèrent au fond du Douglas. Le col est sectionné d'avant en arrière. Les annexes seront décollées *de bas en haut*, dans le sens de la flèche.

difficile. Ce qu'il faut, c'est avoir la conception nette du but à atteindre, car en chirurgie, comme dans toutes les manifestations de l'activité humaine, nous n'exécutons bien que ce que nous concevons clairement. Nul art n'est plus personnel que le nôtre, et nul, en conséquence, n'est plus étroitement subordonné aux qualités et aux défauts de celui qui l'exerce. Dans les circonstances difficiles, c'est l'inspiration du moment qui décide parfois du succès de l'opération et de la vie de l'opéré, et c'est, en vérité, une tâche redoutable que celle que nous nous assumons, et qui met une vie humaine à la merci d'un de nos regards, d'un de nos gestes ou de l'inspiration heureuse ou funeste qui traverse comme un éclair notre cerveau surexcité.

Tout ce qui peut contribuer à diminuer l'importance de cette inspiration personnelle que conduit souvent le hasard, tout ce qui tend à enfermer notre intervention dans des règles précises, est une arme arrachée à la fatalité aveugle, et une force ajoutée à notre puissance.

Voilà pourquoi j'espère ne pas faire œuvre stérile et vaine en insistant comme je viens de le faire sur des règles opératoires qui se présentent à mes yeux comme des vérités profondes.

C'est en vous y conformant, j'en ai la certitude, que vous parviendrez le plus sûrement et le plus simplement au but que vous devez atteindre, celui de sauver vos malades et de les sauver en travaillant en même temps à rendre cette admirable Chirurgie utérine, déjà si grande et si puissante, plus puissante et plus grande encore!

TRAITEMENT DU CANCER DE L'UTÉRUS

Messieurs,

Un certain nombre d'entre vous ont examiné la malade que j'opérerai ce matin. Cette jeune femme est atteinte d'épithélioma utérin. Les deux lèvres de son col sont envahies par une ulcération indurée et saignante qui, en arrière, arrive presque jusqu'au cul-de-sac vaginal, sans toutefois empiéter sur lui. L'utérus est mobile, l'état général est bon, le mal remonte à trois mois à peine, ou du moins c'est à cette époque encore rapprochée que la malade s'est aperçue des premiers symptômes. Nous sommes donc en présence d'un cas relativement favorable et je vais pratiquer chez cette femme une hystérectomie abdominale. Mais, avant de commencer cette opération, je voudrais vous expliquer brièvement pourquoi je la préfère à toute autre, et aussi vous dire quelques mots sur la façon qui me paraît la meilleure pour la mener à bien.

Et d'abord j'estime que lorsque nous avons le bonheur d'être appelés à temps, c'est-à-dire à un moment où les lésions sont encore près de leur début, limitées, au moins en apparence, sans envahissement des culs-de-sac et des tissus péri-utérins, il faut, de parti-pris, renoncer à toutes les opérations palliatives, cautérisations, curettages, et tenter une opération radicale parce que nous avons des chances — et des chances sérieuses — de guérir nos malades et de les guérir définitivement. Car, sans vouloir discuter ici cette question qui m'entraînerait trop loin, je considère comme guéries les femmes qui survivent indéfiniment sans récidive de leur mal. Si donc nous avons des chances — et nous en avons — de guérir des malades qui n'ont que ce moyen de salut, nous avons le devoir de les en faire profiter et nous n'avons pas le droit de reculer devant une opération qui peut leur rendre la vie et la santé, sous prétexte qu'elle est difficile, incertaine, et qu'elle fait courir aux malades de sérieuses chances de mort.

Le cancer de l'utérus encore limité, — très limité, dirai-je même, pour insister sur ce fait que, dès qu'il est quelque peu étendu, nous devons renoncer à tout espoir de guérison; — le cancer de l'utérus limité doit donc être enlevé et enlevé aussi largement que possible. Or il n'y a, Messieurs, qu'une seule opération qui permette de l'enlever largement : c'est l'hystérectomie abdominale.

Vous savez que, dans ces dernières années, il y a eu de nombreuses discussions au sujet de cette opération. Beaucoup de chirurgiens, et non des moindres, lui préfèrent l'hystérectomie vaginale, qui dans leur esprit serait tout aussi efficace, tout en étant sensiblement moins grave. Pour ce qui est de ce dernier fait, il n'y a aucun doute possible. Il est exact. L'hystérectomie vaginale est certainement moins grave que l'hystérectomie abdominale. Celle-ci n'a pas bénéficié dans la même mesure que l'hystérectomie pour fibromes ou pour annexites des conditions de sécurité à peu près absolue que donne une bonne asepsie. Dans le cancer de l'utérus, il est beaucoup plus difficile au chirurgien de se mettre dans des conditions d'asepsie parfaite, et il y a encore trop souvent des accidents septiques dus à des inoculations parties de l'ulcération cancéreuse, qu'il est impossible de désinfecter convenablement et de stériliser d'une façon absolue.

L'hystérectomie vaginale est donc moins grave. Mais il est également certain qu'elle est moins efficace. Et il ne peut pas en être autrement. Le cancer du col utérin, dès les premiers temps de son développement, a une tendance à gagner de proche en proche et à infiltrer la base du ligament large et le tissu cellulaire situé de chaque côté du col et de l'isthme utérin, dans la région où les uretères viennent croiser le col en passant sur ses côtés. Il est certain que quelquefois, souvent même peut-être, le tissu cellulaire paracervical est légèrement infiltré par le néoplasme, alors que l'envahissement ganglionnaire n'existe pas encore. Or l'hystérectomie vaginale, dans laquelle on est obligé de raser le col utérin, ne peut rien contre cet envahissement de la base du ligament large, qui échappe absolument à toute manœuvre précise et à toute exploration réglée. Par l'abdomen on peut au contraire disséquer cette région, on peut, on doit explorer les uretères souvent engagés dans une infiltration néoplasique ou inflammatoire. C'est une manœuvre indispensable, facile dans l'hystérectomie abdominale, impossible à exécuter par le vagin.

Et qu'on ne vienne pas dire que c'est là une manœuvre inutile et que toute malade chez laquelle il faut disséquer les uretères est par cela même au-dessus des ressources de la chirurgie et vouée à la récidive. Je connais des malades chez lesquelles j'ai fait cette dissection, et qui, six ans après, se portent encore fort bien. Ce sont ces faits qui me donnent confiance et qui me permettent de dire ce que je dis. J'affirme qu'avec l'hystérectomie vaginale, je serais passé, chez ces malades, en plein tissu cancéreux et que je n'aurais pas obtenu les résultats que j'ai obtenus.

Je ne dis pas cependant que, lorsqu'on se trouve en présence d'un néoplasme tout à fait au début, d'une petite ulcération empiétant à peine sur une lèvre du col, bien et dûment reconnue, au besoin par l'examen histologique d'un fragment, pour être une ulcération maligne, on ne puisse se laisser aller, séduit par la simplicité et la bénignité de l'hystérectomie vaginale, à la préférer à l'hystérectomie abdominale. Dans ce cas, l'hystérectomie vaginale peut donner des survies prolongées, — elle peut donner des guérisons, — et, par conséquent, elle peut être considérée comme supérieure à l'abdominale qui est, je le répète, sensiblement plus grave, sans être dans ce cas plus efficace, puisqu'il est parfaitement inutile de disséquer le paramètre, lorsque le paramètre n'est pas envahi.

Mais je me demande si, dans ces conditions, la simple amputation du col, amputation qu'il est facile de faire un peu haut, ne vaudrait pas autant que l'hystérectomie. Celle-ci n'a qu'une supériorité sur l'amputation du col, c'est de permettre l'extirpation du mal lorsqu'il file le long de la muqueuse dans la cavité utérine. Mais c'est un cas relativement rare, le cancer du col ayant beaucoup plus de tendances à s'étendre en largeur vers les culs-de-sac vaginaux et le paramètre que de gagner en profondeur vers la cavité utérine. Il est donc parfaitement possible qu'une amputation élevée du col permette de dépasser le néoplasme vers le haut, au moins autant que sur les côtés, et donne de ce fait une guérison radicale. Celle-ci d'ailleurs a été signalée après la simple amputation du col. Cependant, comme on ne sait jamais exactement à quelle hauteur s'arrête le mal dans la cavité utérine, il faut, en principe, se décider pour l'opération la plus large et faire l'hystérectomie vaginale de préférence à la simple amputation du col.

C'est en vertu du même principe que, dès qu'on ne se trouve plus en présence d'un cancer tout à fait au début, il faut encore se décider en faveur de l'opération la plus large et pratiquer l'hystérectomie abdominale.

Je n'insiste pas davantage sur ce point, sur lequel il y aurait encore beaucoup à dire. J'ai hâte d'arriver au sujet qui me paraît le plus intéressant, et de vous dire comment je conçois la technique de cette opération délicate.

La gravité de cette opération tenant surtout à la septicité du col, il faut avant tout, et par tous les moyens possibles, s'efforcer, dans les jours qui précèdent, de le désinfecter de son mieux.

Les injections souvent répétées de permanganate, d'eau oxygénée, les attouchements directs à la teinture d'iode, la cautérisation au fer rouge, précédant immédiatement l'opération et qui a l'avantage de stériliser momentanément les tissus jusqu'à une certaine profondeur, tels sont les moyens à employer, et qu'on n'emploiera jamais trop, car en réalité on n'arrive jamais à stériliser le foyer malade d'une façon intégrale et on est, en somme, obligé d'opérer sur un foyer septique. Nous verrons plus loin quelles sont les précautions à prendre pour éviter de son mieux, au cours de l'opétion, toute infection venant de ce foyer.

La malade étant sur le plan incliné, le ventre est ouvert, les intestins sont repoussés vers le diaphragme, soigneusement maintenus avec des compresses, et l'exploration commence. Cette exploration est d'ailleurs rapide. Il s'agit de savoir si le cancer n'est pas plus étendu que l'examen clinique n'avait permis de le supposer.

C'est l'examen de la mobilité de l'utérus, l'exploration des ligaments larges qui permettront de s'en rendre compte. Si l'utérus n'est pas parfaitement mobile, si la base du ligament large n'est pas souple, s'il y a une infiltration sérieuse soit vers la vessie, soit vers le rectum, si en un mot l'opération ne paraît pas simple et presque facile, alors, Messieurs, — pour peu surtout que la malade soit vieille, fatiguée ou très grasse, — alors je n'hésite pas à vous conseiller de vous en tenir là et de renoncer à une opération qui ne vous donnera que des regrets et qui, tout en étant fort grave, n'aura pour ainsi dire aucune chance de guérir votre malade. Peut-être dans certains cas très hémorragiques, pourrez-vous, avant de refermer le ventre, pratiquer la ligature de toutes les artères se rendant à l'utérus, ligature qui, sans aggraver sensiblement cette intervention exploratrice, aura quelques chances de diminuer les hémorragies et d'améliorer dans une certaine mesure la situation de la malade. Mais je vous le répète, n'insistez pas, ne vous laissez pas entraîner à commencer une opération qui resterait forcément incomplète.

Je sais qu'il est souvent beaucoup plus difficile de s'arrêter que de poursuivre une opération commencée, et qu'il faut beaucoup plus d'énergie pour battre en retraite que pour aller de l'avant. Ayez, Messieurs, cette énergie, lorsqu'il faudra l'avoir. Arrêtez-vous lorsque l'utérus ne sera pas parfaitement mobile, refermez le ventre et dites-vous que celui-là fait œuvre de bon chirurgien, qui a le courage de renoncer à une opération inutile.

Mais si l'utérus est bien mobile, s'il se laisse facilement attirer vers le haut, si, en un mot, le mal vous paraît limité, alors, Messieurs, poursuivez votre opération en vous disant que, quel qu'en soit le résultat, vous faites ce que vous croyez devoir faire pour le bien de votre malade.

J'ai l'habitude, surtout chez les femmes qui ne sont pas trop grasses, de faire, avant de commencer de m'attaquer à l'utérus, la ligature des hypogastriques. Cette opération préliminaire, qui demande à peine deux minutes de chaque côté, me paraît avoir de grands avantages. Ce n'est pas qu'elle permette d'économiser beaucoup de sang, bien que ce soit là, chez certaines femmes épuisées, une considération qui a bien sa valeur. Mais en réduisant l'hémorragie au minimum pendant le cours même de l'opération, elle permet d'y bien voir dans le fond du bassin, que le sang ne vient pas voiler; elle permet de disséquer avec soin la région péri-cervicale et c'est là un avantage de premier ordre, car nous n'avons pas ici, comme dans les fibromes et les annexites, une technique bien réglée et qui permet à ceux qui la connaissent bien d'agir pour ainsi dire à coup sûr. C'est une opération dans laquelle il faut, avant tout, bien voir ce que l'on fait, en particulier du côté des uretères, comme j'aurai l'occasion de vous le dire dans un instant.

La ligature des hypogastriques terminée, si on a cru devoir la faire, l'opération proprement dite commence.

Le plan général de l'hystérectomie pour cancer est ici, Messieurs, l'inverse de ce qu'il est dans les annexites ou dans les fibromes. Je vous ai dit et redit que, dans ces affections, il fallait, pour les exécuter facilement, s'arranger pour attaquer l'utérus et les annexes de façon à les enlever de bas en haut. C'est une méthode générale qui donne la plus grande facilité et permet parfois d'opérer avec une rapidité extraordinaire. Ici, Messieurs, c'est l'inverse. Nous n'avons pas à aller vite, nous ne pouvons pas aller vite, nous devons aller lentement, et comme nous ne devons ouvrir le vagin, par crainte de l'infection, que lorsque l'isolement de l'utérus et du néoplasme sera complet, il est évident que nous devons descendre peu à peu vers le col et attaquer par conséquent l'utérus et les annexes en allant, cette fois, de haut en bas, des pédicules utéro-ovariens vers les parties latérales du col.

Nous couperons donc successivement soit entre deux pinces, soit entre une pince interne et une ligature définitive, externe, que l'on peut placer dès maintenant, les deux pédicules utéro-ovariens et les deux ligaments ronds. Nous inciserons le cul-de-sac vésico-utérin et nous repousserons la vessie vers le bas, de façon à bien dénuder la face antérieure du vagin, à travers laquelle on sent, en général, l'induration néoplasique du col. C'est ici, Messieurs, que les difficultés commencent — et toutes ces difficultés tiennent à la présence de l'uretère, qu'il faut reconnaître, avant de repousser trop loin vers le bas la vessie à laquelle il se rend, et qui l'entraîne. Cette dissection de l'uretère est le point capital de l'extirpation du cancer utérin. Il est situé près du col, derrière l'artère utérine qui le croise en passant devant lui, au milieu du tissu cellulaire du paramètre, qui, je vous l'ai dit, se laisse si souvent et si facilement, même dans les cas en apparence les plus bénins, envahir par l'infiltration néoplasique. Comme toute opération qui n'enlève pas ce paramètre suspect est une opération incomplète et mauvaise, il s'ensuit que dans toute hystérectomie pour néoplasme on doit voir et disséquer les deux uretères à leur passage près du col. C'est là, Messieurs, qu'il faut agir avec beaucoup de prudence et de lenteur — et c'est pour cette dissection délicate que la ligature préalable des hypogastriques rend les plus grands services.

Il est facile, en général, de couper l'artère utérine entre deux pinces et de trouver l'uretère derrière elle en dissociant le tissu cellulaire à la sonde cannelée, malgré le sang qui coule parfois en nappe des abondants plexus veineux qui rampent dans cette région. Si l'on a quelques difficultés à trouver l'uretère, il ne faut pas hésiter à aller, comme je le fais parfois, le chercher en un point où on le trouve toujours facilement, sur la partie latérale du bassin, près du détroit supérieur, au niveau de l'insertion externe du ligament large. Il est alors très simple de le suivre de haut en bas vers la région où il s'enfonce dans le paramètre, derrière l'artère utérine, près du col. Parfois il est, en ce point, englobé dans un tissu induré, soit inflammatoire, soit néoplasique, mais dans les cas qu'il est raisonnable d'opérer, il est rare qu'il soit infiltré par le néoplasme. Il est assez facile de le dégager en incisant sa gangue indurée, avec des ciseaux. C'est une opération délicate, bien entendu, mais qu'il est assez facile de mener ainsi à bien, alors qu'en allant directement à la recherche de l'uretère on risquerait soit de le déchirer, soit de le sectionner. L'uretère est parfois dénudé sur plusieurs centimètres, mais s'il supporte la plupart du temps fort bien cette dénudation, il peut quelquefois en souffrir.

Les fistules uretérales par dénudation et nécrose partielle de la paroi ne sont pas très rares. Heureusement elles se ferment en général seules.

Rien ne montre mieux, Messieurs, la supériorité de l'hystérectomie abdominale sur l'hystérectomie vaginale. Cet engainement de l'uretère est extrêmement commun, même dans des cas très peu avancés. On arrive fort bien, avec un peu de patience, à le dégager et à enlever tout le tissu induré, si bien que des malades auxquelles cette opération a été faite sont là six ans après, fort bien portantes, comme j'en connais.

Or l'hystérectomie vaginale ne peut rien contre cette infiltration péri-uretérale. Il est impossible par le vagin de faire du côté de l'uretère aucune dissection. Au contraire, le chirurgien doit forcément, sous peine de le couper, ou de l'écraser dans une pince, s'écarter de l'uretère pour se rapprocher du col. Voilà quelle est à mes yeux la supériorité manifeste de l'hystérectomie abdominale.

Les uretères dégagés et la vessie repoussée en bas et en avant, le vagin est libéré le plus bas possible, jusque près de l'insertion périnéale, si on le peut, ce qui est assez facile, quand il s'agit d'une femme maigre. Le vagin est alors saisi entre les mors de pinces coudées placées l'une en face de l'autre, sur deux étages, aussi loin que possible du col. Cela n'est pas toujours très facile, mais il faut s'efforcer d'y parvenir de façon à ne pas ouvrir le vagin. Celui-ci est coupé soit aux ciseaux, soit au thermo-cautère entre les deux étages de pinces, de sorte que les pinces supérieures, fermant le vagin au-dessous du col, s'en vont avec l'utérus, tandis que les pinces inférieures, fermant le segment inférieur du vagin, restent au fond du bassin, empêchant les matières septiques qui peuvent se trouver dans le vagin de venir infecter le ventre.

Tout n'est pas fini, Messieurs, et ici se place tout naturellement la question si controversée de la conduite à tenir vis-à-vis des ganglions, et la discussion de ce fameux évidement pelvien dont on a tant parlé. Je n'ai ni le temps, ni l'intention de vous faire ici l'histoire de cette question que vous trouverez partout, mais je tiens cependant à vous dire ce que j'en pense.

L'évidement pelvien complet, c'est-à-dire l'opération qui consiste à enlever tous les ganglions et tout le tissu cellulaire du bassin, est une opération impossible. Nous ne sommes pas ici dans le creux de l'aisselle. Il y a des ganglions dans la région obturatrice, il y en a à la bifurcation des iliaques, il y en a dans la fosse sacro-rectale et dans la fosse lombo-sacrée, il y en a en dedans et en dehors des vaisseaux, de gros et de petits, d'apparents et de cachés, perdus dans la graisse et dans les confluents veineux. J'ai fait, comme beaucoup d'autres, des évidements pelviens, et je n'ai point enlevé tout le tissu cellulaire du bassin, car il faudrait en même temps enlever tous les vaisseaux. Sans doute on peut en enlever une grande partie, mais je prétends — et je ne suis pas le seul, — que l'évidement complet du bassin est une opération non seulement illusoire, mais impossible.

Quant à la recherche des ganglions lombaires préconisée par Jonnesco, je n'en veux à aucun prix. Sans doute, il est facile de dire que plus une opération contre le cancer est large, et meilleure elle est. Mais, dans le cas particulier, je pense que si les ganglions lombaires sont atteints, ils ne sont pas les seuls, qu'il y en a beaucoup d'autres et que c'est folie, illusion ou naïveté, que de croire qu'on pourra les enlever tous, même avec la science anatomique la plus consommée, la patience la plus inlassable et l'habileté la plus merveilleuse. Et si les ganglions lombaires sont indemnes, je vois encore moins l'utilité qu'il peut y avoir à aller les chercher. Ne nous laissons donc pas entraîner par des formules, ni leurrer par des illusions. Ces grands délabrements pelviens ne peuvent prétendre à une extirpation complète et méthodique de tous les ganglions. Mais s'ils ne peuvent conduire dans cette voie qu'à des résultats problématiques, ils ont, en revanche, des conséquences immédiates et certaines. Ils aggravent considérablement l'opération. L'ouverture de ces larges espaces celluleux, qui s'inoculent presque fatalement, permet à l'infection de se propager sans que l'on puisse rien contre elle, et l'on voit des malades dont le péritoine reconstitué résiste victorieusement et qui succombent à des phénomènes de septicémie par infection des espaces celluleux du bassin.

Est-ce à dire, Messieurs, que nous ne puissions rien du côté des ganglions. Loin de là. Rien n'est plus simple, la plupart du temps, que d'en enlever quelques-uns, les plus gros, en particulier ceux qui sont situés vers la bifurcation des vaisseaux iliaques, qui sont souvent volumineux, faciles à sentir et non moins faciles à enlever. Il en est de même de ceux qui sont situés plus en avant, vers la fosse obturatrice. Ces ganglions peuvent être malades, et s'ils le sont, il vaut évidemment mieux qu'ils disparaissent. On les cherchera donc discrètement et on les enlèvera, mais je ne veux plus, sous aucun prétexte, de ces grandes dissections du bassin, que j'ai faites, moi aussi, et que je ne ferai plus, parce qu'elles ne donnent pour ainsi dire aucune chance de guérison radicale de plus et parce qu'elles augmentent, par contre, les chances de mort opératoire dans des proportions effrayantes.

L'extirpation terminée, les ligatures faites, il ne reste qu'à drainer par le vagin et à reconstituer aussi bien que possible le péritoine pelvien.

Telle est, Messieurs, l'opération que je compte faire aujourd'hui. Elle est délicate, elle est longue, et il est bien difficile de la faire convenablement en moins d'une heure, et souvent davantage. Elle est grave, et pour ma part je ne crois pas avoir perdu moins de 20 p. 100 de mes malades. Il est vrai que parmi elles il faut compter des cas mauvais, que je me suis laissé entraîner à opérer autrefois, et que maintenant je n'opérerais plus. Il est vrai que parmi elles il faut compter aussi des évidements pelviens complets, ou soi-disant tels, que je ne ferai plus désormais. Mais il n'en reste pas moins certain que c'est encore une opération grave, et dont on ne sait jamais, lorsqu'on l'entreprend, si elle ne donnera pas un désastre.

Et je l'entreprends tout de même, l'esprit libre et le cœur tranquille, parce que j'ai la conviction, quel que soit l'avenir, de rendre service à la pauvre femme qui s'est confiée à moi. Si elle sort vivante de son opération, comme j'en ai le ferme espoir, c'est au moins l'illusion de la guérison, c'est l'espérance, c'est peut-être la santé pendant quelques années, c'est peut-être même, je l'espère toujours, la guérison complète et définitive, et si elle succombe, eh bien! je ne la plaindrai pas, elle aura fini de souffrir.

SALPINGITES ET APPENDICITES

Messieurs,

Je vais opérer ce matin une jeune femme chez laquelle M. Tillaux a pratiqué l'année dernière une extirpation bilatérale des annexes pour une affection inflammatoire. La malade s'est parfaitement remise, et elle présente actuellement sur la paroi abdominale une des cicatrices les plus fines et les meilleures qu'il m'ait été donné de voir. Malheureusement, le résultat thérapeutique n'a pas été aussi brillant que le succès opératoire, et notre malade se plaint encore de souffrir du côté du ventre. Elle a des douleurs utérines, des pertes incessantes, et souffre à peu près autant de sa métrite qu'elle souffrait autrefois de ses lésions annexielles. Nouvel exemple qui vous montre, après beaucoup d'autres, qu'il eût mieux valu lui enlever l'utérus en même temps que les annexes, et que, lorsque celles-ci doivent être sacrifiées des deux côtés, la conservation de l'utérus présente plus d'inconvénients que d'avantages. L'utérus est volumineux, le col est gros, entr'ouvert, suintant; le tout est d'ailleurs mobile, et cette malade se trouverait dans d'excellentes conditions pour subir une hystérectomie vaginale si une autre raison ne devait chez elle me faire préférer la voie abdominale.

Depuis assez longtemps, en effet, cette malade se plaint dans la fosse iliaque droite de douleurs qui ressemblent absolument aux douleurs de l'appendicite.

Nous ne rencontrons point dans ses antécédents de crise violente, nette et typique d'appendicite aiguë. Mais il y a dans sa fosse iliaque, à peu près exactement au niveau du point de Mac

Burney, situé, comme vous le savez, à égale distance de l'ombilic et de l'épine iliaque antérieure et supérieure, un point douloureux si net, si précis que je ne puis me défendre de l'attribuer à quelque lésion appendiculaire. De plus, l'exploration profonde de la région, à ce niveau, permet de sentir un corps qui roule sous le doigt. Je ne sais si c'est l'appendice. En tout cas, je n'ose l'affirmer, car je ne crois guère que l'on puisse sentir l'appendice à travers la paroi, lorsqu'il n'est pas sérieusement enflammé et accompagné de lésions de péri-appendicite qui forment dans la profondeur une masse assez résistante. Je crois que ce qu'on sent rouler sous le doigt est plutôt le cæcum, qui forme une masse infiniment plus considérable et plus facile à percevoir que l'appendice seul.

Quoi qu'il en soit, le seul fait que cette malade puisse être soupçonnée d'appendicite suffit à déterminer la voie à suivre pour enlever son utérus. Il faut ici passer par l'abdomen, afin de se rendre compte des lésions qui peuvent exister du côté de l'appendice et de les traiter en conséquence.

Je vais donc chez cette malade pratiquer une laparotomie médiane. J'irai, avant tout, à la recherche de l'appendice que j'enlèverai, s'il me paraît atteint de lésions inflammatoires et même très probablement s'il me paraît normal. Ceci fait, j'enlèverai l'utérus, ce qui, dans ce cas, ne soulèvera sans doute aucune difficulté.

Je voudrais, Messieurs, profiter de cette occasion pour vous raconter l'histoire rapide de trois malades qui ont avec celle-ci ce point commun d'avoir présenté des phénomènes qui ressemblaient à la fois à des accidents de salpingite et à des accidents d'appendicite. Ces trois malades, que j'ai observées presque en même temps, m'ont beaucoup impressionné et je voudrais, par leur histoire, vous montrer combien, dans certains cas, il peut être difficile de différencier les accidents appendiculaires des accidents de salpingite. Vous verrez aussi comment ces accidents peuvent s'associer les uns aux autres et dérouter l'examen le plus attentif et le plus consciencieux.

Il y a environ un an, je fus appelé par un de mes confrères afin de voir une de ses clientes, une jeune sage-femme, atteinte, pensait-il, de phénomènes d'appendicite aiguë.

Au moment où je vis la malade, vers cinq heures de l'après-midi, elle se plaignait d'une vive douleur siégeant dans la fosse iliaque droite, à peu près exactement au point de Mac Burney, peut-être cependant un peu au-dessous. Elle avait, disait-elle, commencé à souffrir deux ou trois jours auparavant dans la même région, puis les douleurs s'étaient peu à peu accentuées, en s'accompagnant de quelques nausées et d'une élévation de température. Au moment où je l'examinai, la fosse iliaque droite était donc très sensible; la résistance musculaire était à ce niveau assez forte pour empêcher l'exploration profonde, mais on ne sentait ni empâtement, ni gâteau inflammatoire. Le facies était assez bon, la température de 38,5 et le pouls à 80 environ. Il n'y avait donc aucune espèce de discordance entre le pouls et la température, et la malade me parut être en somme au début d'une appendicite aiguë, d'intensité moyenne. Comme nous étions au troisième jour et que le péritoine me paraissait indemne, je crus, d'accord avec mon confrère, qu'il valait mieux attendre, en prescrivant le repos absolu, la glace, l'opium, la diète, de façon à laisser refroidir ces accidents aigus, pour intervenir ensuite dans de meilleures conditions et enlever à froid l'appendice malade. Si les phénomènes locaux et généraux ne diminuaient pas, le lendemain, le surlendemain, les jours suivants, au moment propice, on interviendrait au besoin.

J'avais écarté chez cette malade toute idée de suppuration annexielle. Interrogée sur les troubles utérins qu'elle pouvait avoir, elle m'affirma n'avoir jamais souffert de ce côté. Comme il s'agissait d'une sage-femme instruite et sachant ce que parler veut dire, comme je savais d'autre part qu'elle était sur le point de se marier, je ne crus pas, par un excès de discrétion que j'eus lieu de regretter plus tard, devoir me livrer de ce côté à un examen quelconque, et je partis convaincu qu'il ne pouvait être question d'autre chose que d'une appendicite.

Le lendemain, l'état resta stationnaire, et sembla même s'améliorer. Brusquement, le surlendemain matin, elle fut prise d'accidents aigus et son état s'aggrava de telle sorte que mon confrère la fit immédiatement transporter à l'hôpital Laënnec, où j'allai la voir à deux heures de l'après-midi.

Je la trouvai en proie à des accidents péritonéaux aigus, avec du ballonnement du ventre, le pouls d'une fréquence extrême, la respiration anxieuse et ce facies particulier que connaissent bien ceux qui ont vu ces malades atteintes de péritonite mortelle. J'intervins immédiatement, mais, pensant toujours à une péritonite d'origine appendiculaire, j'incisai dans la fosse iliaque. Le péritoine était inondé d'un pus peu épais au milieu duquel baignaient les anses intestinales et l'épiploon. Je cherchai l'appendice. Il était sain. Une exploration plus complète me permit alors de voir qu'il s'agissait non pas d'une appendicite, mais bien de suppurations péri-utérines bilatérales avec prédominance à droite et rupture de la trompe de ce côté. Je fis une incision médiane et une incision dans la fosse iliaque gauche pour établir un large drainage abdominal. Comme je pus constater qu'une vaste poche purulente siégeait derrière l'utérus, j'incisai en outre le cul-de-sac postérieur et une grande quantité de pus s'écoula par cette incision.

Malgré le sérum et tout ce qu'on put faire pour remonter cette malade, elle mourait le lendemain, succombant à cette intoxication sans remède.

Ce cas m'avait beaucoup frappé, et il était encore tout présent à mon esprit, lorsque le même confrère, qui m'avait appelé pour cette malade et qui n'avait pas été moins frappé que moi par la rapidité des événements auxquels nous venions d'assister, m'appela de nouveau, quelques jours après, auprès d'une jeune fille de sa clientèle qui présentait, elle aussi, des phénomènes d'appendicite aiguë. Cette jeune fille, âgée de vingt ans, se plaignait depuis quelques jours d'une douleur vive dont le maximum siégeait dans la fosse iliaque droite. Elle avait eu quelques troubles un peu plus généralisés, une poussée péritonéale légère, puis les phénomènes s'étaient cantonnés dans la région de l'appendice. Il y avait en ce point une résistance musculaire des plus nettes, qui empêchait de sentir ce qu'il pouvait y avoir dans la profondeur, mais la sensibilité était des plus vives. La malade avait quelques nausées; elle avait même eu des vomissements inquiétants et son visage était tiré comme on a coutume de l'observer lorsque le péritoine est sérieusement touché. La température oscillait entre 38 et 39, le pouls était un peu fréquent, mais bien frappé.

Encore sous l'impression de la faute que j'avais commise en reculant devant l'examen génital de la malade dont je vous parlais tout à l'heure, et bien que la situation fût ici assez délicate, je n'hésitai pas à explorer le petit bassin. Le toucher vaginal me permit de constater immédiatement que l'utérus, immobile, était comme enclavé dans des masses inflammatoires. Les culs-de-sac étaient indurés, douloureux, et le cul-de-sac postérieur était rempli par une tuméfaction arrondie et qui paraissait fluctuante. Je pensai donc qu'il s'agissait ici de suppurations annexielles étendues avec prédominance à droite, où se trouvait incontestablement le point le plus douloureux.

Je fis transporter la malade à l'hôpital Laënnec où, dès le lendemain matin, je lui incisai le cul-de-sac postérieur. Cette incision donna issue à un demi-litre de pus. Je drainai largement et l'état de la malade se transforma immédiatement. Tous les phénomènes s'apaisèrent, si bien qu'un mois après environ elle partait pour le Vésinet en gardant à peine un peu d'induration dans le cul-de-sac postérieur.

Pendant son séjour au Vésinet, elle est prise de nouveau d'accidents aigus, du côté du bas-ventre. On la conduit à Laënnec, où, à l'examen, je lui trouve une douleur étendue à l'hypogastre, avec maximum dans la fosse iliaque et de nouveaux phénomènes péri-utérins, avec empâtement et tuméfaction dans le cul-de-sac latéral droit. L'état général était un peu inquiétant, et devant cette recrudescence des accidents, je n'hésitai pas un instant et je pratiquai d'urgence une hystérectomie vaginale. Les annexes gauches enflammées mais peu adhérentes furent facilement enlevées. Quant aux annexes droites, très malades, adhérentes dans la profondeur, elles se déchirèrent, et la plus grande partie resta dans le petit bassin. Les suites de cette hystérectomie vaginale furent des plus simples; mais, au bout d'une huitaine de jours, je vis se développer, dans la fosse iliaque droite, une tuméfaction profonde, indurée, douloureuse, donnant absolument la sensation d'un abcès appendiculaire. Je l'ouvris par l'incision ordinaire, parallèle à l'arcade crurale, à hauteur de l'épine iliaque, et je vis s'en écouler environ un verre d'un pus crémeux et bien lié. Il me fut impossible, dans les parois épaisses de cet abcès, de découvrir l'appendice. J'établis un drainage et la malade guérit peu à peu, en trois semaines environ, de son hystérectomie et de son incision appendiculaire. Mais elle n'était pas au bout de ses peines. Pendant les deux mois qui suivirent, elle eut, à plusieurs reprises, des crises douloureuses dont le point de départ était toujours situé dans la fosse iliaque droite, profondément, vers le détroit supérieur. Édifié cette fois par les opérations antérieures, je pensai que ces crises devaient provenir soit des fragments d'annexes que je n'avais pu lui enlever, soit de son appendice évidemment malade, et que l'incision de l'abcès iliaque n'avait pas suffi à guérir.

Devant la persistance des accidents qui menaçaient d'aller en s'aggravant, je me décidai alors, pour débarrasser définitivement cette malade qui avait déjà subi trois opérations, à la laparotomiser et à lui extirper à la fois les fragments d'annexes qui lui restaient et l'appendice malade qu'elle devait avoir. C'est ce que je fis le 26 mai dernier, — la première opération avait eu lieu le 22 décembre 1898, cinq mois auparavant. La laparotomie médiane me permit d'enlever à la fois des fragments d'annexes devenus kystiques et l'appendice, qui présentait d'ailleurs des lésions tout à fait curieuses. Il était transformé en un corps sphérique, gros comme une noisette, implanté sur le cæcum par un étroit pédicule qui se rompit dès que j'exerçai sur lui une légère traction. La cavité centrale était complètement oblitérée et remplie de pus. La guérison se fit sans encombre et la santé de ma malade est aujourd'hui parfaite.

Pendant qu'évoluait la double lésion de cette malade, les hasards de la clinique m'ont permis d'en observer une autre.

Je fus appelé un soir par un de mes confrères, le Dr Gaullieur l'Hardy, auprès d'une malade chez laquelle il avait porté le diagnostic d'appendicite. Et, en effet, ce fut ma première impression : douleur vive au-dessus de l'arcade crurale, résistance musculaire, sensibilité du ventre, nausées, pouls à 80, température à 38°-38°5, tous ces phénomènes se rapportaient bien à une appendicite aiguë. Mais le toucher vaginal modifia ma manière de voir. Le cul-de-sac droit était en effet rempli par une tuméfaction douloureuse que devinait la main pressant légèrement au-dessus du pubis. Il y avait eu quelques troubles utérins dans les jours précédents, si bien que, songeant à des accidents de salpingite aiguë, je pensai qu'il fallait attendre. Je prescrivis le repos absolu, la glace sur le ventre, et j'attendis. Le surlendemain, je vins revoir notre malade. Il était environ neuf heures du soir. Elle se trouvait parfaitement bien, sans souffrance aucune, dans un calme complet. Nous étions à l'époque où le Prof. Dieulafoy faisait à l'Académie de médecine ses retentissantes communications sur l'appendicite. Pourvu, dis-je à mon confrère, que nous ne soyons pas ici en présence de l' « accalmie traîtresse ». Le pouls était à 80, la température à 38°5, le facies bon. Je sais bien qu'au début d'une infection péritonéale grave, il peut en être ainsi : la figure ne s'altère, la discordance du pouls et de la température ne s'accuse que lorsque l'infection péritonéale est déjà grave, et nous pouvions être ici au début d'une infection grave, n'ayant pas encore eu le temps de se traduire par ces symptômes inquiétants. Malheureusement, un autre phénomène expliquant cette disparition des douleurs et ce bien-être de la malade vint m'encourager dans mon abstention : la malade perdait en abondance, par les voies génitales, un liquide épais, et quelque peu odorant. Le toucher vaginal me permit de constater que la tuméfaction que j'avais sentie l'avant-veille n'existait plus. J'en conclus que nous assistions à l'évacuation spontanée de la collection tubaire en train de se vider au dehors, par la cavité utérine. Cette évacuation expliquait parfaitement la disparition des douleurs et le bien-être subit de la malade.

Et j'attendis au lendemain.

Vers une heure de l'après-midi, je fus prévenu par mon confrère que l'état de la malade s'était, le matin, subitement aggravé, et qu'une intervention lui paraissait urgente.

La malade fut transportée à l'hôpital Laënnec, où j'allai l'opérer à cinq heures du soir.

Elle était alors dans l'état le plus grave. Depuis la veille au soir la maladie avait fait des progrès effrayants. Je l'avais quittée calme et presque souriante : je la retrouvai décomposée, les yeux caves, le nez pincé, le ventre ballonné, la respiration haletante, le pouls rapide et insaisissable, en proie à des accidents péritonéaux évidents et terribles.

Fallait-il pratiquer une laparotomie ou une hystérectomie vaginale? Convaincu qu'il s'agissait, comme chez la première malade dont je vous ai raconté l'histoire, d'une péritonite par rupture de quelque salpingite aiguë, je me décidai pour l'hystérectomie vaginale, que je considère, dans ces conditions, comme moins grave, comme permettant de faire un plus large drainage du bassin et qui peut suffire lorsque l'infection péritonéale ne remonte pas très haut.

En quelques minutes j'enlevai l'utérus. A peine fut-il détaché qu'un flot de pus jaillit en dehors. J'estime qu'il s'en écoula plus d'un litre. Les annexes gauches, à peu près saines, furent enlevées avec l'utérus; les annexes droites, très malades, ne furent enlevées que partiellement. Elles se déchirèrent et une partie resta dans le ventre.

Mais ce que j'en vis me permit de constater la gravité des lésions dont elles étaient le siège et me confirma dans mon idée qu'il s'agissait bien là d'une péritonite à la suite de la rupture d'une salpingite suppurée.

La malade mourut dans la nuit, et l'examen cadavérique nous fit voir l'appendice qui présentait à sa base une large perforation.

Nous nous trouvions donc ici en présence de lésions complexes analogues à celles de la deuxième malade dont je vous ai parlé. Et celle-ci présentait également, évoluant parallèlement, des lésions appendiculaires et une affection salpingienne. Cette dernière, facile à constater par le toucher, m'avait empêché de voir les autres lésions, et la constatation d'une tumeur salpingienne m'avait abusé sur l'importance des phénomènes douloureux que j'avais constatés dans la fosse iliaque.

Vous voyez donc, Messieurs, que diverses erreurs peuvent être commises.

On peut croire à l'existence d'une appendicite alors qu'il s'agit en réalité d'une salpingite. C'est ce qui m'est arrivé dans mon premier cas.

On peut commettre l'erreur inverse et croire à une salpingite lorsqu'il s'agit d'une appendicite.

On peut enfin, lorsque ces deux affections coexistent, méconnaître l'une d'entre elles. C'est ce qui m'est arrivé dans les deux derniers cas. Je croyais me trouver en présence d'une simple affection des annexes, alors qu'il y avait en même temps des phénomènes d'infection et d'infection grave du côté de l'appendice.

Je ne veux pas insister, Messieurs, sur cette coexistence de l'appendicite et de la salpingite droite. C'est un fait aujourd'hui bien connu, et dans une récente discussion à la Société de chirurgie, M. Quénu citait une observation dans laquelle il lui fut donné de voir l'extrémité de l'appendice enflammé et malade, enchâssé dans le pavillon de la trompe également malade. Ces faits sont d'ailleurs assez faciles à expliquer. Vous savez qu'il y a entre l'appendice et l'extrémité de la trompe un léger repli péritonéal, une sorte de ligament qui prolonge vers le cæcum le bord supérieur du ligament large. Il est évident que dans l'épaisseur de ce repli se trouve un réseau lymphatique au niveau duquel peuvent se faire des transports microbiens et des inoculations de proche en proche.

Il est donc bien facile de comprendre comment une affection salpingienne peut succéder à une appendicite, ou réciproquement. Encore se peut-il qu'il n'y ait pas toujours entre les deux une relation de cause à effet. L'appendice et la salpingite sont des affections si fréquentes qu'il est possible de les voir coïncider, l'appendice s'infectant directement par la muqueuse intestinale, alors que la trompe s'inocule par la muqueuse utérine.

Je n'insisterai pas sur le diagnostic de ces deux affections. Ce serait refaire bien inutilement toute leur histoire clinique. J'ai simplement voulu vous raconter les quelques cas que le hasard a mis sur mon chemin pour attirer votre attention sur ce point. Il faut savoir que les deux affections peuvent être confondues, prises l'une pour l'autre, et que, lorsqu'elles coexistent, l'une d'elles peut être méconnue.

La meilleure façon d'éviter cette erreur, c'est de se souvenir qu'elle peut être commise et s'éclairer par tous les moyens possibles. Toutes les fois qu'on se trouve en présence de phénomènes appendiculaires chez une femme et surtout chez une femme jeune, il faut examiner les annexes. Rien ne ressemble davantage à un début d'appendicite que des phénomènes aigus du côté des annexes droites. Le toucher seul pourra renseigner sur ce point; encore risque-t-il d'induire en erreur et, si l'on rencontre des phénomènes du côté des annexes, on sera presque invariablement conduit à rejeter la pensée d'une appendicite possible, comme cela m'est arrivé dans mes deux derniers cas.

Et c'est ainsi que la conscience et la rigueur avec lesquelles on conduit son examen peuvent devenir l'origine d'erreurs graves et parfois funestes.

D'ailleurs, il me paraît à peu près impossible de reconnaître cliniquement l'existence simultanée des deux affections. Lorsqu'on constate par le toucher une collection salpingienne droite, et qu'il y a, au niveau de la fosse iliaque, des phénomènes qui rappellent l'appendicite, et surtout l'appendicite aiguë, je prétends qu'il est à peu près toujours matériellement impossible d'affirmer que ces phénomènes sont dus à une appendicite et non à la salpingite dont le toucher vaginal permet de constater l'existence.

Il ne faut pas demander à la clinique plus qu'elle ne peut donner. Il est des cas dans lesquels il n'est pas possible de poser un diagnostic précis. Bien heureux si l'on peut établir les indications opératoires et décider de la conduite à tenir.

Personnellement instruit par les cas que je viens de vous rappeler et dont deux ont été malheureux, je suis dorénavant fermement décidé à agir autrement que je ne l'ai fait.

Et d'abord, en présence de phénomènes aigus, même lorsque l'état semble satisfaisant, je crois qu'il n'est pas prudent de trop compter sur une amélioration spontanée, une régression des phénomènes infectieux, un refroidissement du foyer malade. Lors même qu'on croit fermement à une appendicite, je pense qu'il ne faut la laisser refroidir que si l'on est appelé à l'examiner alors qu'elle est déjà manifestement en voie de régression spontanée. En présence de phénomènes aigus et menaçants, il faut agir au plus tôt, et il est très possible que les deux malades chez lesquelles j'ai cru devoir attendre n'auraient pas succombé si j'étais intervenu sans retard.

Mais comment faut-il intervenir et quelle est la voie qu'il faut suivre? C'est ici que la décision à prendre devient plus difficile.

Je crois que les salpingites aiguës, virulentes, et qui menaçent par leur extension ou leur rupture de déterminer une péritonite diffuse, doivent être traitées par l'hystérectomie vaginale, qui, dans les cas de lésions virulentes, me semble beaucoup moins grave que l'hystérectomie abdominale. Il n'est donc pas indifférent, dans ces cas, de les opérer par en haut, et si l'on croit se trouver en présence d'une affection de cette nature, on sera tout naturellement conduit à pratiquer l'hystérectomie vaginale. On méconnaîtra donc fatalement, comme dans mon troisième cas, une appendicite concomitante qui pourra entraîner à brève échéance les accidents les plus redoutables.

C'est pourquoi, dans tous les cas où existera le plus léger doute, et ces cas seront ceux dans lesquels y aura une douleur localisée au niveau de l'appendice, douleur siégeant en un point qui semble un peu élevé pour une douleur salpingienne; dans les cas, dis-je, où existe le plus léger doute sur la nature exacte de l'affection ou sur la coexistence des deux lésions, il me paraît prudent d'aller directement s'en rendre compte. On incisera donc dans la fosse iliaque. Si l'appendice est malade, on agira en conséquence et on l'enlèvera. Si l'appendice est sain et que la trompe seule soit prise, on extirpera cette trompe, à moins que les lésions ne semblent trop diffuses et trop virulentes, auquel cas, plutôt que de se lancer dans une extirpation abdominale d'annexes en état d'infection suraiguë, je crois qu'il vaudrait mieux refermer le ventre, en laissant un drainage, et pratiquer immédiatement l'hystérectomie vaginale. Si les deux organes sont simultanément infectés, on les enlèvera tous deux, à moins qu'on ne se contente de drainer largement, si cette extirpation paraît devoir être trop grave à cause de la virulence des lésions et demander des manœuvres intra-péritonéales trop prolongées.

L'intervention par en haut permet donc au chirurgien de pouvoir adapter sa conduite et son opération à la nature exacte des lésions qu'il rencontre. Elle permet, en outre, de lutter au besoin contre la péritonite naissante.

L'hystérectomie vaginale, parfaite pour les lésions péri-utérines graves et virulentes, reste impuissante contre l'appendicite. On ne devra donc s'y résoudre d'emblée que si l'on est convaincu que les annexes seules sont malades à l'exclusion de l'appendice.

Malheureusement, Messieurs, nous sommes ici en pleine théorie, et la clinique est loin d'être toujours aussi simple. En cas de doute, vous ai-je dit, il faut aller par l'abdomen. Et si, demain, une femme m'est apportée avec des lésions péri-utérines étendues, qui me paraissent virulentes, diffuses et septiques, avec des phénomènes péritonéaux commençant à se manifester, je n'hésiterai pas une seconde et je pratiquerai chez elle l'hystérectomie vaginale, quitte à m'en repentir si les événements viennent m'apprendre ensuite qu'elle avait, en même temps que des salpingites dont elle aurait guéri, une perforation appendiculaire que j'aurai méconnue, et qui l'aura tuée.

STATISTIQUE DU SERVICE DE CLINIQUE CHIRURGICALE DE L'HOTEL-DIEU[1]

(1er NOVEMBRE 1902 — 28 FÉVRIER 1903)

Messieurs,

Au moment de quitter ce beau service que j'abandonne à regret, je crois qu'il est bon de vous résumer brièvement ce que nous avons fait ensemble pendant ces quatre mois qui m'ont paru bien courts.

Et d'abord je n'ai pas fait tout ce que j'aurais voulu faire et la très grande activité du service, qui nous force à opérer presque tous les jours, a quelque peu nui à la régularité des visites dans les salles. Mais en revanche cette même activité m'a permis de mettre sous vos yeux un grand nombre d'opérations, dont ceux d'entre vous qui m'ont fait l'honneur de suivre mes leçons ont pu apprécier l'importance et la variété.

Il a été fait, pendant ces quatre mois, près de deux cent cinquante opérations, soit une quinzaine environ par semaine, et je n'aurais pu suffire à la tâche, si je n'avais eu à côté de moi mon chef de clinique et mes internes, au zèle et à l'activité desquels je me plais à rendre hommage et qui ont bien voulu, sans déplaisir j'en suis convaincu, se charger d'une partie de cette formidable besogne.

Il n'est pas dans mon intention de vous énumérer ici toutes ces interventions, ni de vous donner des chiffres globaux qui portent sur des cas trop différents pour pouvoir être comparés.

1. Clinique de l'Hôtel-Dieu, 28 février 1903.

Ces statistiques générales et ces additions hétérogènes ne signifient rien et ne font que fausser l'idée que l'on peut se faire de la marche générale d'un service et des résultats qu'on y obtient.

Vous trouverez d'ailleurs ces chiffres publiés en détail à la fin de cette leçon et j'aime mieux vous donner tout simplement ici ma manière de voir sur la façon dont a fonctionné notre service, sur les résultats obtenus, sur les succès dont nous pouvons nous féliciter, comme aussi sur les erreurs que nous avons pu commettre.

D'une manière générale, Messieurs, je suis très satisfait des résultats que nous avons obtenus. Le premier mérite en revient, je tiens à le dire devant vous, à mon chef de clinique, le Dr Fredet, qui s'est occupé lui-même et dans les moindres détails de l'organisation du service et en particulier de tout ce qui touche à la stérilisation des objets de pansement et du matériel d'opérations. C'est un travail difficile, c'est une besogne souvent ingrate, mais qui trouve sa récompense dans le sentiment qu'éprouve celui qui l'a faite que la guérison des malades et le salut des opérés sont son œuvre plus encore peut-être que celle de l'opérateur.

C'est ensuite à la collaboration dévouée de tout le monde et avant tout à l'intelligence et à la conscience de celui auquel incombe la délicate mission de veiller à la stérilisation du matériel d'opérations et des objets de pansement, et dont l'Assistance publique ne reconnaît pas comme elle devrait le faire les inappréciables services, c'est à la collaboration de tout le monde, je le répète, que nous devons les résultats dont il y a lieu de nous féliciter.

Sans doute nous avons vu succomber quelques opérés, mais ici comme partout c'est cette terrible et douloureuse chirurgie d'urgence qui en fournit le plus grand nombre, et sur les morts que nous avons eu à déplorer, il n'y en a pas moins de dix qui sont dues à des interventions pour hernies étranglées, péritonites, fractures du crâne, etc. A côté d'elles il faut ranger immédiatement celles que nous a données la chirurgie du cancer, non moins terrible et non moins douloureuse.

C'est ainsi que nous avons perdu une pauvre vieille à laquelle j'ai désarticulé la hanche pour un ostéosarcome de l'extrémité supérieure du fémur, un malheureux opéré pour un cancer de la langue, un autre qui, opéré pour une tumeur maligne de l'orbite ayant envahi les fosses nasales et la base du crâne, a succombé au bout d'un mois, une femme à laquelle j'ai réséqué une grande partie du gros intestin pour un cancer de l'angle du côlon étendu à la paroi abdominale et donnant lieu à des suppurations extérieures, qui ont pu nous tromper sur la vraie nature de son mal. C'est ainsi que ces jours-ci nous avons perdu un malade atteint d'un cancer des voies biliaires avec propagation au foie et qu'une simple laparotomie exploratrice a suffi à tuer. C'est ainsi, enfin, que les deux malades auxquels j'ai cru devoir pratiquer l'extirpation de l'œsophage thoracique pour des cancers profonds de cet organe ont succombé l'un et l'autre, dans des conditions d'ailleurs encore mal déterminées.

Certes, Messieurs, ce sont là des résultats médiocres et peu encourageants et je comprends ceux qui préfèrent ne pas entreprendre des opérations aussi pleines de difficultés, de périls et de déceptions. Mais à côté de ces malades désespérés, pour lesquels la mort est au moins une solution, il en est un certain nombre auxquels nous avons rendu l'espoir, et auxquels, j'en suis convaincu, nous avons peut-être donné quelques chances de guérison.

Et c'est cette conviction, Messieurs, qui me soutient dans cette lutte sans merci que je ne veux pas abandonner contre la plus douloureuse et la plus terrible des maladies et, bien que nous marchions ici sur une route semée de cadavres, je ne veux pas reculer devant le cancer parce que j'ai la conviction profonde d'avoir guéri quelques malades, et d'en pouvoir guérir encore.

Parmi les morts que nous avons eu à déplorer, il en est deux qui sont pour nous restées inexplicables et qui, il y a huit jours à peine, nous ont profondément émus par leur soudaineté et par les conditions douloureuses dans lesquelles elles se sont produites.

En vingt-quatre heures à peine nous avons perdu deux malades, presque deux enfants, opérés tous deux, à trois jours de distance, pour des accidents d'appendicite refroidie, ou qui tout au moins nous paraissait telle.

Les deux opérations avaient été d'une extrême simplicité et avaient demandé quelques minutes à peine. Chez le premier tout alla très bien pendant trois jours, puis des accidents péritonéaux sont survenus qui l'ont emporté en deux jours. Chez l'autre, une pauvre et charmante jeune fille de dix-neuf ans, les accidents ont été presque foudroyants. Au sortir de la salle d'opérations elle a commencé à vomir; le lendemain matin, les vomissements n'avaient pas cessé et prenaient un caractère alarmant. Elle mourait le surlendemain, emportée par des phénomènes de septicémie.

Nous avons tous fait notre examen de conscience, et je ne sais à quoi attribuer ces deux morts qui nous ont profondément attristés. Une autre appendicite a été opérée le même jour que le premier de ces malades et n'a pas présenté l'ombre d'un accident. Entre les deux nous avons fait deux laparotomies qui ont guéri à merveille. Nous avons obtenu par ailleurs de trop beaux résultats pour que je puisse croire à un défaut ou à un accident de stérilisation. Jamais, avant ce jour, et dans des services moins sûrs que celui-ci, je n'avais vu mourir de malade opéré d'appendicite à froid! et je m'étais habitué à considérer cette opération comme presque insignifiante. Je me demande donc si le point de départ de ces accidents terribles ne doit pas être recherché dans l'appendice lui-même et s'il n'y avait pas chez ces malades, malgré un refroidissement en apparence complet de leur foyer appendiculaire, des microorganismes d'une virulence excessive, qui ont été mobilisés par l'opération et ont provoqué cette catastrophe inattendue.

J'ai tenu, Messieurs, à vous parler de ces deux cas lamentables. Nous ne sommes pas ici pour jeter sur nos échecs ou sur nos fautes le voile complaisant d'un oubli trop facile. Nous devons les faire connaître et tâcher d'en découvrir les causes, afin d'en tirer, s'il est possible, un enseignement pour l'avenir. En toute loyauté, je viens ici vous dire que j'ignore les causes de ces deux morts et que je n'en puis tirer aucun enseignement. Mais ces catastrophes soudaines doivent au moins nous faire souvenir que toute intervention chirurgicale comporte des responsabilités redoutables et que l'opération en apparence la plus simple et la plus bénigne peut porter la mort avec elle.

Messieurs, je vous l'ai dit, ces deux morts nous ont d'autant plus affectés qu'elles étaient plus inattendues. Depuis quatre mois nous avons, en effet, pratiqué beaucoup de grandes opérations abdominales, et les résultats qu'elles nous ont donnés sont de nature à satisfaire les plus difficiles.

Nous avons, en particulier, pratiqué 50 grandes interventions gynécologiques dont 46 laparotomies et 4 hystérectomies vaginales.

Ces 50 opérations nous ont donné 5 morts. Mais je tiens à dire immédiatement que, sur ces 5 morts, il en est 4 qui étaient pour ainsi dire inévitables.

Deux sont survenues à la suite d'hystérectomies vaginales. La première est celle d'une malade atteinte d'infection puerpérale que j'ai opérée après son soixante-troisième frisson. Elle était dans un état extrêmement grave et malgré tout, pendant huit jours, nous avons pensé la sauver. Son état s'était amélioré sensiblement, puis elle a décliné peu à peu, et sans nouveaux frissons, s'est lentement éteinte un mois après l'opération.

La seconde portait autour de l'utérus d'énormes suppurations post-puerpérales. La gravité de son état m'a fait renoncer à toute opération abdominale. Une hystérectomie vaginale m'a permis de drainer ses poches suppurées, mais la seconde nuit qui a suivi son opération, elle est morte subitement, probablement d'une embolie.

Deux autres malades qui ont succombé à la suite de laparotomie étaient dans un tel état qu'il était très difficile d'obtenir un autre résultat.

L'une d'elles, ancienne opérée de mon collègue et ami Marion, avait une suppuration vaginale consécutive à une ancienne hystérectomie. Son état s'aggravait sans cesse et ce n'est qu'en désespoir de cause, alors qu'elle était dans un état de cachexie profonde, que je me décidai à tenter une intervention. Une laparatomie me montra que le pus qui sortait par le vagin venait du trou obturateur. Une fusée purulente passait, en effet, par là et allait infiltrer les muscles de la partie antéro-interne de la cuisse; ce foyer fut largement ouvert, mais la malade succomba peu après mon intervention.

Enfin, nous avons encore perdu une malade que nous ne pouvions pas sauver. Elle était venue avec des suppurations post-puerpérales fort graves et dans un état des plus alarmants. Une hystérectomie vaginale arrêta net les accidents immédiats. Au bout d'un mois elle passa en médecine pour soigner des accidents pulmonaires. Six semaines après, elle nous revint très malade, avec une fièvre considérable et un écoulement purulent très abondant par le vagin. Les annexes, que je n'avais pu enlever par l'hystérectomie vaginale, entretenaient cet état d'infection. Je tentai, la voyant décliner de jour en jour, une laparotomie. Je lui extirpai les annexes purulentes qui lui restaient. Mais cette opération ne changea rien au résultat et, huit jours après, elle s'éteignait peu à peu.

En réalité, nous avons opéré dans des conditions normales 46 malades pour des lésions utérines ou ovariennes variées, fibromes, annexites, ovaires scléro-kystiques, grossesses tubaires, kystes de l'ovaire et du ligament large, tumeurs associées, etc. Dans ces 46 cas nous avons rencontré des cas faciles ou laborieux, moyens ou graves, et nous avons eu une mort contre 45 guérisons : encore cette mort est-elle survenue brusquement dans la nuit qui a suivi l'opération, par suite d'œdème aigu du poumon. La malade était cachectique et misérable. Sa mort n'a rien qui puisse nous surprendre. Mais enfin, elle eût parfaitement pu guérir et ne peut être mise à côté des 4 autres malades qui ont succombé et qui, elles, j'en ai la conviction, ne pouvaient pas guérir.

Nos laparotomies pour affections gynécologiques faites dans des conditions normales nous ont donc donné 45 guérisons et seulement 1 mort. Ce résultat est fort beau et il est dû, avant tout, je vous le répète, à la bonne organisation du service de stérilisation.

Messieurs, lors de ma première leçon, je vous ai dit comment je comptais m'acquitter de la tâche qui m'était confiée. J'ai fait de mon mieux pour tenir mes engagements. J'ai essayé de vous montrer qu'en se débarrassant des manœuvres inutiles et en employant méthodiquement les procédés les plus simples et les plus rapides, on pouvait sensiblement diminuer la durée des opérations. Dans ces derniers temps, lorsque l'éducation indispensable de mes aides a été faite, lorsqu'ils ont bien été au courant de mes habitudes, vous avez pu voir qu'une hystérectomie ordinaire pour lésions annexielles de difficulté moyenne nous demande à peine de vingt à vingt-deux ou vingt-cinq minutes tout compris, avec un surjet sur le col, un surjet sur le péritoine pelvien, des ligatures aussi parfaites que possible et trois plans de suture. Hier encore j'ai pu, sans précipitation aucune, avec six ligatures séparées sur les artères, un surjet sur le col, un surjet sur le péritoine et deux plans de sutures sur la paroi, terminer une opération pour fibrome en treize minutes et demie. Il est vrai que le cas était très facile et que l'extirpation de la tumeur m'avait demandé une minute à peine, soixante-cinq secondes exactement. Les cas compliqués qui nous ont demandé plus de trente-cinq minutes ont été exceptionnels. Je n'en veux rien conclure si ce n'est que j'étais dans la vérité en vous disant que les procédés rapides étaient les plus simples, qu'il est facile de gagner beaucoup de temps au cours des opérations et que le temps ainsi économisé n'est pas gagné aux dépens de la perfection de l'opération ou de la sécurité des malades. La régularité avec laquelle nos malades ont guéri le démontre plus clairement que toutes les paroles.

Et maintenant, Messieurs, il ne me reste qu'à remercier ceux d'entre vous qui m'ont fait l'honneur de suivre ces leçons. J'espère qu'ils en auront tiré quelques enseignements. Quant à moi, je quitte à regret cet amphithéâtre. Mais, en m'en allant, je garderai au moins le souvenir d'y avoir vécu quelques-unes des plus belles heures de mon existence de chirurgien.

Statistique des opérations pratiquées dans le service de clinique de l'Hôtel-Dieu, du 1er novembre 1902 au 28 février 1903.

Opérations diverses. — Membres.

	Nombre.	Guérisons.	Morts.
Phlegmons et abcès divers	11	11	»
Abcès froid	1	1	»
Sections tendineuses	2	2	»
Écrasements du membre supérieur	4	4	»
Désarticulation de la hanche	1	»	1
Amputations de cuisse	1	1	»
— de jambe	2	2	»
— de pied	1	1	»
— d'orteil	1	1	»
— de doigt	1	1	»
Résections du genou	2	2	»
— du coude	2	2	»
Grattage osseux	1	1	»
Sutures de la rotule	2	2	»
— de fractures diverses	3	3	»
Ostéotomie sus-malléolaire	1	1	»
Greffes pour ulcères	3	3	»
Kyste poplité	1	1	»
Hématome du genou	2	2	»
Adénites inguinales	5	5	»

Crâne et face.

	Nombre.	Guérisons.	Morts.
Suture pour plaie	1	1	»
Anthrax de la lèvre supérieure	1	»	1
— de la joue	1	1	»
Séquestre du maxillaire inférieur	1	1	»
Tumeur des fosses nasales et de l'orbite (Mort un mois après.)	1	»	1
Trépanation pour contracture du bras	1	1	»
Fractures compliquées du crâne (Urgence.)	2	»	2
Abcès du cerveau (Urgence.)	1	»	1
Résection du maxillaire supérieur	2	2	»
Cancer de la langue	1	»	1
Luxations de la mâchoire inférieure	2	2	»
Constriction des mâchoires	1	1	»
Autoplastie de la face (Même malade.)	2	2	»

	Nombre.	Guérisons.	Morts.
	—	—	—
Abcès et phlegmons dentaires	3	3	»
Phlegmons de l'amygdale	2	2	»
Cou.			
Abcès du cou	4	4	»
Lipome	1	1	»
Poitrine.			
Extirpation de l'œsophage thoracique	2	»	2
Pneumotomie	1	1	»
Pleurotomies	5	5	»
Cancer du sein; extirpation	1	1	»
Extirpation du sein pour tuberculose	1	1	»
Abdomen.			
Hernies étranglées (Urgence.)	8	5	3
Hernies crurales	6	6	»
Hernies ombilicales	1	1	»
Hernies inguinales	12	12	»
Hernies de l'appendice	1	1	»
Plaie pénétrante de l'abdomen	1	1	»
Éventrations	2	2	»
Occlusion pour volvulus; laparotomie	1	1	»
Gastrostomies	2	2	»
Gastro-entérostomie	1	1	»
Cancer du foie; laparotomie exploratrice	1	»	1
Appendicites à chaud (Urgence.)	2	1	1
Appendicites à froid	16	14	2
Cancer intestinal; laparotomie exploratrice	1	1	»
Cancer intestinal; anus iliaque	1	»	1
Cancer du côlon; résection	1	»	1
Gangrène de l'intestin; résection (Urgence.)	1	»	1
Kyste hydatique du foie	1	1	»
Splénectomie pour tuberculose (Suintement sanguin sous-diaphragmatique incoercible.)	1	»	1
Néoplasme rectal; extirpation	1	1	»
Abcès anaux	3	3	»
Fistules anales	7	7	»
Voies urinaires.			
Néphropexies	2	2	»
Néphrectomie	1	1	»

	Nombre.	Guérisons.	Morts.
Anastomose uretéro-sigmoïdale (Échec.)	1	1	»
Kyste de l'épididyme	1	1	»
Hydrocèles	10	10	»
Varicocèles	4	4	»
Phimosis	1	1	»
Phlegmons urineux (Urgence.)	3	1	2
Tumeur de l'urèthre	1	1	»
Gynécologie.			
Colpopérinéorraphies	3	3	»
Curettages divers	13	13	»
Hystérectomies vaginales :			
a. pour infection puerpérale (Amélioration pendant huit jours ; mort au bout d'un mois.)	1	»	1
b. pour suppurations pelviennes post-puerpérales graves	3	2	1
Laparotomies :			
Extirpation secondaire des annexes (Malade ayant subi une hystérectomie vaginale ; suppuration prolongée ; mort huit jours après.)	1	»	1
Exploration pour suppurations pelviennes (Ancienne opérée de fibrome ; suppuration ancienne ; abcès de la cuisse communiquant avec la lésion par le trou obturateur ; état très grave ; mort le lendemain.)	1	»	1
Salpingopexie	1	1	»
Raccourcissement intra-péritonéal des ligaments ronds	1	1	»
Salpingectomie unilatérale :			
a. Pour annexite	1	1	»
b. Pour grossesse tubaire	1	1	»
Ovariotomies	4	4	»
Hystérectomies abdominales :			
A. Totale pour cancer utérin (Évidement pelvien.)	1	1	»
B. Subtotales pour :			
a. Fibromes	4	4	»
b. Ovaires scléro-kystiques	6	6	»
c. Kystes de l'ovaire doubles (Kyste très adhérent ; mort dans la nuit ; œdème aigu du poumon.)	2	1	1
d. Fibromes et annexites associés	4	4	»
e. Kyste du ligament large avec annexite suppurée	1	1	»
f. Grossesse tubaire	1	1	»
g. Annexites doubles	17	17	

TABLE DES MATIÈRES

TECHNIQUE CHIRURGICALE GÉNÉRALE

CHIRURGIE DE LA TÊTE ET DU COU

CHIRURGIE DU THORAX ET DE L'ABDOMEN

CHIRURGIE DU RECTUM

CHIRURGIE DE L'UTÉRUS ET DES ANNEXES

237-05. — Coulommiers. Imp. Paul BRODARD. — 5-05.

MASSON & CIE, ÉDITEURS

Libraires de l'Académie de Médecine, 120, boulevard Saint-Germain, Paris (VIe)

Pr. n° 425

EXTRAIT DU CATALOGUE MÉDICAL (1)

RÉCENTES PUBLICATIONS Mars 1905

COLLECTION DE PRÉCIS MÉDICAUX

Cette nouvelle collection s'adresse aux étudiants, pour la préparation aux examens, et à tous les praticiens qui, à côté des grands Traités, ont besoin d'ouvrages concis, mais vraiment scientifiques, qui les tiennent au courant. D'un format maniable ces livres seront abondamment illustrés ainsi qu'il convient à des livres d'enseignement.

Viennent de paraître :

Précis de Physique Biologique

PAR

G. WEISS

Professeur agrégé à la Faculté de Médecine de Paris.
Ingénieur des Ponts et Chaussées

1 vol. petit in-8 de 528 pages avec 543 figures, cart. toile anglaise souple. **7 fr.**

Ce petit livre contient celles des principales applications de la physique à la biologie qui doivent rentrer dans le cadre des connaissances d'un étudiant à la fin de ses études et de tout médecin instruit.

Éléments de Physiologie

PAR

Maurice ARTHUS

Professeur à l'École de médecine et de pharmacie de Marseille
Ancien professeur de physiologie à l'Université de Fribourg (Suisse)

Deuxième édition revue et corrigée

Avec 122 figures dans le texte

1 vol. petit in-8° de XVI-764 pages, cart. toile anglaise souple. . . . . **9 fr.**

---

(1) *La librairie Masson et Cie envoie gratuitement et franco de port les catalogues suivants à toutes les personnes qui lui en font la demande.* — **Catalogue général** *contenant, classés par subdivisions, tous les ouvrages ou périodiques publiés à la librairie.* — **Catalogues de l'Encyclopédie scientifique des Aide-Mémoire.** *I. Section de l'ingénieur.* — *II. Section du biologiste.* — **Catalogue des ouvrages d'enseignement.**

Les livres de plus de **5 francs** *sont expédiés* **franco** *au prix du Catalogue.*
Les volumes de 5 francs et au-dessous sont augmentés de 10 %, pour le port.
Toute commande doit être accompagnée de son montant.

CHARCOT — BOUCHARD — BRISSAUD

BABINSKI — BALLET — P. BLOCQ — BOIX — BRAULT — CHANTEMESSE — CHARRIN
CHAUFFARD — COURTOIS-SUFFIT — O. CROUZON — DUTIL — GILBERT — GUIGNARD
G. GUILLAIN — L. GUINON — GEORGES GUINON — HALLION — LAMY
LE GENDRE — A. LÉRI — P. LONDE — MARFAN — MARIE — MATHIEU
NETTER — ŒTTINGER — ANDRÉ PETIT — RICHARDIÈRE
ROGER — RUAULT — SOUQUES — THOINOT
THIBIERGE — TOLLEMER — FERNAND WIDAL

TRAITÉ DE MÉDECINE

DEUXIÈME ÉDITION

(Entièrement refondue)

PUBLIÉE SOUS LA DIRECTION DE MM.

BOUCHARD	BRISSAUD
Professeur à la Faculté de médecine de Paris Membre de l'Institut.	Professeur à la Faculté de médecine de Paris Médecin de l'hôpital St-Antoine.

10 volumes grand in-8°, avec figures dans le texte

En Souscription. **150** francs.

Chaque volume est vendu séparément. MARS 1905.

Tome I. 1 vol. grand in-8° de 845 pages, avec figures dans le texte : **16** fr.

Les bactéries, par L. Guignard. — *Pathologie générale infectieuse*, par A. Charrin. — *Troubles et maladies de la nutrition*, par Paul Le Gendre. — *Maladies infectieuses communes à l'homme et aux animaux*, par G.-H. Roger.

Tome II. 1 vol. grand in-8° de 896 pages, avec figures dans le texte : **16** fr.

Fièvre typhoïde, par A. Chantemesse. — *Maladies infectieuses*, par F. Widal. — *Typhus exanthématique*, par L.-H. Thoinot. — *Fièvres éruptives*, par L. Guinon. — *Erysipèle*, par E. Boix. — *Diphtérie*, par A. Ruault. — *Rhumatisme articulaire aigu*, par W. Œttinger. — *Scorbut*, par Tollemer.

Tome III. 1 vol. grand in-8° de 702 pages, avec figures dans le texte : **16** fr.

Maladies cutanées, par G. Thibierge. — *Maladies vénériennes*, par G. Thibierge. — *Maladies du sang*, par A. Gilbert. — *Intoxications*, par H. Richardière.

Tome IV. 1 vol. grand in-8° de 680 pages, avec figures dans le texte : **16** fr.

Maladies de l'estomac, par A. Mathieu. — *Maladies du pancréas*, par A. Mathieu. — *Maladies de l'intestin*, par Courtois-Suffit. — *Maladies du péritoine*, par Courtois-Suffit. — *Maladies de la bouche et du pharynx*, par A. Ruault.

Tome V. 1 vol. grand in-8°, avec figures en noir et en couleurs dans le texte : **18** fr.

Maladies du foie et des voies biliaires, par A. Chauffard. — *Maladies du rein et des capsules surrénales*, par A. Brault. — *Pathologie des organes hématopoïétiques et des glandes vasculaires sanguines, moelle osseuse, rate, ganglions, thyroïde, thymus*, par G.-H. Roger.

TOME VI. 1 vol. grand in-8° de 612 pages, avec figures dans le texte : 14 fr.

Maladies du nez et du larynx, par A. RUAULT. — *Asthme*, par E. BRISSAUD. — *Coqueluche*, par P. LE GENDRE. — *Maladies des bronches*, par A.-B. MARFAN. — *Troubles de la circulation pulmonaire*, par A.-B. MARFAN. — *Maladies aiguës du poumon*, par NETTER.

TOME VII. 1 vol. grand in-8° de 550 pages, avec figures dans le texte : 14 fr.

Maladies chroniques du poumon, par A.-B. MARFAN. — *Phtisie pulmonaire*, par A.-B. MARFAN. — *Maladies de la plèvre*, par NETTER. — *Maladies du médiastin*, par A.-B. MARFAN.

TOME VIII. 1 vol. grand in-8° de 580 pages, avec figures dans le texte : 14 fr.

Maladies du cœur, par M. ANDRÉ PETIT. — *Maladies des vaisseaux sanguins*, par W. ŒTTINGER.

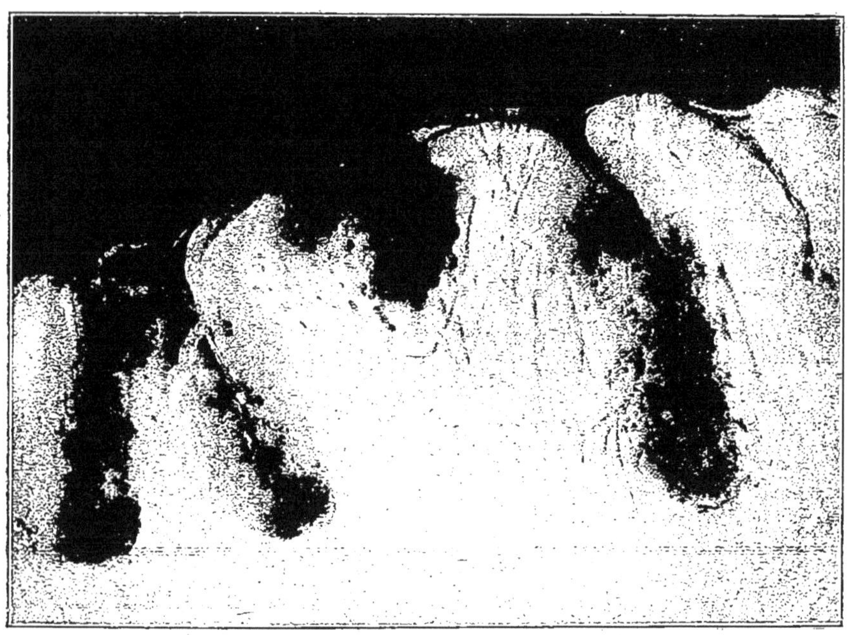

Figure extraite du Tome IX.

TOME IX. 1 vol. grand in-8° de 1092 pages, avec figures dans le texte : 18 fr.

Maladies de l'encéphale, par E. BRISSAUD, SOUQUES, P. LONDE et TOLLEMER. — *Maladies de la protubérance et du bulbe*, par G. GUILLAIN. — *Maladies intrinsèques de la moelle épinière*, par P. MARIE, O. CROUZON, A. LÉRI et G. GUINON. — *Maladies extrinsèques de la moelle épinière*, par G. GUINON. — *Maladies des méninges*, par G. GUINON. — *Syphilis des centres nerveux*, par H. LAMY.

TOME X. 1 vol. grand in-8° avec figures dans le texte. (*Sous presse.*)

Les névrites. — Maladies des nerfs et des muscles en particulier. — Myopathie primitive, progressive. — Dystrophie d'origine nerveuse, paralysie générale progressive. — Les psychoses. — Chorées. — Paralysie agitante. — Maladie de Thomsen. — Neurasthénie, Epilepsie, Hystérie.

Table analytique des 10 volumes.

CINQUIÈME ÉDITION REVUE ET AUGMENTÉE

DU

Traité élémentaire de Clinique Thérapeutique

PAR

Le Dr Gaston LYON

Ancien chef de clinique médicale à la Faculté de médecine de Paris

1 volume grand in-8° de 1654 pages, relié peau . . . . 25 fr.

Formulaire Thérapeutique

PAR MM.

G. LYON, Ancien chef de clinique à la Faculté de Médecine, et P. LOISEAU, Ancien préparateur à l'École supérieure de Pharmacie.

AVEC LA COLLABORATION DE MM.

E. LACAILLE, M. MARCHAIS, Paul-Émile LÉVY

Troisième édition revue

1 volume in-18 tiré sur papier indien très mince, relié maroquin souple. . . . . 6 fr.

Action des Médicaments

Leçons de Pharmacologie et de Thérapeutique

par Sir LAUDER BRUNTON

Docteur en médecine et en droit de l'Université d'Édimbourg.

TRADUIT DE L'ANGLAIS PAR

E. BOUQUÉ et J.-F. HEYMANS

Professeur à l'Université de Gand.

1 volume in-8° jésus de 596 pages, avec 146 figures, broché . . . . 18 fr.

Les Sérothérapies

Leçons de Thérapeutique et Matière médicale

Professées à la Faculté de médecine de l'Université de Paris

PAR

Le Dr LANDOUZY

Professeur à la Faculté de Paris, Médecin de l'hôpital Laënnec,
Membre de l'Académie de Médecine.

1 volume in-8°, avec 27 figures et une planche en couleur, cartonné à l'anglaise. . . . 20 fr.

Précis d'Urologie Clinique

PAR

Auguste LÉTIENNE et Jules MASSELIN

1 volume in-8° de 470 pages, avec 58 figures et une planche hors texte. . . . . 12 fr.

OUVRAGE COMPLET :

La Pratique Dermatologique

Traité de Dermatologie appliquée

PUBLIÉ SOUS LA DIRECTION DE MM.

ERNEST BESNIER, L. BROCQ, L. JACQUET

PAR MM.

AUDRY, BALZER, BARBE, BAROZZI, BARTHÉLEMY, BÉNARD, ERNEST BESNIER, BODIN, BRAULT, BROCQ, DE BRUN, COURTOIS-SUFFIT, DU CASTEL, A. CASTEX, J. DARIER, DÉHU, DOMINICI, W. DUBREUILH, HUDELO, L. JACQUET, JEANSELME, J.-B. LAFFITTE, LENGLET, LEREDDE, MERKLEN, PERRIN, RAYNAUD, RIST, SABOURAUD, MARCEL SÉE, GEORGES THIBIERGE, F. TRÉMOLIÈRES, VEYRIÈRES.

4 volumes reliés toile, illustrés de figures en noir et de planches en couleurs.
156 *fr.*

Chaque volume est vendu séparément.

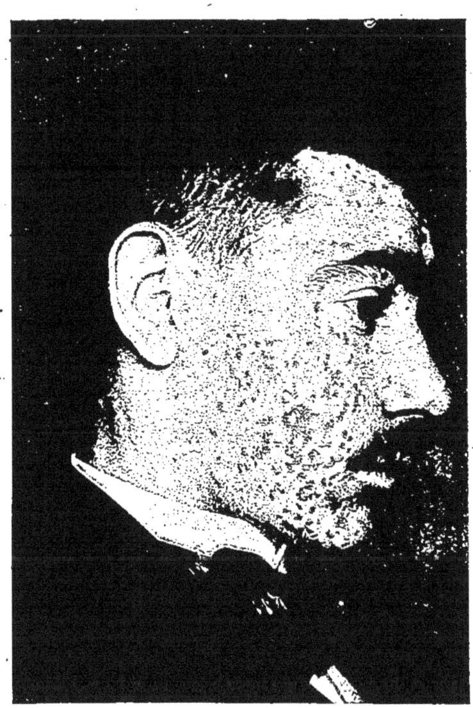

Tome V Fig. 20. — Paralysie faciale gauche.

TOME I. Avec 230 figures et 24 planches. **36** fr.

Anatomie et Physiologie de la Peau. — Pathologie générale de la Peau. — Symptomatologie générale des Dermatoses. — Acanthosis nigricans. — Acnés. — Actinomycose. — Adénomes. — Alopécies. — Anesthésie locale. — Balanites. — Bouton d'Orient. — Brûlures. — Charbon. — Classifications dermatologiques. — Dermatites polymorphes douloureuses. — Dermatophytes. — Dermatozoaires. — Dermites infantiles simples. — Ecthyma.

TOME II. Avec 168 figures et 21 planches. **40** fr.

Eczéma. — Electricité. — Eléphantiasis. — Epithéliomes. — Eruptions artificielles. — Erythèmes. — Erythrasma. — Erythrodermies. — Esthiomène. — Favus. — Folliculites. — Furonculose. — Gale. — Gangrène cutanée. — Gerçures. — Greffes. — Hématodermites. — Herpès. — Hydroa vacciniforme. — Ichtyose. — Impétigo. — Kératodermie symétrique. — Kératose pilaire. — Langue.

TOME III. Avec 201 figures et 19 planches. **40** fr.

Lèpre. — Lichen. — Lupus. — Lymphadénie cutanée. — Lymphangiome. — Madura (Pied de). — Mélanodermies. — Milium et Pseudo-Milium. — Molluscum contagiosum. — Morve et Farcin. — Mycosis fongoïde. — Nævi. — Nodosités cutanées. — Œdème. — Ongles. — Maladie de Paget. — Papillomes. — Pelade. — Pellagre. — Pemphigus. — Perlèche. — Phtiriase. — Pian. — Pityriasis, etc.

TOME IV. Avec 213 figures et 25 planches. **40** fr.

Poils. — Porokératose. — Prurigo. — Prurit. — Psoriasis. — Psorospermose. — Purpura. — Rhinosclérome. — Rupia. — Sarcomes. — Sclérodermie. — Séborrhée. — Séborrhéides. — Sensibilité. — Sudoripares (Glandes). — Tatouages. — Télangiectasie. — Tokelau. — Trichophytie. — Trophonévroses. — Tuberculoses — Tumeurs. — Ulcères de jambes. — Ulcères des pays chauds. — Urticaire. — Urticaire pigmentaire. — Vergetures. — Verrues. — Vitiligo. — Xanthomes. — Xeroderma. — Zona.

Thérapeutique des Maladies de la Peau

Par le Dr LEREDDE

DIRECTEUR DE L'ÉTABLISSEMENT DERMATOLOGIQUE DE PARIS

1 volume in-8°, de 700 pages. . . . . **10** fr.

Cours de Dermatologie exotique

Par E. JEANSELME

Professeur agrégé à la Faculté de médecine de Paris, Médecin des Hôpitaux.

1 vol. in-8°, avec 5 cartes et 108 figures en noir et en couleurs. **10** fr.

Les Maladies du Cuir chevelu

PAR LE

Dr R. SABOURAUD

Chef du Laboratoire de la Ville de Paris à l'Hôpital Saint-Louis

I. — Maladies séborrhéiques : Séborrhée, Acnés, Calvitie

1 vol. in-8°, avec 91 figures dont 40 aquarelles en couleurs . . . . . . **10** fr.

II. — Maladies Desquamatives : Pityriasis et Alopécies pelliculaires

1 vol. in-8°, avec 122 fig. dans le texte en noir et en couleurs. . . . . **22** fr.

Maladies des Pays chauds

par le Dr Patrick MANSON

Traduit de l'anglais, par MM. GUIBAUD et BRENGUES

1 vol. in-8° cavalier de 776 pages, avec 3 pl. hors texte et 113 fig., broché. . . **12** fr.

Trypanosomes et Trypanomiases

PAR

A. LAVERAN
de l'Institut et de l'Académie de médecine.

F. MESNIL
Chef de Laboratoire à l'Institut Pasteur.

1 vol. in-8° de XII-418 p., avec 61 figures et 1 planche en couleurs. . . **10** fr.

L'Année Psychologique

PUBLIÉE PAR

Alfred BINET

Directeur du Laboratoire de Psychologie physiologique de la Sorbonne (Hautes Études)

AVEC LA COLLABORATION DE H. BEAUNIS — V. HENRI — TH. RIBOT

SECRÉTAIRE DE LA RÉDACTION :

LARGUIER DES BANCELS

10e année (**1904**). 1 volume in-8° avec figures dans le texte. . . . . **15** fr.

Le Vertige

PAR LE

Dr Pierre BONNIER

1 vol. in-8° de 342 pages, broché. . . . . **5** fr.

Le Système Nerveux Central

Structure et fonctions

Histoire critique des Théories et des Doctrines

par J. SOURY

Docteur ès lettres, directeur d'études à l'École pratique des Hautes Études, à la Sorbonne.

In-8° jésus de x-1868 pages, avec 25 figures, cart. à l'anglaise en 2 vol. **50** fr.

Manuel d'Ophtalmologie

PAR

Le Dr E. FUCHS

Professeur ordinaire d'Ophtalmologie à l'Université de Vienne

TRADUIT SUR LA CINQUIÈME ÉDITION ALLEMANDE

PAR LES

Drs C. LACOMPTE et L. LEPLAT

DEUXIÈME ÉDITION

1 vol. in-8° de 860 pages, avec 221 fig. Cartonné à l'anglaise. . . . . **25** fr.

OUVRAGE COMPLET

Traité d'Anatomie Humaine

PUBLIÉ SOUS LA DIRECTION DE

P. POIRIER
Professeur d'anatomie à la Faculté
de médecine de Paris
Chirurgien des hôpitaux

et

A. CHARPY
Professeur d'anatomie
à la Faculté de médecine
de Toulouse

AVEC LA COLLABORATION DE

O. AMOEDO — A. BRANCA — A. CANNIEU — B. CUNÉO — G. DELAMARE
PAUL DELBET — A. DRUAULT — P. FREDET — GLANTENAY — A. GOSSET — M. GUIBÉ
P. JACQUES — TH. JONNESCO — E. LAGUESSE — L. MANOUVRIER
M. MOTAIS — A. NICOLAS — P. NOBÉCOURT — O. PASTEAU — M. PICOU
A. PRENANT — H. RIEFFEL — CH. SIMON — A. SOULIÉ

5 volumes grand in-8° avec figures noires et en couleurs . . . . **160** fr.

TOME I. — **Introduction. — Notions d'Embryologie. — Ostéologie. — Arthrologie.** *Deuxième édition, entièrement refondue.* 1 fort volume grand in-8°, avec 814 figures, noires et en couleurs . . . . **20** fr.

TOME II. — 1er fascicule : **Myologie.** *Deuxième édition, entièrement refondue.* 1 volume grand in-8°, avec 331 figures. . . . . **12** fr.

2e fascicule : **Angéiologie** (Cœur et artères). Histologie. *Deuxième édition, entièrement refondue.* 1 volume grand in-8° avec 150 figures . . . **8** fr.

3e fascicule : **Angéiologie** (Capillaires. Veines). *Deuxième édition revue.* 1 vol. grand in-8° avec 83 figures. . . . . **6** fr.

4e fascicule : **Les Lymphatiques.** 1 volume grand in-8° avec 117 fig. **8** fr.

TOME III. — 1er fascicule : **Système nerveux.** Méninges. Moelle. Encéphale. Embryologie. Histologie. *Deuxième édition, entièrement refondue.* 1 vol. grand in-8° avec 265 figures. . . . . **10** fr.

2e fascicule : **Système nerveux.** Encéphale. *Deuxième édition, entièrement refondue.* 1 vol. grand in-8° avec 131 figures . . . . **10** fr.

3e fascicule : **Système nerveux.** Les nerfs. Nerfs crâniens. Nerfs rachidiens. *Deuxième édition, entièrement refondue.* 1 volume grand in-8° avec 228 figures . . . . **12** fr.

TOME IV. — 1er fascicule : **Tube digestif.** Développement. Bouche. Pharynx. Œsophage. Estomac. Intestins. Anus. *Deuxième édition, entièrement refondue.* 1 volume grand in-8° avec 201 figures. . . . . **12** fr.

2e fascicule : **Appareil respiratoire.** Larynx. Trachée. Poumons. Plèvre. Thyroïde. Thymus. *Deuxme édit. revue.* 1 volume grand in-8° avec 121 fig. **6** fr.

3e fascicule : **Annexes du Tube digestif.** Dents. Glandes salivaires. Foie. Voies biliaires. Pancréas. Rate. **Péritoine.** Deuxième édition revue, 1 volume grand in-8° avec 448 figures. . . . . **16** fr.

TOME V. — 1er fascicule : **Organes génito-urinaires.** Reins. Uretère. Vessie. Urètre. Prostate. Verge. Périnée. Appareil génital de l'homme. Appareil génital de la femme. 1 volume grand in-8° avec 431 figures . . . **20** fr.

2e fascicule : **Les Organes des Sens.** Tégument externe, Œil. Oreille, Nez et Fosses nasales. **Les Glandes surrénales.** 1 volume grand in-8° avec 544 figures. . . . . **20** fr.

Traité de Technique Opératoire

PAR MM.

Ch. MONOD
Professeur agrégé
à la Faculté de Médecine de Paris
Chirurgien de l'Hôpital Saint-Antoine
Membre de l'Académie de Médecine.

J. VANVERTS
Ancien interne
Lauréat des Hôpitaux de Paris
Chef de Clinique
à la Faculté de Médecine de Lille.

2 *vol. gr. in-8°, formant ensemble* 1960 *p. et illustrés de* 1908 *fig.* **40** *fr.*

Tome I : 1° *Méthodes et procédés de l'asepsie et de l'antisepsie, moyens de réunion et d'hémostase, anesthésie*; 2° *Opérations sur les divers tissus*; 3° *Opérations sur* les *membres*, le *crâne* et l'*encéphale*, le *rachis* et la *moelle*, l'*appareil visuel*, le *nez*, les *fosses nasales*, les *sinus de la face*, le *naso-pharynx*, l'*oreille*, le *cou*, le *thorax*, le *sein*.

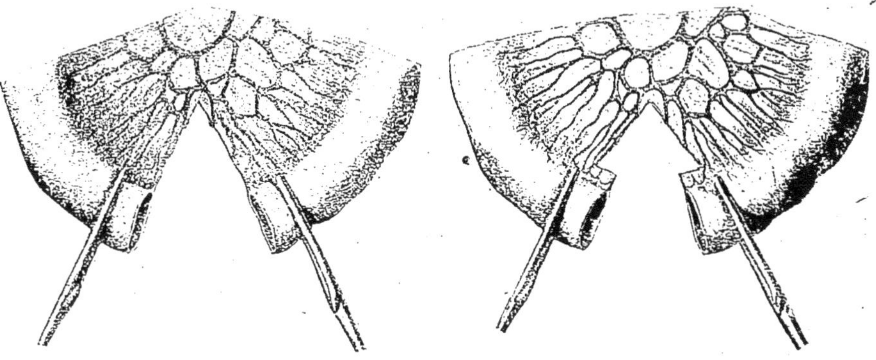

Tome II. Fig. 260 et 261. Résection du mésentère.

Tome II : *Opérations sur* la *bouche*, les *glandes salivaires*, le *pharynx*, l'*œsophage*, l'*estomac*, l'*intestin*, le *rectum* et l'*anus*, le *foie*, les *voies biliaires*, la *rate*, le *rein*, l'*uretère*, la *vessie*, l'*urètre*, les *organes génitaux de l'homme et de la femme*.

Les Fractures des Os longs

Leur Traitement pratique

PAR LES DOCTEURS

J. HENNEQUIN
Membre
de la Société de Chirurgie.

ET

Robert LŒWY
Ancien interne des Hôpitaux
Lauréat de l'Institut.

vol. grand in-8° avec 215 fig. dont 25 planches représentant 222 radiographies originales. . . . . **16** fr.

Traité de Chirurgie d'urgence

PAR

FÉLIX LEJARS

Professeur agrégé à la Faculté de Paris, Chirurgien de l'hôpital Tenon.

QUATRIÈME ÉDITION

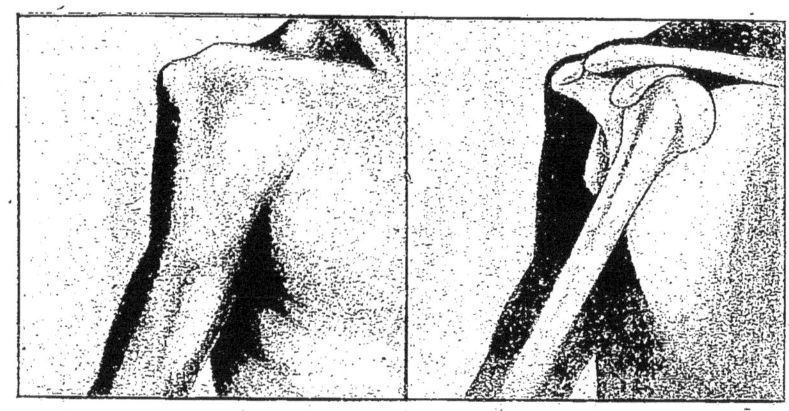

Fig. 570. — Luxation intra-coracoïdienne.

1 *volume grand in-8° de* 1046 *pages, avec* 820 *figures dans le texte* (*dont* 478 *dessinées d'après nature par le* Dr E. Daleine *et* 167 *photographies originales*), *et* 16 *planches hors texte en couleurs. Relié toile.* . . **30** fr.

Ouvrage complet :

Précis de Technique opératoire

PAR LES PROSECTEURS DE LA FACULTÉ DE MÉDECINE DE PARIS

AVEC INTRODUCTION

Par le Professeur Paul BERGER

Le *Précis de Technique opératoire* est divisé en 7 volumes.

Tête et cou, par Ch. Lenormant.
Thorax et membre supérieur, par A. Schwartz.
Abdomen, par M. Guibé.
Appareil urinaire et appareil génital de l'homme, par Pierre Duval.
Pratique courante et Chirurgie d'urgence, par Victor Veau.
Membre inférieur, par Georges Labey.
Appareil génital de la femme, par Robert Proust.

Chaque volume cartonné toile et illustré d'environ 200 figures. . . . . **4 fr. 50**

Précis d'Obstétrique

PAR

A. RIBEMONT-DESSAIGNES

Professeur agrégé à la Faculté de médecine de Paris. Accoucheur de l'Hôpital Beaujon Membre de l'Académie de médecine.

ET

G. LEPAGE

Professeur agrégé à la Faculté de médecine de Paris. Accoucheur de l'Hôpital de la Pitié.

SIXIÈME ÉDITION ENTIÈREMENT REFONDUE

1 volume grand in-8° de 1420 pages avec 568 figures dans le texte dont 400 dessinées par RIBEMONT-DESSAIGNES. Relié toile : **30** fr.

Cette nouvelle édition du **Précis d'obstétrique** n'est pas une simple réédition de l'édition précédente plus ou moins modifiée, mais est le résultat d'un remaniement complet.

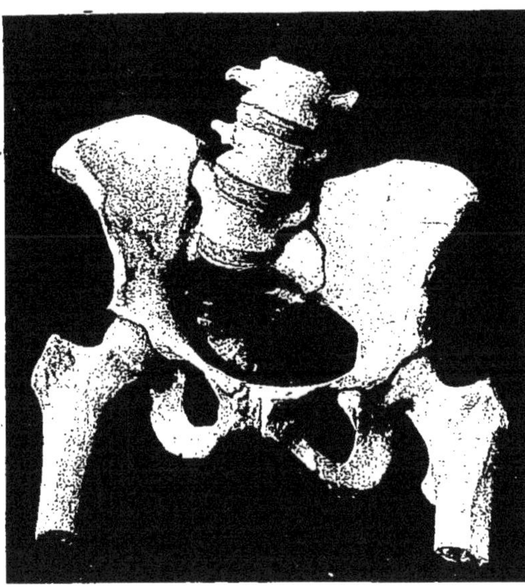

Fig. 376. — Bassin oblique ovalaire avec synostose de l'articulation sacro-iliaque du côté droit.

Pour rester dans le cadre d'une œuvre didactique, il était nécessaire que le volume ne fût pas augmenté. C'est à quoi sont arrivés les auteurs en supprimant la presque totalité des notions anatomo-physiologiques concernant l'appareil génital de la femme et en procédant à une revision soigneuse des figures et du texte.

Ils ont pu ainsi 1° ajouter un certain nombre de figures nouvelles; 2° développer certaines questions de pratique, telles que celles des complications et hémorragies de la délivrance, des infections puerpérales, des ruptures de l'utérus, de l'ophtalmie purulente des nouveau-nés, etc.; mettre au point la plupart des questions importantes; 3° traiter des sujets nouveaux, tels que l'application de la radiographie à l'obstétrique. A la pathologie médicale du nouveau-né ont été ajoutées des notions sommaires sur la pathologie chirurgicale de l'enfant qui vient de naître.

Précis Élémentaire d'Anatomie, de Physiologie et de Pathologie

PAR

P. RUDAUX

Ancien chef de clinique à la Faculté de médecine de Paris

avec Préface par M. RIBEMONT-DESSAIGNES

1 volume avec 462 figures. Cartonné toile . . . . **8** fr.

Ce volume, destiné aux élèves sages-femmes, contient les notions qui leur sont nécessaires et sert en quelque sorte de complément à la nouvelle édition du **Précis d'Obstétrique**, où les auteurs, en raison de la publication de ce petit volume, ont cru pouvoir supprimer la presque totalité des notions anatomo-physiologiques.

ACHARD. — ***Nouveaux procédés d'exploration.*** Leçons professées à la Faculté de médecine de Paris, par CH. ACHARD, agrégé, médecin de l'hôpital Tenon, recueillies et rédigées par P. SAINTON et M. LŒPER. *Deuxième édition, revue et augmentée.* 1 vol. grand in-8°, avec figures en noir et en couleurs . 8 fr.

ALBARRAN ET IMBERT. — ***Les Tumeurs du Rein,*** par MM. J. ALBARRAN, professeur agrégé à la Faculté de Médecine de Paris et L. IMBERT, professeur agrégé à la Faculté de Médecine de Montpellier. 1 vol. grand in-8° avec 106 figures dans le texte, en noir et en couleurs . . . . 20 fr.

BOREL. — ***Choléra et Peste dans le Pèlerinage musulman.*** *Étude d'Hygiène internationale,* par le Dr FRÉDÉRIC BOREL, médecin sanitaire maritime, ancien médecin de l'Administration sanitaire de l'Empire ottoman. 1 vol. in-8°. 4 fr.

BRISSAUD. — ***Leçons sur les maladies nerveuses*** (Salpêtrière, 1893-1894), par le professeur BRISSAUD, recueillies et publiées par HENRY MEIGE. 1 vol. in-8° avec 240 fig. . . . . 18 fr.

— ***Leçons sur les maladies nerveuses*** (*Deuxième série*; hôpital Saint-Antoine), par le professeur BRISSAUD, recueillies et publiées par HENRY MEIGE. 1 vol. in-8° avec 165 figures . . . . 15 fr.

BROCA. — ***Leçons cliniques de Chirurgie infantile,*** par A. BROCA, chirurgien de l'Hôpital Tenon (Enfants Malades), professeur agrégé.
2e SÉRIE. 1 vol. in-8° broché, avec 99 figures . . . . 10 fr.

CALOT. — ***Technique du Traitement de la Coxalgie,*** par le Dr CALOT, Chirurgien en chef de l'hôpital Rothschild, de l'hôpital Cazin-Perrochaud, etc. 1 vol. grand in-8°, avec 178 figures dans le texte. . . . . 7 fr.

CHARRIN. — ***Leçons de pathogénie appliquée.*** *Clinique médicale, Hôtel-Dieu* (1895-1896), par A. CHARRIN, professeur agrégé, médecin des hôpitaux, assistant au Collège de France. 1 vol. in-8° . . . . 6 fr.

— ***Les Défenses naturelles de l'organisme :*** *Leçons professées au Collège de France,* par A. CHARRIN. 1 vol. in-8°. . . . . 6 fr.

DEGUY ET WEILL. — ***Manuel pratique du traitement de la diphtérie*** (*Sérothérapie, Tubage, Trachéotomie*), par DEGUY, chef du laboratoire à l'hôpital des Enfants, et BENJAMIN WEILL, moniteur à l'hôpital des Enfants-Malades. Introduction par A.-B. MARFAN, 1 vol. in-8° br., avec figures . . . . . 6 fr.

DIEULAFOY. — ***Clinique médicale de l'Hôtel-Dieu de Paris,*** par le Professeur G. DIEULAFOY, 4 vol. gr. in-8°, avec figures dans le texte.

I. 1896-1897. 1 vol. in-8° . . . . 10 fr.
II. 1897-1898. 1 vol. in-8° . . . . 10 fr.
III. 1898-1899. 1 vol. in-8° . . . . 10 fr.
IV. 1900-1901. 1 vol. in-8° . . . . 10 fr.

DUCLAUX. — ***Pasteur. Histoire d'un esprit,*** par E. DUCLAUX, membre de l'Institut, directeur de l'Institut Pasteur, 1 vol. gr. in-8°, avec 22 figures. . . 5 fr.

— ***Traité de microbiologie,*** par E. DUCLAUX. 7 volumes.
Tome I. *Microbiologie générale.* — Tome II. *Diastases, toxines et venins.* — Tome III. *Fermentation alcoolique.* — Tome IV. *Fermentations variées des diverses substances ternaires.* Chaque volume gr. in-8° avec figures. 15 fr.

DUVAL. — ***Précis d'histologie,*** par M. MATHIAS DUVAL, professeur à la Faculté de médecine de Paris, membre de l'Académie de médecine. *Deuxième édition revue et augmentée.* 1 vol. gr. in-8°, avec 427 figures dans le texte . . . 18 fr.

GAUTIER (A.). — ***Cours de Chimie minérale et organique***, par M. ARM. GAUTIER, membre de l'Institut, professeur à la Faculté de médecine de Paris. *Deuxième édition*, revue et mise au courant. 2 vol. grand in-8°, avec figures.

I. *Chimie minérale*. 1 vol. grand in-8°, avec 244 figures dans le texte. **16 fr.**
II. *Chimie organique*. 1 vol. grand in-8°, avec 72 figures. . . . . . . **16 fr.**

— ***Leçons de Chimie biologique normale et pathologique***. *Deuxième édition*, publiée avec la collaboration de M. ARTHUS, professeur de physiologie à l'Université de Fribourg. 1 vol. in-8°, avec 110 figures. . . . . **18 fr.**

HAYEM. — ***Leçons sur les maladies du sang*** (*Clinique de l'hôpital Saint-Antoine*), par GEORGES HAYEM, professeur, médecin des hôpitaux, membre de l'Académie de médecine, recueillies par MM. E. PARMENTIER et R. BENSAUDE, 1 vol. in-8°, avec 4 planches en couleurs. . . . . **15 fr.**

JAVAL. — ***Entre aveugles*** : *Conseils à l'usage des personnes qui viennent de perdre la vue*, par le Dr Émile JAVAL, membre de l'Académie de médecine. 1 vol. in-16 avec frontispice. **2 fr. 50**

KIRMISSON. — ***Leçons cliniques sur les maladies de l'appareil locomoteur*** (*os, articulations, muscles*), par le Dr KIRMISSON, professeur à la Faculté de médecine, chirurgien des hôpitaux. 1 vol. in-8°, avec figures . . . . . . **10 fr.**

— ***Traité des maladies chirurgicales d'origine congénitale***, par le professeur KIRMISSON. 1 vol. in-8°, avec 311 fig. et 2 pl. en couleurs . . . **15 fr.**

— ***Les Difformités acquises de l'Appareil locomoteur pendant l'enfance et l'adolescence***, par le professeur KIRMISSON. 1 vol. in-8°, avec 430 figures dans le texte. . . . . **15 fr.**

LAVERAN. — ***Traité du Paludisme***, par A. LAVERAN, membre de l'Académie de médecine et de l'Institut de France. 1 vol. grand in-8°, avec 27 figures dans le texte et une planche en couleurs . . . . **10 fr.**

LUYS. — ***La Séparation de l'urine des deux reins***, par GEORGES LUYS, assistant du Service des voies urinaires à l'hôpital Lariboisière, préface de Henri HARTMANN, professeur agrégé, chirurgien de l'hôpital Lariboisière, avec 35 figures dans le texte . . . . **6 fr.**

Manuel de pathologie externe, par MM. RECLUS, KIRMISSON, PEYROT, BOUILLY, professeurs agrégés à la Faculté de médecine de Paris, chirurgiens des hôpitaux. Septième édition entièrement refondue, illustrée de nombreuses figures. 4 vol. in-8°, avec figures dans le texte. . . . . **40 fr.**

I. *Maladies des tissus et des organes*, par le Dr P. RECLUS.
II. *Maladies des régions : Tête et rachis*, par le Dr KIRMISSON.
III. *Maladies des régions : Poitrine et abdomen*, par le Dr PEYROT.
IV. *Maladies des régions : Organes génito-urinaires, membres*, par le Dr BOUILLY.

Chaque volume est vendu séparément . . . . **10 fr.**

MEIGE (HENRY) ET FEINDEL (E.). — ***Les Tics et leur Traitement***. Préface de M. le Professeur BRISSAUD. 1 vol. in-8° de 640 pages . . . . **6 fr.**

METCHNIKOFF. — ***L'immunité dans les maladies infectieuses***, par Elie METCHNIKOFF, professeur à l'Institut Pasteur, membre étranger de la Société royale de Londres. Un vol. gr. in-8° avec 45 figures en couleurs dans le texte. **12 fr.**

— ***Études sur la Nature humaine***, *essai de philosophie optimiste*, par Elie METCHNIKOFF, professeur à l'Institut Pasteur. 1 vol. in-8° avec fig. dans le texte. **6 fr.**

NOCARD ET LECLAINCHE. — ***Les maladies microbiennes des animaux***, par Ed. Nocard et E. Leclainche, professeur à l'École de Toulouse. *Troisième édition entièrement refondue et considérablement augmentée.* 2 vol. grand in-8. **22** fr.

— ***Traité des Résections*** et des opérations conservatrices que l'on peut pratiquer sur le système osseux, par le Pr L. Ollier. 3 vol. . . . . **50** fr.

I. *Introduction. — Résections en général.* 1 vol. in-8°, avec 127 fig. . . . **16** fr.
II. *Résections en particulier. Membre supérieur.* 1 vol. in-8°, avec 156 fig. **16** fr.
III. *Résections en particulier. Résections du membre inférieur, tête et tronc.* 1 vol. in-8°, avec 224 fig. . . . . **22** fr.

PANAS. — ***Traité des maladies des yeux***, par Ph. Panas, professeur de clinique ophtalmologique à la Faculté de médecine, chirurgien de l'Hôtel-Dieu, membre de l'Académie de médecine, membre honoraire et ancien président de la Société de chirurgie. 2 vol. gr. in-8°, avec 453 fig. et 7 pl. en coul. Reliés toile. **40** fr.

PRUNIER. — ***Les Médicaments chimiques***, par Léon Prunier, membre de l'Académie de médecine, pharmacien en chef des hôpitaux de Paris, professeur à l'École supérieure de pharmacie.

I. *Composés minéraux.* 1 vol. grand in-8°, avec 137 fig. dans le texte. . **15** fr.
II. *Composés organiques.* 1 vol. grand in-8°, avec 47 fig. dans le texte. **15** fr.

QUINTON. — ***L'eau de mer milieu organique.*** *Constance du milieu marin originel comme milieu vital des cellules à travers la série animale*, par René Quinton, Assistant du laboratoire de Physiologie pathologique des Hautes Études au Collège de France. 1 vol. in-8°, broché. . . . . **15** fr.

RECLUS. — ***L'anesthésie localisée par la cocaïne***, par le Dr Paul Reclus, professeur agrégé à la Faculté de médecine de Paris, chirurgien de l'hôpital Laënnec, membre de l'Académie de médecine. 1 vol. petit in-8° avec 59 figures dans le texte. . . . . **4** fr.

REDARD. — ***Traité pratique des déviations de la colonne vertébrale***, par P. Redard, ancien chef de clinique chirurgicale de la Faculté de médecine de Paris, chirurgien en chef du dispensaire Furtado-Heine, membre correspondant de l'« American Orthopedic Association ». 1 volume grand in-8°, avec 231 figures dans le texte. . . . . **12** fr.

REGNARD. — ***La Cure d'altitude***, par le Dr Paul Regnard, membre de l'Académie de médecine, professeur de physiologie générale à l'Institut national agronomique, directeur adjoint du laboratoire de physiologie de la Sorbonne. *Deuxième édition.* 1 fort vol. grand in-8°, avec 29 planches hors texte et 110 figures dans le texte, relié toile pleine. . . . . **15** fr.

ROGER. — ***Les maladies infectieuses***, par G.-H. Roger, professeur agrégé à la Faculté de médecine de Paris, médecin de l'hôpital de la porte d'Aubervilliers, membre de la Société de Biologie. 1 vol. in-8° de 1520 pages publié en 2 fascicules avec figures dans le texte. . . . . **28** fr.

SOULIER (H.). ***Traité de Thérapeutique et de Pharmacologie***, par M. H. Soulier, professeur à la Faculté de médecine de Lyon, membre correspondant de l'Académie de médecine. ***Additionné d'un memento formulaire des médicaments nouveaux*** (1901). *Ouvrage couronné par l'Académie des sciences et par l'Académie de médecine.* 2 vol. grand in-8°. . . . . **25** fr.

THIBIERGE. — ***Syphilis et Déontologie***, par Georges Thibierge, médecin de l'hôpital Broca. 1 vol. in-8° broché. . . . . **5** fr.

TRABUT. — ***Précis de Botanique médicale***, par L. Trabut, professeur d'histoire naturelle médicale à l'École de médecine d'Alger. *Deuxième édition*, entièrement refondue. 1 vol. in-8°, avec 954 figures. . . . . **8** fr.

Encyclopédie Scientifique des Aide-Mémoire

Publiée sous la direction de **H. LÉAUTÉ**, Membre de l'Institut

Au 1er Mars 1905, 356 VOLUMES publiés

Chaque ouvrage forme un vol. petit in-8°, vendu : Br., **2** fr. **50**. Cart. toile **3** fr.

DERNIERS VOLUMES MÉDICAUX PUBLIÉS

dans la *SECTION DU BIOLOGISTE*

BAZY. — ***Maladies des Voies urinaires, Urètre, Vessie***, par le Dr BAZY, chirurgien des hôpitaux, membre de la Société de chirurgie. 4 vol.
I. *Moyens d'exploration et traitement.* 2e édition. II. *Séméiologie.* III. *Thérapeutique générale. Médecine opératoire.* IV. *Thérapeutique spéciale.*

BERNARD. — ***Les Méthodes d'exploration de la perméabilité rénale***, par Léon BERNARD, chef de clinique médicale à la Faculté de Paris.

BODIN. — ***Biologie générale des Bactéries***, par E. BODIN, professeur à Rennes.
— — ***Les Bactéries de l'Air, de l'Eau et du Sol***, par E. BODIN.

BONNIER. — ***L'Oreille***, par PIERRE BONNIER. 5 vol.
I. *Anatomie de l'oreille.* II. *Pathogénie et mécanisme.* III. *Physiologie : Les Fonctions.* IV. *Symptomatologie de l'oreille.* V. *Pathologie de l'oreille.*

BROCQ ET JACQUET. — ***Précis élémentaire de Dermatologie***, par MM. BROCQ et JACQUET, médecins des hôpitaux de Paris. 2e édition entièrement revue. 5 vol.
I. *Pathologie générale cutanée.* II. *Difformités cutanées, éruptions artificielles, dermatoses parasitaires.* III. *Dermatoses microbiennes et néoplasies.* IV. *Dermatoses inflammatoires.* V. *Dermatoses d'origine nerveuse. Formulaire thérapeutique.*

CHATIN. — ***La Pelade***, par A. CHATIN et F. TRÉMOLIÈRES, ancien interne à l'hôpital Saint-Louis.

CHATIN ET CARLE. — ***Photothérapie. La lumière, agent biologique et thérapeutique***, par A. CHATIN, préparateur chef adjoint du Laboratoire d'Électrothérapie à l'hôpital Saint-Louis, et M. CARLE, ancien chef de clinique des maladies cutanées à la Faculté de Médecine de Lyon.

DELOBEL. — ***L'Hygiène scolaire***, par le Dr J. DELOBEL.

FAISANS. — ***Maladies des Organes respiratoires. — Méthodes d'Exploration; Signes physiques***, par le Dr LÉON FAISANS, médecin de l'Hôpital de la Pitié. *Troisième édition.*

HÉDON. — ***Physiologie normale et pathologique du Pancréas***, par E. HÉDON.

LABBÉ. — ***Analyse chimique du sang***, par H. LABBÉ, chef de Laboratoire à la Faculté de Médecine de Paris.

LABIT. — ***L'eau potable et les maladies infectieuses***, par le Dr H. LABIT, médecin principal de l'Armée.

LAVERAN. — ***Prophylaxie du Paludisme***, par A. LAVERAN, membre de l'Institut.

LEVADITI. — ***La Nutrition*** dans ses rapports avec l'immunité, par C. LEVADITI.

MATHIEU ET ROUX. — ***L'inanition chez les dyspeptiques et les nerveux.*** Séméiologie et traitement par A. MATHIEU, médecin à l'Hôpital Andral et J. Ch. ROUX, ancien interne des hôpitaux.

MERKLEN. — ***Examen et Séméiotique du Cœur***, *signes physiques*, par le Dr PIERRE MERKLEN, médecin de l'hôpital Laënnec. *Deuxième édition.*

SERGENT ET BERNARD. — ***L'Insuffisance surrénale***, par E. SERGENT, ancien interne, médaille d'or des Hôpitaux, et L. BERNARD, chef de clinique adjoint à la Faculté. *Ouvrage couronné par la Faculté de Médecine de Paris.*

VOUZELLE. — ***La Syphilis***, par le Dr VOUZELLE, ancien interne des hôpitaux. 2 vol.
I. *Chancre et syphilis secondaire.* II. *Syphilis tertiaire et hérédo-syphilis.*

L'ŒUVRE MÉDICO-CHIRURGICAL

Dr CRITZMAN, directeur

SUITE DE MONOGRAPHIES CLINIQUES

SUR LES QUESTIONS NOUVELLES

En Médecine, en Chirurgie et en Biologie

La science médicale réalise journellement des progrès incessants. Les traités de médecine et de chirurgie auront toujours grand'peine à se tenir au courant. C'est pour obvier à ce grave inconvénient que nous avons fondé ce recueil de Monographies, avec le concours des savants et des praticiens les plus autorisés.

Chaque monographie est vendue séparément . . . . 1 fr. **25**

Il est accepté des abonnements pour une série de 10 Monographies consécutives, au prix à forfait et payable d'avance de **10** francs pour la France et **12** francs pour l'étranger (port compris).

MONOGRAPHIES EN VENTE (Mars 1905).

2. **Le Traitement du mal de Pott**, par A. CHIPAULT, de Paris.
4. **L'Hérédité normale et pathologique**, par le prof. CH. DEBIERRE, de Lille.
5. **L'Alcoolisme**, par JAQUET, privat-docent à l'Université de Bâle.
6. **Physiologie et pathologie des sécrétions gastriques**, par A. VERHAEGEN.
7. **L'Eczéma**, *maladie parasitaire*, par LEREDDE.
8. **La Fièvre jaune**, par SANARELLI, de Montevideo.
9. **La Tuberculose du rein**, par TUFFIER, prof. agr., chir. de l'hôp. de la Pitié.
10. **L'Opothérapie**, par le prof. A. GILBERT et P. CARNOT.
11. **Les Paralysies générales progressives**, par M. KLIPPEL.
12. **Le Myxœdème**, par G. THIBIERGE.
13. **La Néphrite des saturnins**, par H. LAVRAND.
15. **Le Pronostic des tumeurs**, *basé sur la recherche du glycogène*, par A. BRAULT.
16. **La Kinésithérapie gynécologique**, par H. STAPFER.
17. **De la Gastro-entérite aiguë des nourrissons**, par A. LESAGE, méd. des hôp.
18. **Traitement de l'Appendicite**, par FÉLIX LEGUEU, prof. agr., chir. des hôp.
19. **Les lois de l'Energétique dans le régime du diabète sucré**, par E. DUFOURT.
20. **La Peste**, par H. BOURGES.
21. **La Moelle osseuse à l'état normal et dans les infections**, par G.-H. ROGER.
23. **L'Exploration clinique des fonctions rénales par l'élimination provoquée**, par CH. ACHARD, prof. agr. à la Faculté, méd. des hôp. et J. CASTAIGNE.
24. **L'Analgésie chirurgicale**, par voie rachidienne (injections sous-arachnoïdiennes de cocaïne), par TUFFIER, prof. agr. à la Faculté de Paris, chir. des hôp.
25. **L'Asepsie opératoire**, par MM. PIERRE DELBET, prof. agr. à la Faculté de Paris, chir. des hôp., et LOUIS BIGEARD, chef de clinique chirurgicale adjoint.
26. **Anatomie chirurgicale et médecine opératoire de l'Oreille moyenne**, par BROCA, prof. agr. à la Faculté de Paris, chir. des hôp.
27. **Traitements modernes de l'hypertrophie de la prostate**, par E. DESNOS.
28. **La Gastro-entérostomie** (Indications, Procédés d'investigation et procédés opératoires, Résultats), par les professeurs ROUX et BOURGET (de Lausanne).
29. **Les Ponctions rachidiennes accidentelles** et les complications des plaies pénétrantes du rachis, par E. MATHIEU, directeur du Val-de-Grâce.
30. **Le Ganglion lymphatique**, par M. DOMINICI.
31. **Les Leucocytes.** *Technique* (*Hématologie, cytologie*), par M. le prof. COURMONT et F. MONTAGNARD.
32. **La Médication hémostatique**, par le Dr P. CARNOT, docteur ès sciences.
33. **L'Elongation trophique.** *Cure radicale des maux perforants, ulcères variqueux, etc., par l'élongation des nerfs*, par le Dr A. CHIPAULT, de Paris.
34. **Le Rhumatisme tuberculeux**, par le professeur A. PONCET et M. MAILLAND.
35. **Les Consultations de nourrissons**, par Ch. MAYGRIER, agrégé.
36. **La Médication phosphorée**, par le professeur GILBERT et le Dr POSTERNAK.
37. **Pathogénie et traitement des névroses intestinales**, *en particulier de la « Colite » ou entéro-névrose muco-membraneuse*, par le Dr GASTON LYON.
38. **De l'Enucléation des fibromes utérins**, par Th. TUFFIER, professeur agrégé, chirurgien de l'hôpital Beaujon.
39. **Le Rôle du Sel en Pathologie**, par CH. ACHARD, professeur agrégé, médecin de l'hôpital Tenon.
40. **Le Rôle du Sel en Thérapeutique**, par CH. ACHARD.

54713. — Imprimerie LAHURE, 9, rue de Fleurus, Paris.

A LA MÊME LIBRAIRIE

665-05. — Coulommiers. Imp. PAUL BRODARD. — 5-05.

www.ingramcontent.com/pod-product-compliance
Ingram Content Group UK Ltd.
Pitfield, Milton Keynes, MK11 3LW, UK
UKHW020104200726
13856UKWH00002B/370